大经典在身边

拍出活力

拉抻拍打实用手册

柯 超　主编

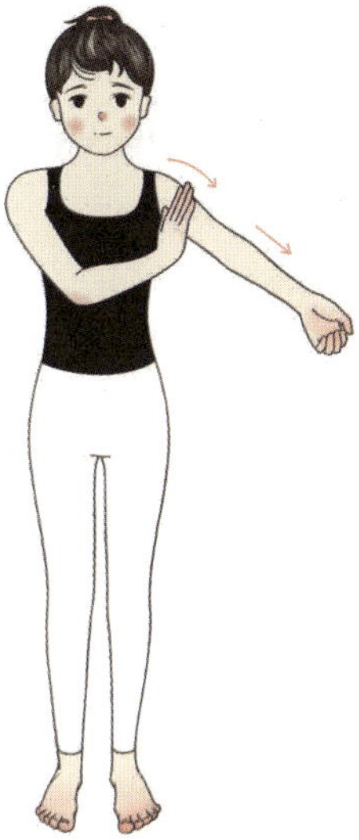

内蒙古科学技术出版社

图书在版编目（CIP）数据

拍出活力 : 拉抻拍打实用手册 / 柯超主编. 赤峰 : 内蒙古科学技术出版社, 2025. 3. --（大经典在身边）. -- ISBN 978-7-5380-3859-0

Ⅰ. R244.1

中国国家版本馆CIP数据核字第202587C18T号

拍出活力——拉抻拍打实用手册

主　　编：柯　超
组织策划：梁　旭　季文波
责任编辑：梁　旭　许占武
装帧设计：深圳市弘艺文化运营有限公司
出版发行：内蒙古科学技术出版社
地　　址：赤峰市红山区哈达街南一段 4 号
邮购电话：0476-5888970　6980897
印　　刷：天津画中画印刷有限公司
字　　数：252 千
开　　本：710mm × 1000mm　1/16
印　　张：14
版　　次：2025 年 3 月第 1 版
印　　次：2025 年 3 月第 1 次印刷
书　　号：ISBN 978-7-5380-3859-0
定　　价：58.00 元

前言 PREFACE

随着科技的飞速发展，人们的生活方式也在悄然改变。长期久坐、缺乏运动，成为许多人生活的常态，而这样的生活方式，无疑给身体带来了沉重的负担，使身体逐渐变得僵硬，失去了应有的活力与弹性。

面对这样的困境，我们不禁要问：如何在繁忙的生活中，找到一把钥匙，打开健康之门？答案或许就在我们身边——那就是每天花上短短几分钟时间，进行有规律的拉抻运动，并使之成为我们日常生活的一部分。拉抻看似简单，却能唤醒沉睡的身体，提高关节的活动性，放松那些因紧张而疼痛的部位，平衡抗性肌群，让血液循环更加顺畅，肌肉也因此变得更加有热度、有弹性。它也能够减少运动损伤，让我们在享受运动的同时，远离伤害的困扰。

然而，拉抻并不能随意为之，它需要正确的方法与技巧。许多人虽然认识到了拉抻的重要性，但在实际操作中却往往不得要领，甚至因为错误的拉抻方式而给身体带来负担。本书正是基于这样的背景，精心编写了身体各个部位的精准拉抻方法，从头部到足部，无一遗漏。我们希望，通过本书的指导，大家能够掌握正确的拉抻技巧，让身体在每一次拉抻中都得到真正的放松与提升。

健康之路并非只有拉抻一条道。中医云“不通则痛”，这句话揭示了经络淤堵与身体不适的内在联系。经络，作为气血运行的通道，一旦受阻，便会影响人体器官的正常功能，从而诱发各种疾病。因此，疏通经络，成为我们维护健康、拔除病根的关键所在。

拍打疗法，正是这样一种能够疏通经络、缓解病痛的高效且实用的健身方法。它简便易行，无须专业技能或特殊器具，只需了解人体经络走向和养生穴位，便可通过简单的拍打动作，达到舒筋活络、守护健康的目的。

拉抻与拍打，如同我们身体的两位守护者，一位负责唤醒沉睡的肌肉与关节，一位则负责疏通淤堵的经络与气血。当这两者相互结合、相得益彰时，我们的身体便能在日复一日地坚持中，变得更加柔软、更加健康。

目录

CONTENTS

第一章　关于拉伸的那些事

第二章　基础拉伸动作

03

第三章 全身拉抻，放松身心

04

第四章 拉抻，赶走小病小痛

05 第五章 拍打养生的基础知识

06 第六章　简单入门级拍打操，放松全身

07

第七章 常见病症的拍打疗法

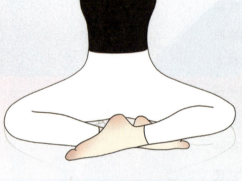

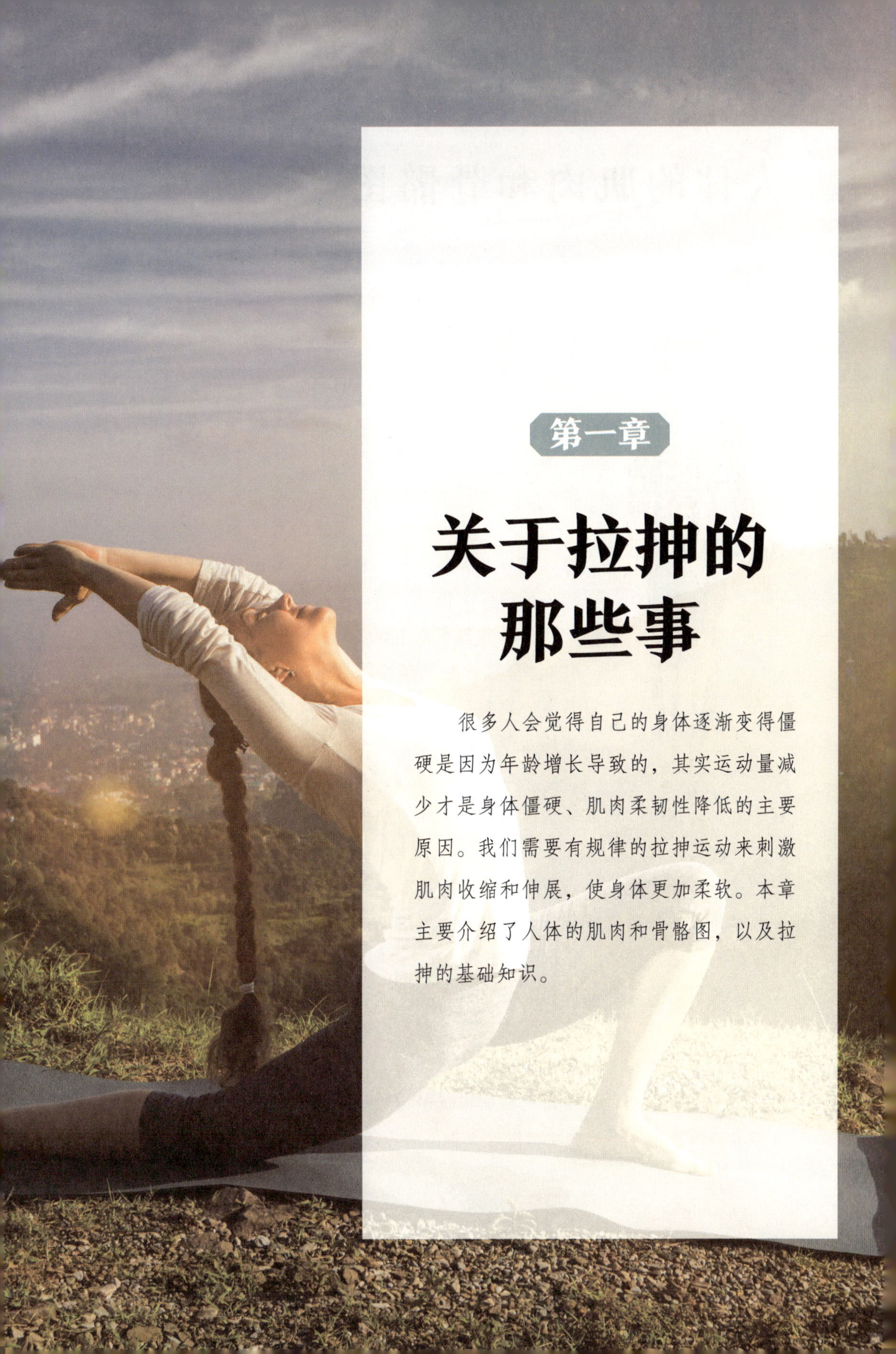

第一章

关于拉抻的那些事

很多人会觉得自己的身体逐渐变得僵硬是因为年龄增长导致的，其实运动量减少才是身体僵硬、肌肉柔韧性降低的主要原因。我们需要有规律的拉抻运动来刺激肌肉收缩和伸展，使身体更加柔软。本章主要介绍了人体的肌肉和骨骼图，以及拉抻的基础知识。

人体的肌肉和骨骼图

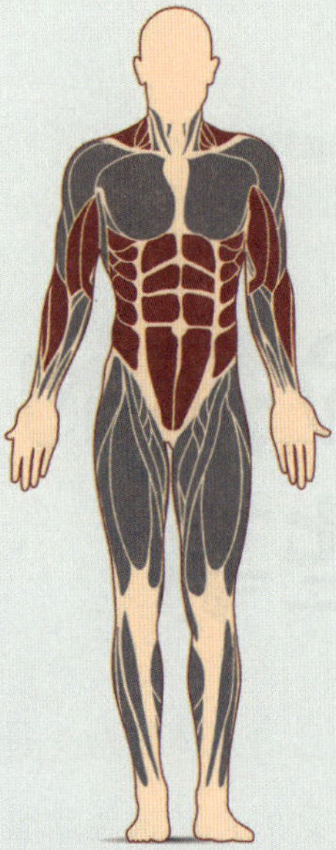

肌肉按结构和功能分为平滑肌、心肌和骨骼肌三种，按形态分为长肌、短肌、扁肌和轮匝肌。平滑肌（内脏和血管）和心肌（心壁）被称为不随意肌，不随人的意志而收缩，且收缩缓慢、持久，不易疲劳。骨骼肌被称为随意肌，可随人的意志收缩，分布于头、颈、躯干和四肢，通常附着在骨骼上，收缩迅速、有力，容易疲劳。骨骼肌在显微镜下观察呈横纹状，又称横纹肌。

人体骨骼肌共有600余块，分布广，约占体重的40%，每块骨骼肌都可以看作一个器官。无论大小均具有一定的形态、结构、位置和辅助装置，分布有丰富的血管和淋巴管，受一定的神经支配。骨骼肌主要用于实现关节间活动，是运动系统的动力部分，分为白、红肌纤维。白肌依靠快速化学反应迅速收缩或者拉伸，红肌则依靠持续供氧做速度较慢的运动。

头肌可分为面肌（表情肌）和咀嚼肌。躯干肌可分为背肌、胸肌、腹肌和膈。下肢肌按所在部位分为髋肌、大腿肌、小腿肌和足肌。上肢肌按所在部位分为肩肌、臂肌、前臂肌、手肌。

人体肌肉看起来就像橡皮筋，弹性越大，活动就越顺畅。缺少运动的肌肉会紧绷、缩短，容易疲劳，久而久之会引发身体疼痛。身体局部运动时，相应地局部血液运行加快，从而为肌肉提供更多的氧气和营养素。经常运动的肌肉会更加柔韧，循序渐进的肌肉抗阻运动还会刺激肌肉生长，让我们的身体日益强壮，为下一次运动做好准备。

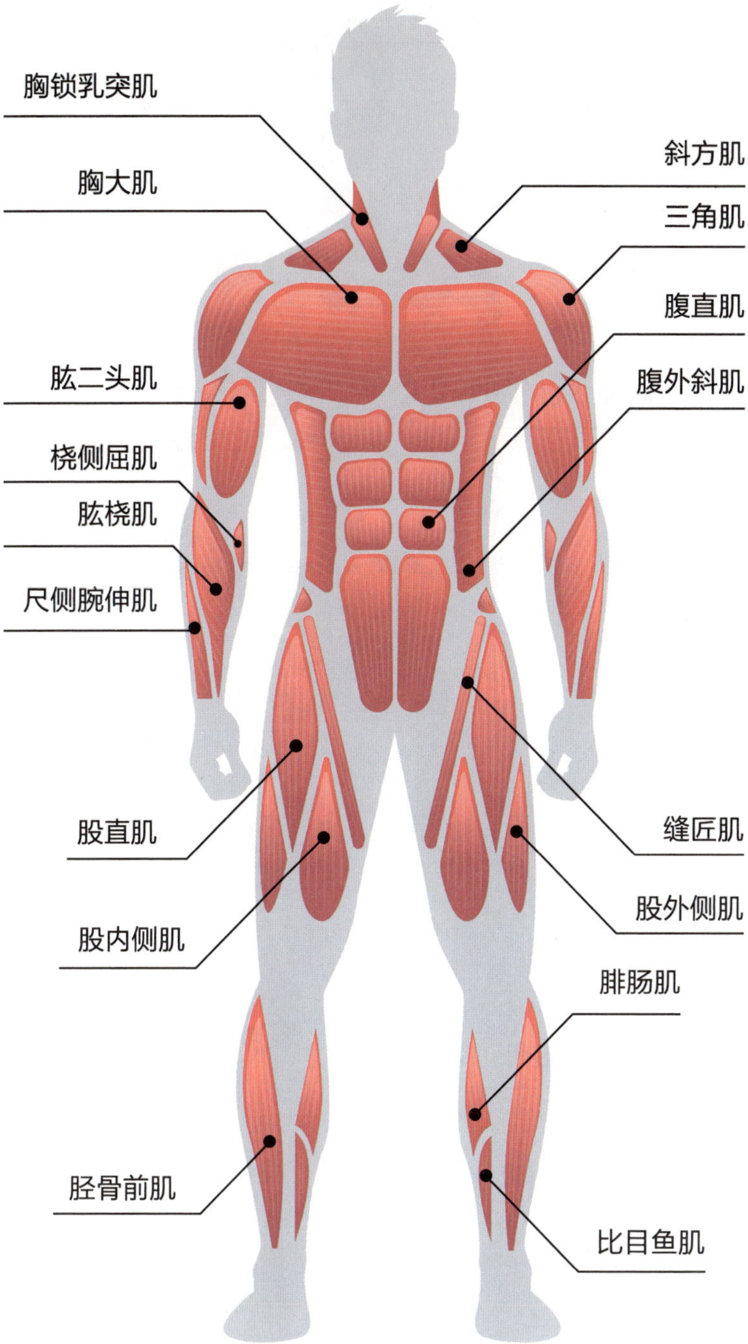
胸锁乳突肌
胸大肌
斜方肌
三角肌
腹直肌
肱二头肌
腹外斜肌
桡侧屈肌
肱桡肌
尺侧腕伸肌
股直肌
缝匠肌
股外侧肌
股内侧肌
腓肠肌
胫骨前肌
比目鱼肌

人体肌肉分布图

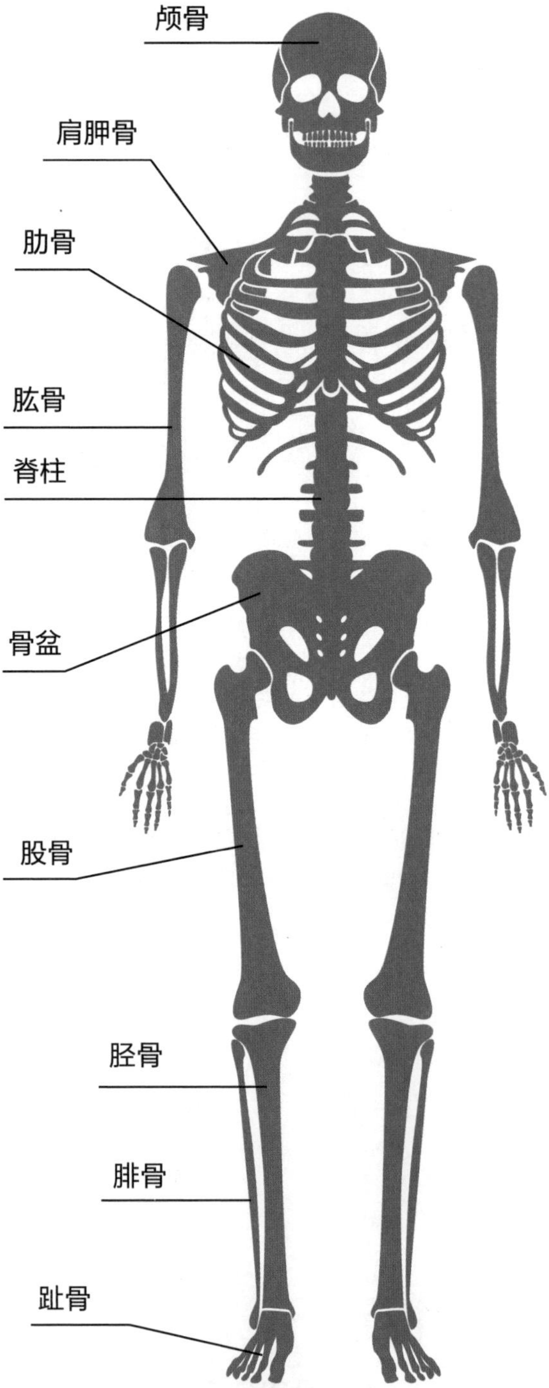
颅骨
肩胛骨
肋骨
肱骨
脊柱
骨盆
股骨
胫骨
腓骨
趾骨

人体骨骼图（一）

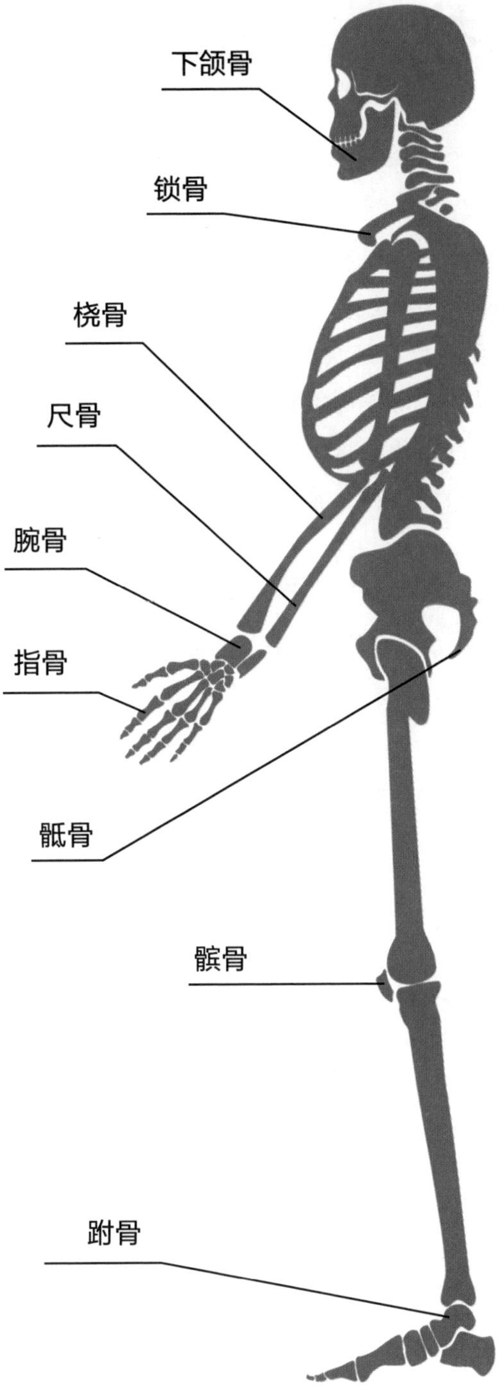

人体骨骼图（二）

什么是拉抻

拉抻部位，并非我们俗称为“筋”的韧带，而是身体肌肉本身，以及肌肉周围的筋膜和肌腱。

拉抻运动，能够使韧带肌肉和关节之间的配合更加柔和，减少受伤的概率。拉抻分为主动拉抻和被动拉抻。

主动拉抻，是指主要依靠肌肉的力量，使动作保持在某一个特定的位置，不依靠外力就可以提高动作的柔韧性和收缩肌肉的力量。被动拉抻则与之相反，是指利用自身的重量或器械等外力使肢体保持一定的伸展位置。被动拉抻是一种缓慢、放松的拉抻，具有降低神经和肌肉兴奋度的作用，非常适用于运动后放松身体。

长期缺乏运动的人，肌肉较紧，拉抻运动可以帮助缩短的肌肉恢复原本长度，增加肌肉弹性和活力。另外，拉抻还可以瘦腿美体。

拉抻运动其实就是肌肉伸展运动，其本身是一种和缓的运动健身方式，还可以作为剧烈运动前的热身、运动后的肌肉放松运动。

一般而言，很多拉抻动作难度并不太大，每个动作所需时间也不长，很适合工作忙碌的人群。

为什么需要拉抻

拉抻作为体能运动训练的一个重要组成部分，可以提升运动员的柔韧素质，充分发挥其竞技潜力，还有助于神经肌肉组织的快速激活和恢复。

除了剧烈的运动竞技项目，日常运动后肌肉也会酸痛。这种酸痛是由于肌肉组织的细微破裂（肌纤维内的微小组织破裂），血液中的乳酸等废物堆积导致的。运动后的拉抻运动可延展肌纤维，促进血液循环，排出废物，从而减轻肌肉酸痛。

除了运动，日常做拉抻锻炼，可以调节身体状态，舒展肌肉韧带，美化肌肉线条，缓解焦虑，放松精神。

长期、充分地拉抻身体，还可以疏通人体经络，预防和缓解身体局部疼痛或劳损，如头部疼痛、颈肩疼痛、腰背疼痛、臂痛、腿痛、脚痛等。

做精准的拉抻动作，还可以改善失眠、心悸、疲劳、胸闷、胀气、畏寒、便秘、下肢水肿等身体亚健康症状。同时，也能消减局部脂肪，改善含胸驼背的不良坐姿、站姿等，具有减肥塑形的效果。

进行拉抻动作训练，可以增强身体免疫力，促进基础代谢，消除水肿，使身体机能更好，让肌肉保持活力，提高身体的柔韧性，减少因肌肉得不到锻炼而产生的疼痛。

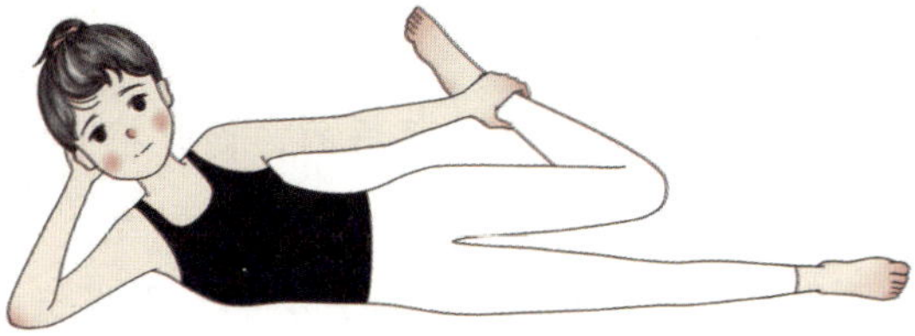

拉抻的适宜人群

拉抻运动强度小，适合的人群广泛，是一项有益的舒缓肌肉的运动，不同的人有不同的拉抻方法，但也有一些人不适宜做拉抻运动。

◆中青年人群

该群体主要为上班族，适合做大部分拉抻运动。现代上班族很多属于久坐久站族，经常熬夜、加班，没时间锻炼。

这类人群可以找到“最适合的时间”进行拉抻锻炼。比如在办公间隙进行坐位拉抻，起床时、睡觉前、看电视时都可以来一个“10分钟的简易拉抻”。

拉抻不会对肌肉造成损伤，对肩颈痛、腰背痛、“鼠标手”等职业病均有不错的治疗效果，因此这部分人群应养成每天拉抻的习惯。

◆老年人群

该人群随着年龄增长，逐渐失去活力，身体变得僵硬，柔韧性和灵活性都下降，肌肉也慢慢失去了弹性。老年人群通过适当的拉抻锻炼，能提高身体的灵活性和柔韧度，从而预防或缓解由于年龄增长导致的一些身体疼痛。

此类人群有比较多的空闲时间，需注重运动锻炼。但应避免做劈叉等高难度、高柔韧性的拉抻动作；不要强行练习，根据自身身体的承受能力，有选择地、有规律地进行静态拉抻锻炼；养成每天拉抻的习惯，可以进行一整套的拉抻锻炼。

◆青少年人群

青少年人群的身体柔韧性是很好的，而且精力旺盛，处于生长期。有些简易拉抻可以锻炼身体的平衡性、专注力、耐力，促进生长发育。青少年在家长的辅助下进行一些简易拉抻锻炼，有利于形成积极健康的心态。

◆妊娠或产后人群

许多女性在妊娠期会出现腰部疼痛，可做一些放松、简单的拉抻活动，能够缓解骨盆疼痛，产后12周后可以进行一些骨盆收紧拉抻训练。如果孕期或产后不知道该如何进行拉抻锻炼，请咨询专业人士。

拉抻的注意事项

拉抻时应注意动作要规范、力度要适中且控制好时长，否则会因小失大，不仅起不到保健作用，还会造成肌肉损伤。

◆遵循的主要原则

为保证拉抻时的安全，我们应遵循以下原则：

避免疼痛

拉抻时要量力而行。强行拉抻，身体剧烈疼痛，会触发肌肉自我防御机制，使其收缩，反而达不到拉抻的目的。拉抻时，如果身体出现轻微的酸痛不适，则在可承受的范围内；如果是剧烈的灼烧疼痛感，则应该立即停止。

缓慢拉抻

做拉抻动作时尽量缓慢进行，避免动作太快、力度太大，以便身体逐渐适应拉抻的程度。

动作和姿势正确

为了保护自己的身体，不浪费时间，拉抻时要做到动作和姿势正确，否则会损伤身体肌肉。

◆ 拉抻前后要热身

开始拉抻前做一会儿热身运动，比如原地小跑、转动一下身体、伸展一下四肢等，可以快速使身体增温，激活肌肉和肌腱，增强拉抻效果，减少肌肉损伤危险。拉抻运动后也可以做拉筋等动作，可以缓解肌肉疲劳。

◆调整呼吸

拉抻时除了控制节奏和力度，还应调整呼吸，即采用缓慢深沉的呼吸方式。拉抻时不要屏息，否则会处于缺氧状态，导致拉抻动作不协调，增加受伤概率。

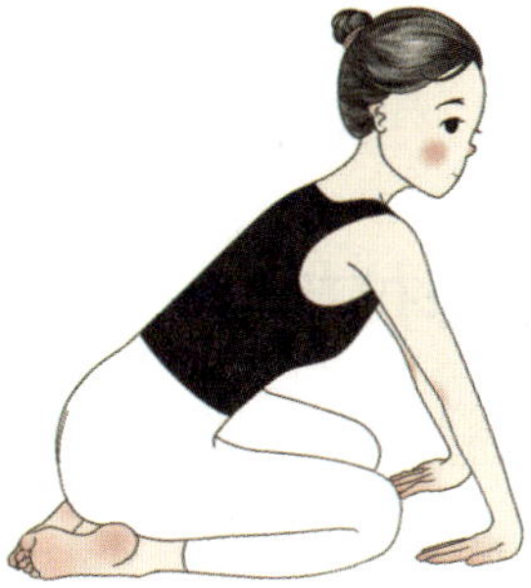

◆选择舒适温暖的环境

宽敞温暖的环境会使人放松和舒适，如果环境过于寒冷，身体肌肉会处于收缩状态，拉抻效果不太理想。

◆养成拉抻运动习惯

尽量让拉抻成为日常生活中的一部分，养成适合自己的拉抻习惯。清晨的拉抻运动应避免过于剧烈，宜缓慢柔和，可以唤醒沉睡的肌肉，提神醒脑，让自己精神饱满地投入工作中。午间拉抻运动，可以缓解身体的疲劳，为肌肉注入活力，促进全身血液循环，更好地开展下午的工作。晚间或睡前的拉抻运动，仍以缓慢、伸展为主，以放松全身肌肉，更好地进入睡眠状态。

◆应尽量避免做以下动作

※ 以站位姿势拉抻大腿内侧、后侧及前侧。

※ 以站位姿势拉抻髋部屈肌时，腿向后伸直。

※ 以站位姿势弓背拉抻肩胛骨间的肌肉时，双手交叉放于膝盖。

※ 以卧位姿势拉抻大腿前侧时，小腿与大腿接触。

※ 以坐位姿势拉抻臀肌。

拉抻的方法

拉抻的方法，可分为静态拉抻法、动态拉抻法、弹震拉抻法、本体感受神经肌肉促进法等，其中应用最广泛的是静态拉抻法。

◆ 静态拉抻法

静态拉抻法，就是保持一个持续的拉抻姿势进行拉抻。可以不使用反作用力，慢慢活动扩展关节，伸展局部肌肉。

静态拉抻法能够有效提升身体的柔韧性，扩大关节活动范围，改善肌肉疲劳状态，缓解身体不适或疼痛，对身体造成较大损伤的概率低，比较适合无运动经验或体力较弱的人，不太适用于运动前热身。

◆动态拉抻法

动态拉抻法，是一种功能性的拉抻方法。通过特定的动作大幅度活动关节，反复让肌肉伸长和缩短，兼具训练和热身的特性，可作为运动锻炼或者体育竞技热身活动的一部分。

动态拉抻的特征一般是摇摆、跳跃或夸张的运动等，从缓慢到中等速度均有。其目的并非拉长肌肉，而是帮助激发身体肌肉活力，兴奋神经，促进工作肌肉的血液流动，调整身体状态，以便更好地参加运动或比赛。

◆弹震拉抻法

弹震拉抻法，是一种需要利用反作用力的拉抻方法，应在专业人士的指导下练习。可以迅速激活牵张反射，促进血液循环，使体温上升。该方法能够提升运动表现，可用于运动员训练前或比赛前的热身运动。但由于反作用力可能会加重肌肉、肌腱的负荷，从而引发损伤，不推荐普通人尝试。

◆本体感受神经肌肉促进法

又称收缩—放松式拉抻方法，是神经肌肉系统的康复项目之一，对于拉抻顽固肌肉或放松紧绷肌肉效果尤佳。专门用于缓解因肌肉紧张、肌肉活动增加所造成的负面影响。

该拉抻方法要求在动作结束时继续保持肌肉收缩的姿势。肌肉保持收缩状态几秒钟后，随后被放松，然后又被拉抻一点儿。根据需要会重复收缩—放松步骤，肌肉拉抻效果惊人，需要在专业人士的指导下完成。

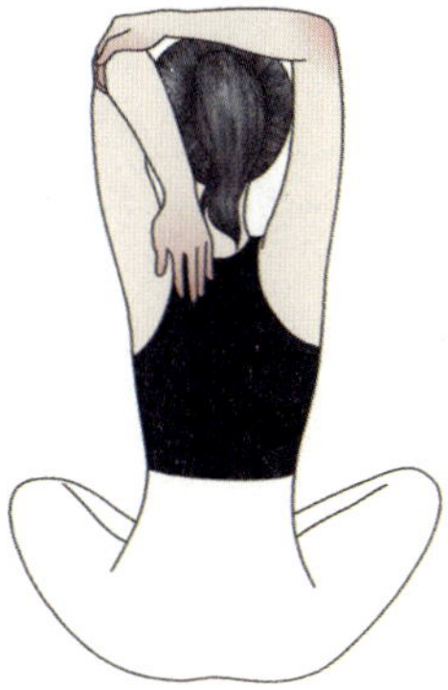

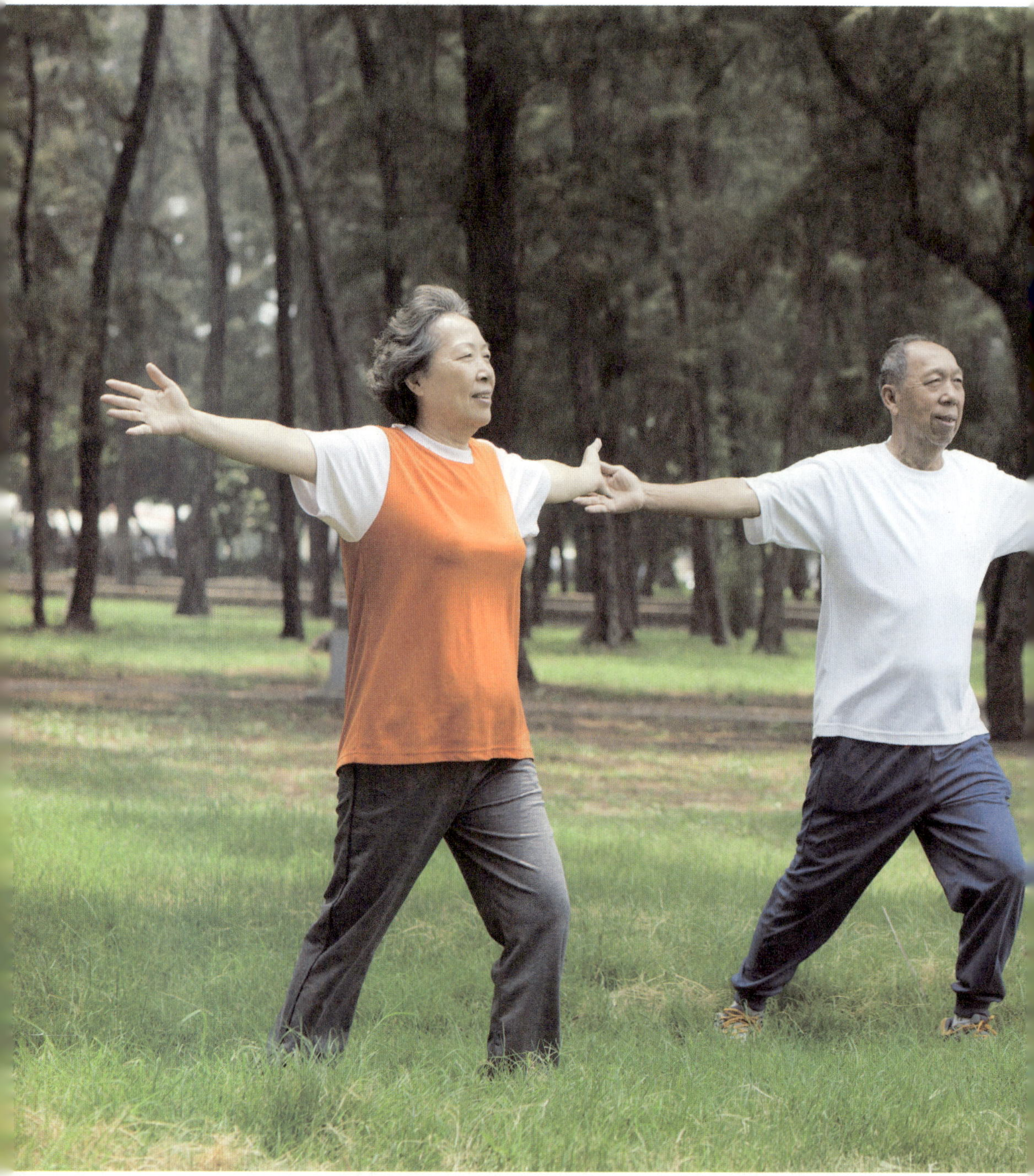

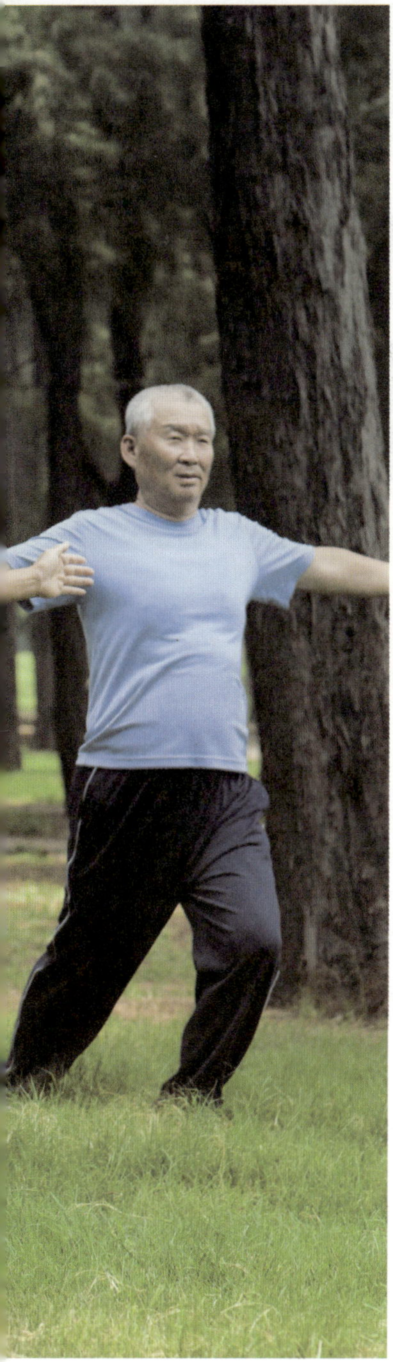

第二章

基础拉抻动作

本章主要针对身体的颈肩部、胸背部、腰腹部、腿部等重要部位的基础拉抻动作进行详细讲解。每个基础拉抻动作既简单又有效，非常适合居家练习。让我们动起来，每天拉抻10分钟，唤醒身体的肌肉吧！

颈肩部的基础拉抻动作

颈肩部的基础拉抻动作，可促进颈肩部血液流动，增强颈肩部周围肌肉的柔韧性。

◆颈部左右拉抻

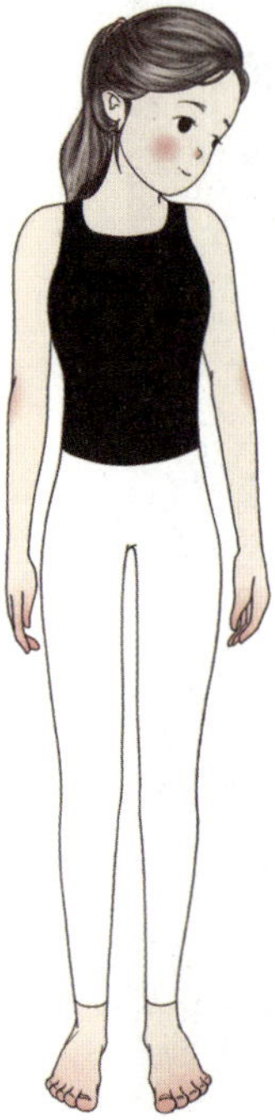

动作指南

①自然站立，腰背挺直，双肩放松，两臂自然垂放于身体两侧。将头颈部缓慢地朝向左侧拉抻，保持 20 ~ 30 秒。

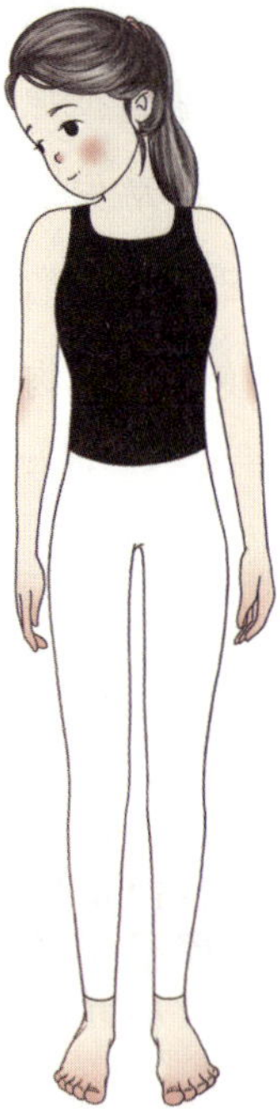

②头颈回正，再朝向右侧拉抻，保持 20 ~ 30 秒。

③左右两侧拉抻 1 次为一组，每次练习 5 ~ 8 组，每天早晚或颈部不适时可做多次练习。

小贴士： 颈肩部拉抻时，双肩要始终保持一条水平直线，避免一高一低，不要含胸驼背。

◆坐位头颈部拉抻

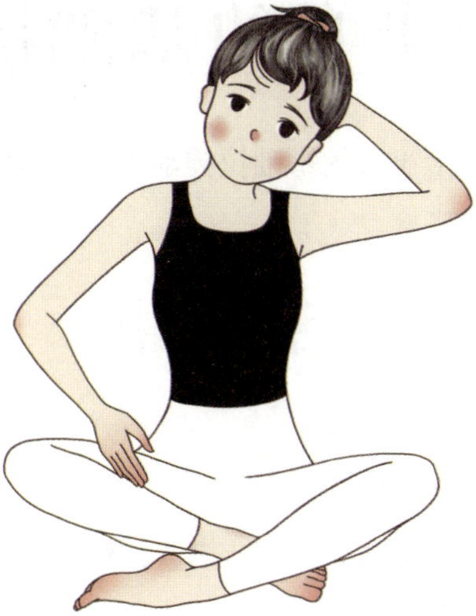

动作指南

①盘坐位，腰背挺直，双肩放松。将左手放在头右后侧，带动头颈向左侧缓慢伸展，尽量拉抻头颈右侧的肌肉。保持 20 ~ 30 秒。

②头颈回正，左手还原放在膝盖上，换右侧以相同步骤拉抻头颈左侧的肌肉。保持 20 ~ 30 秒。左右两侧拉抻 1 次为一组，每次练习 3 ~ 5 组，每天可做多次。

小贴士： 腰背脊柱挺直，屈肘的手臂保持与肩同高，头颈部转动要缓慢。

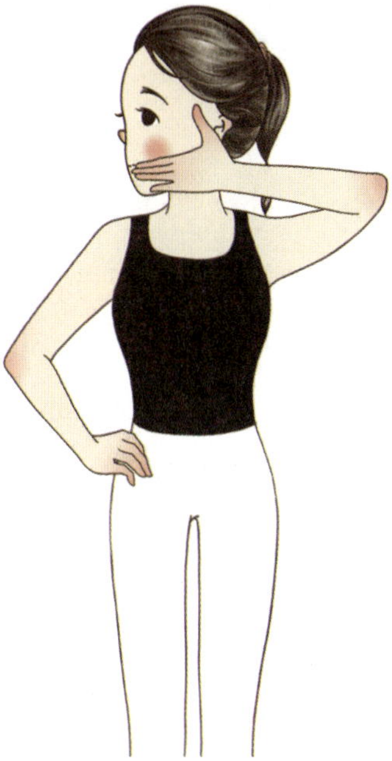

◆颈部肌肉拉抻

动作指南

①站立或坐位，右手叉腰，左臂屈肘与肩同高，头颈部缓慢向右后侧转动，左手掌放在左脸颊处，感到左颈部肌肉拉抻收紧时停止。

②头颈回正，手臂还原，换另一侧练习。左右两侧拉抻 1 次为一组，每次练习 3 ~ 5 组，每天可做多次。

小贴士： 挺直腰背，屈肘手臂与肩同高，缓慢转动头颈。

上半身的基础拉抻动作

上半身的基础拉抻动作，可以活动和放松肩颈部、手臂、腰部等，非常适合上班族。

◆双臂后侧拉抻

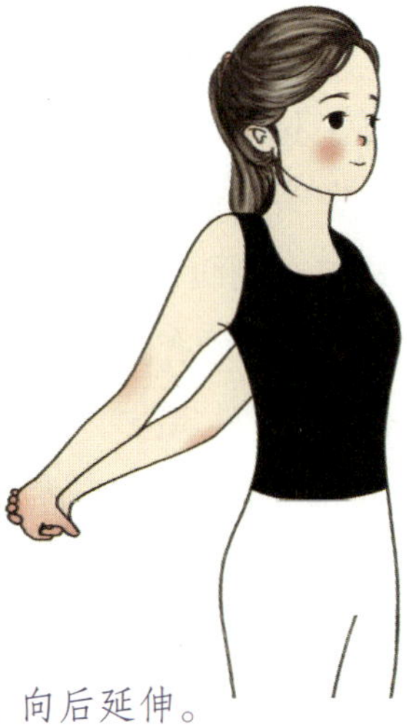

动作指南

自然站立，腰背挺直，双手于背后十指交叉，尽量往上伸举，保持20～30秒。体会手臂、颈肩的拉抻，后背肌肉的收紧，胸部的扩张感。每组练习3～5次，每天可做多组。

小贴士： 不要低头，目视前方，双臂尽量向上、向后延伸。

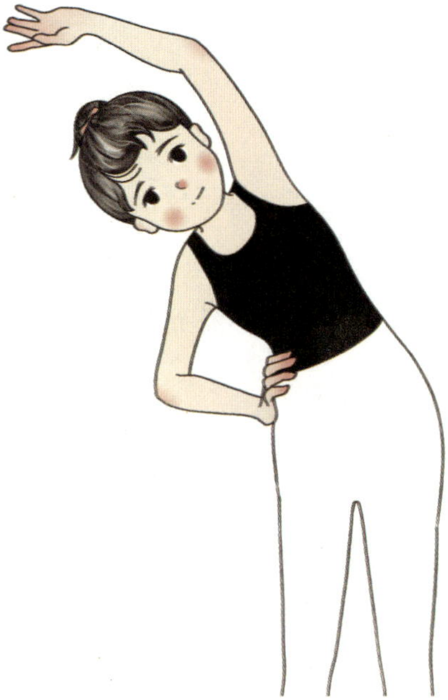

◆侧腰拉抻

动作指南

①自然站立，双脚分开与肩同宽。右手叉腰，左臂抬起举过头顶，带动上半身缓慢向右侧弯曲，感受腰部左侧肌肉被拉抻，保持 20 ～ 30 秒。

②身体还原至初始姿势，换另一侧练习。左右两侧拉抻 1 次为一组，一次做 4 ～ 6 组，每天可做多次。

小贴士： 头颈肩背等整个上半身在弯曲时尽量在一个平面上，避免前后倾斜。

◆腰背扭转拉抻

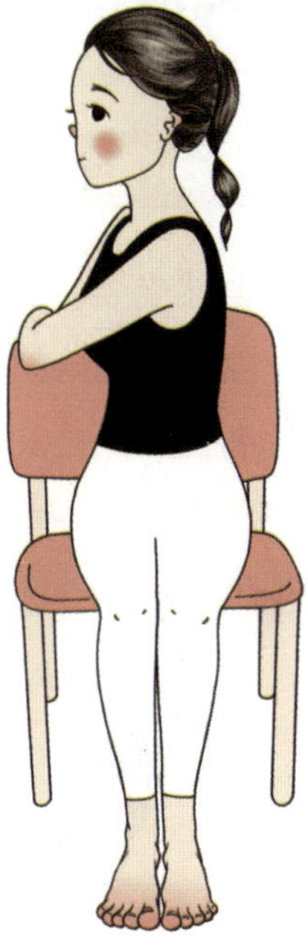

动作指南

①坐在椅子的前三分之一处，腰背挺直，肩部放松。上半身向右侧缓慢扭转拉抻，双手抓住椅背，保持20～30秒，体验手臂上部、头颈肩、腰背胸等上半身的伸展感觉。

②还原至初始姿势，换左侧练习。左右两侧拉抻1次为一组，每次2～3组，每天可做多次。

小贴士： 腰背扭转时，注意力度和幅度，身体动作幅度不要太大。

腰部的基础拉抻动作

腰部的基础拉抻动作，可以活动腰髋部，缓解腰部肌肉僵硬、酸痛。

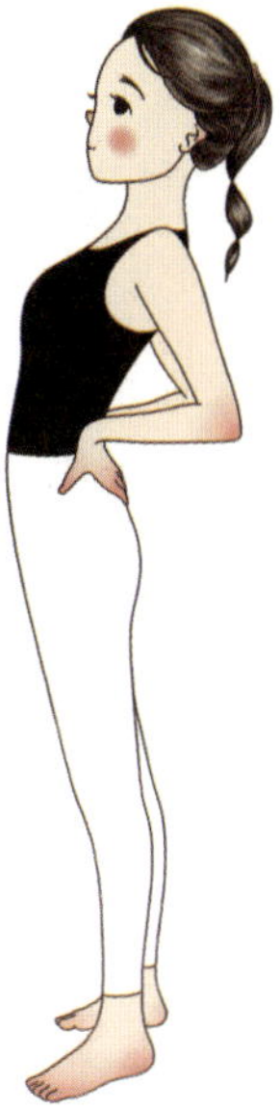

◆腰髋部拉抻

动作指南

自然站立，双脚分开与肩同宽。双手放在后腰髋部，两手掌施力向前推，上身稍向后仰，体验腰髋部的伸展感觉，保持20～30秒。每组5～10次，每天可做多组。

小贴士： 颈部放松，双腿伸直，眼睛看向上方。

◆腰臂左右拉抻

动作指南

自然坐姿，腰背挺直，左膝弯曲，左脚脚跟靠近会阴处，右腿向右侧伸直。左臂伸直抬起，右臂屈肘撑放在左脚和右大腿前，左臂带动上半身向右侧缓慢弯曲，保持20～30秒。左右两侧拉抻1次为一组，每次练习5～10 组，每天可做多次。

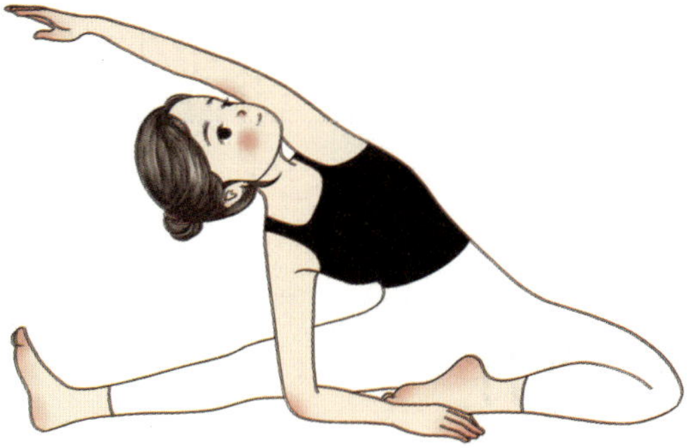

小贴士： 弯曲速度不宜过快，手臂与上半身保持平行，体验腰部肌肉的拉抻感觉。

◆屈肘双腿拉抻

动作指南

俯卧位，双腿伸直，屈肘贴地，以两小臂支撑抬起上半身，重心放在腰部，保持20～30秒。每组练习3～5次，每天可做多组。

小贴士： 两小臂要贴地支撑，目视斜上方。

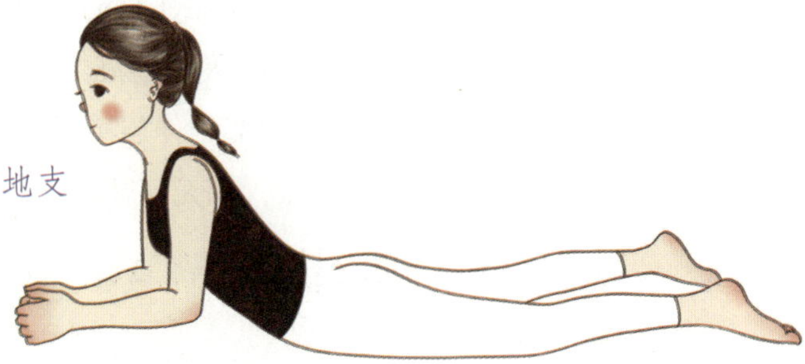

腿部基础拉抻动作

腿部基础拉抻动作，可以拓展腿部关节灵活度，激发肌肉活力，增加血管张力，有效预防静脉血栓、小腿痉挛等疾病。

◆左右伸腿拉抻

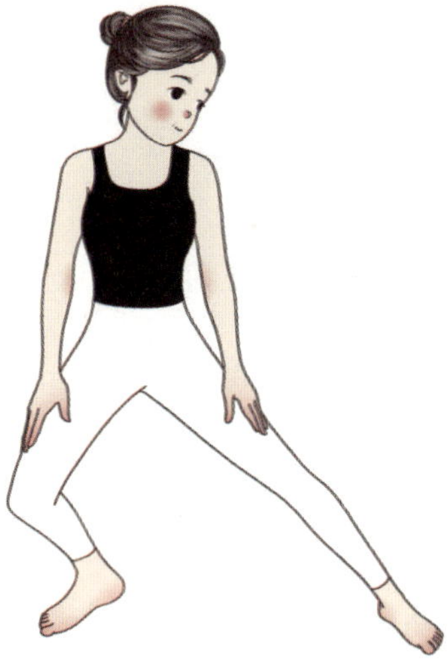

动作指南

自然站立，双脚分开与肩同宽，腰背挺直，双手放在两侧大腿上，臀部下沉，右腿略屈膝，左腿向左侧伸展、拉抻，保持20～30秒，体验左腿部肌肉的收紧感觉。左右两侧拉抻1次为一组，每次2～3组，可做多次。

小贴士： 练习时注意保持身体平衡，身体重心不变，腰背挺直。

◆跪姿大腿拉抻

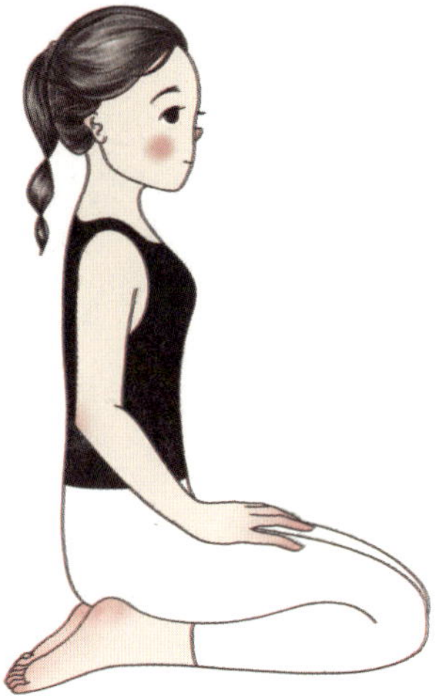

动作指南

①跪姿位，双腿并拢，脚背朝下，臀部压坐在双脚脚后跟上，双手自然放在大腿上，保持腰背挺直，平视前方，保持 30 ～ 50 秒。

②跪姿位，手臂向后伸展，手心贴地，指尖朝外，上半身缓慢后仰，保持10 ~20 秒，身体重心转移至两臂和脚部，体验两大腿的肌肉拉抻感觉。两个动作为一组，每次练习3 ~5 组，每天可做多次。

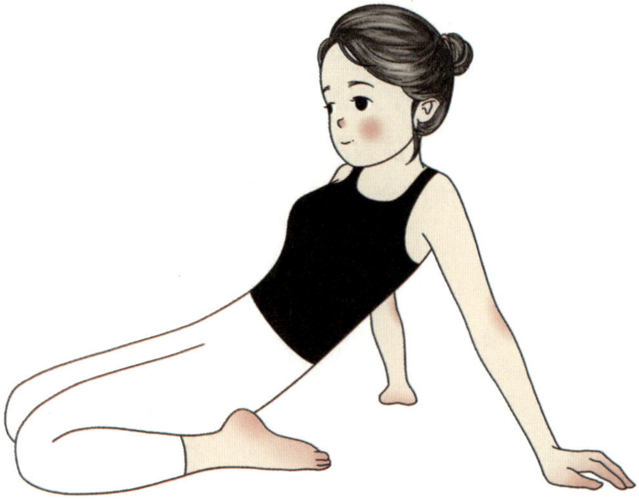

◆“飞燕”拉抻

动作指南

①俯卧位，下巴触地或朝向一侧，双臂贴地置于身体两侧，掌心朝下，双腿伸直并拢。

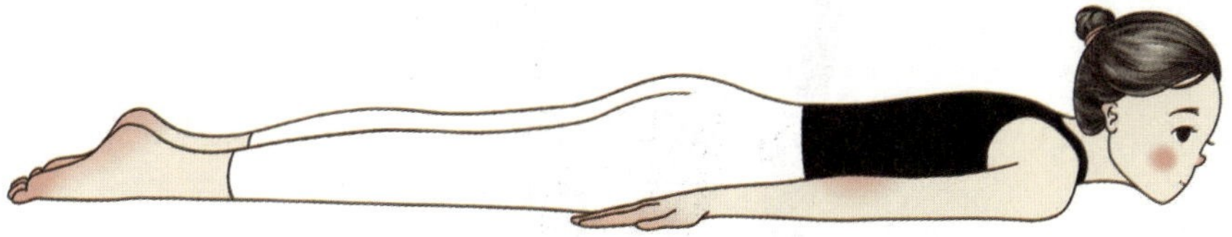

②以腹部作为支撑，上半身抬起尽量后仰，同时双臂后摆伸直，双腿向上提，保持 5 ~ 10 秒。每组练习 2 ~ 3 次，可做多组。

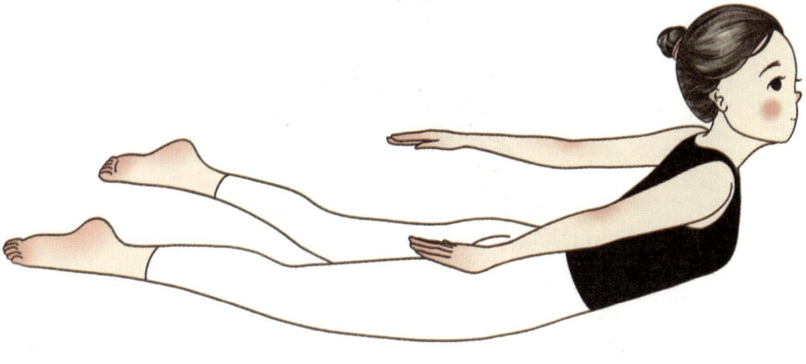

小贴士：上半身和腿部抬离地面的高度不宜过高，以感觉舒适为度。

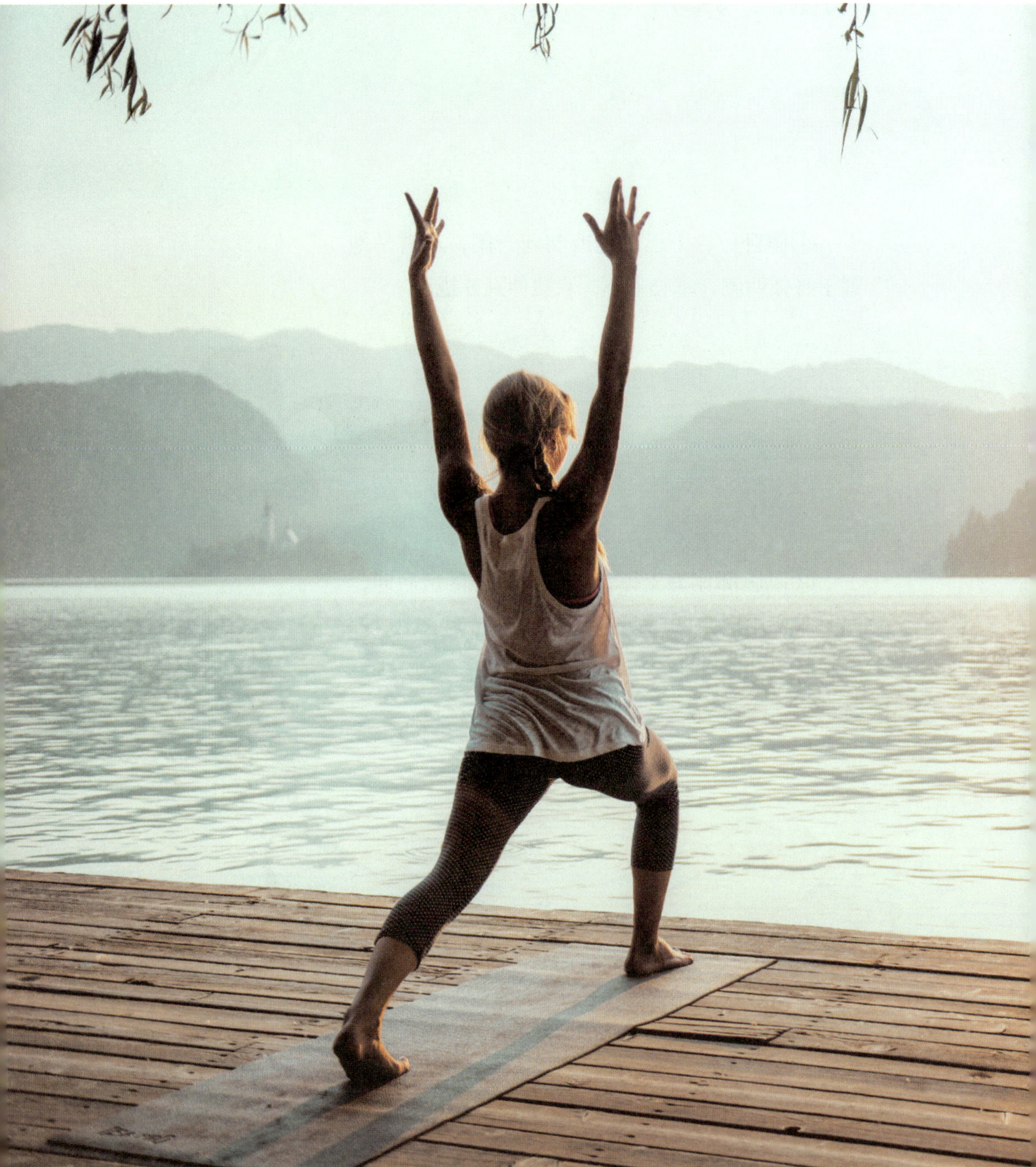

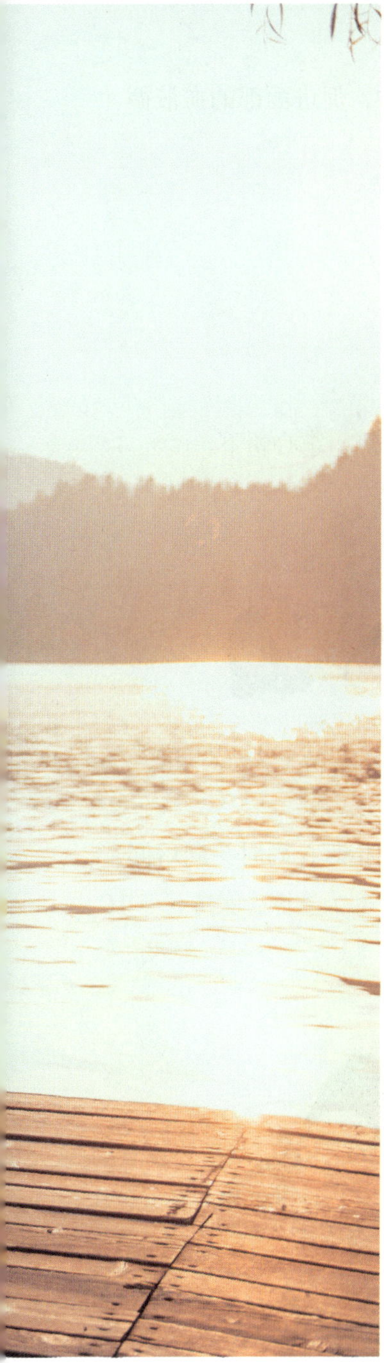

第三章

全身拉抻，放松身心

本章是针对身体各个部位精准拉抻的进一步详细解说，包含面部、手部、颈部、肩背部、手臂部、腰髋部、大腿及臀部、膝部和小腿、足部。每个动作既可单独练习，也可组合练习，大家可以根据自己的身体情况，有针对性地进行拉抻运动。

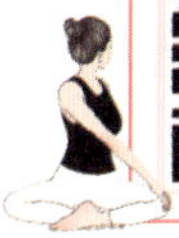

面部的拉抻

面部的拉抻，能有效改善面部皮肤弹性，消除水肿，促进面部的血液循环，紧致面部皮肤。

◆躺位向上拉抻

动作指南

①仰卧位，双腿伸直，脚尖绷直，双臂放在身体两侧，掌心朝下。

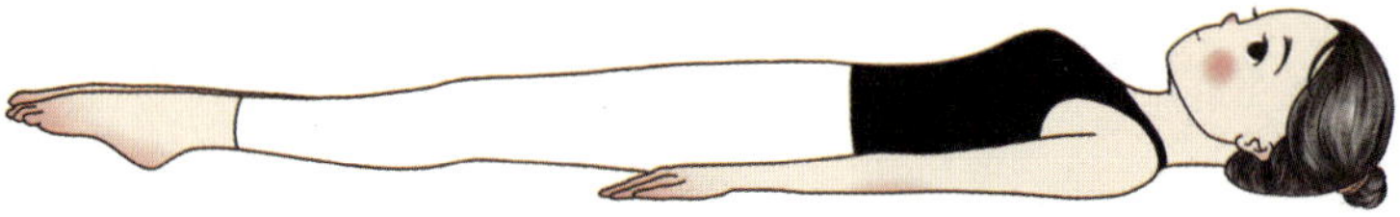

②双臂略弯曲并以肘部贴地支撑，胸部、腰部向上抬起，同时头向后仰，直至头顶触地，下巴向外延伸，身体以头顶、手肘部、臀部为支撑，保持 5 ~ 10 秒。每组练习 2 ~ 3 次，可做多组。

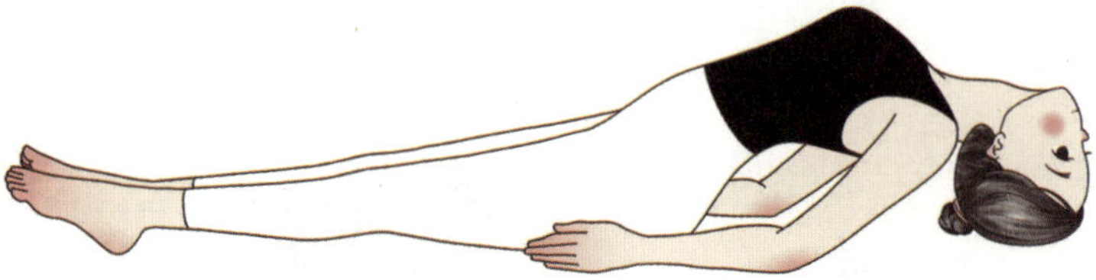

小贴士： 拉抻过程中感受到颈部与下巴的肌肉收紧即可。

◆鱼嘴呼气拉抻

动作指南

嘟嘴，保持姿势10～20秒，然后放松微笑。吸气，脸颊向内收，屏住呼吸约10秒，用嘴呼出口腔内的空气。每组练习2～3次，每天可做多组。

小贴士：嘟嘴或保持鱼嘴姿势可收紧脸颊、嘴唇和下巴以及颊肌。

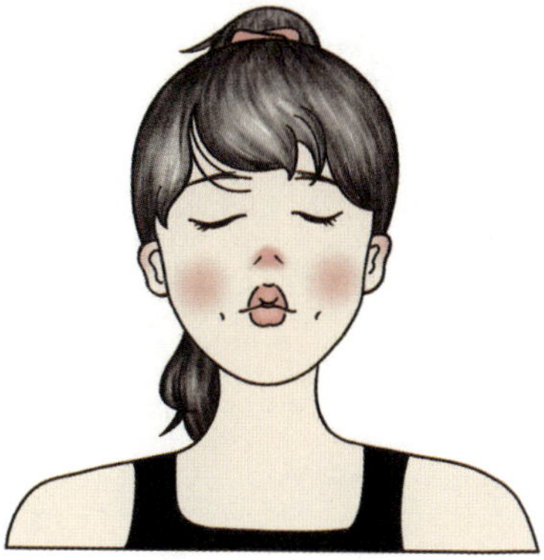

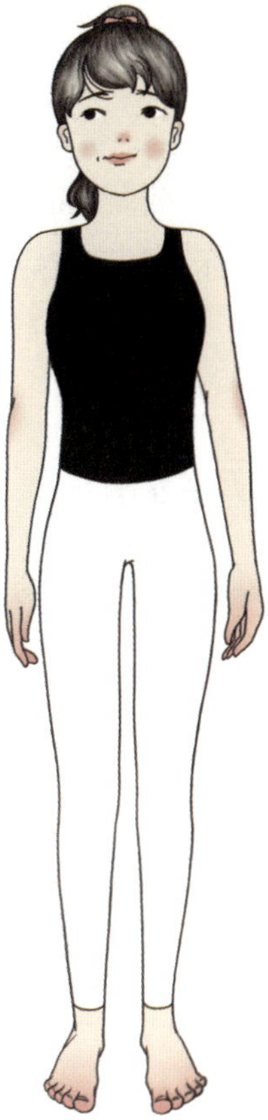

◆左右脸颊拉抻

动作指南

尽可能地吸空气鼓一侧腮部，如果左腮充满空气，眼睛就向右看，右腮充满空气，眼睛就向左看。双眼配合鼓腮反复左右转动。每组练习1分钟，可做多组。该面部拉抻动作可紧实面颊肌。

小贴士：转动时头不动，只有左右腮部和眼睛动。

◆眼皮提拉

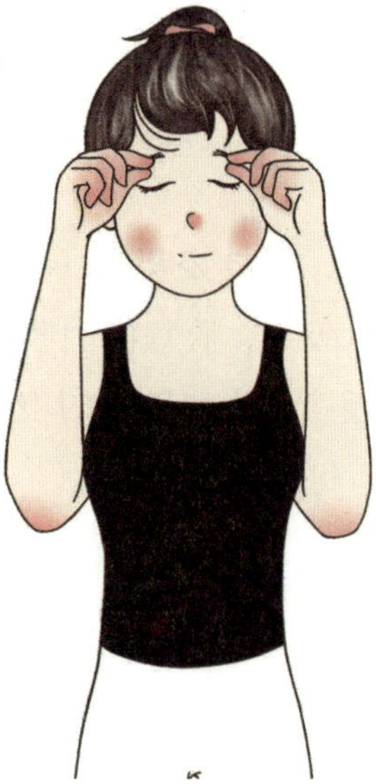

动作指南

身体放松，两眼微闭，两手拇指、食指轻轻捏住上眼睑向上提拉，做3～5次。

手部的拉抻

手部的拉抻，可以促进手指、手掌、手腕关节的灵活，缓解因长期使用手机或电脑而带来的僵硬疼痛感，可有效预防腱鞘炎、“鼠标手”等病症。

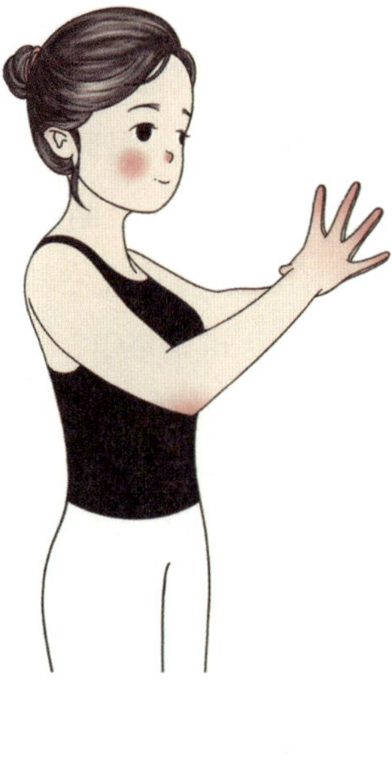

◆手指对抗拉抻

动作指南

两臂与胸部齐高，五指张开相对，用力互压对抗，一松一压，力度不宜太大，可由小至大，以指根出现酸胀热麻感为宜。练习5～8次。

◆手掌后压拉抻

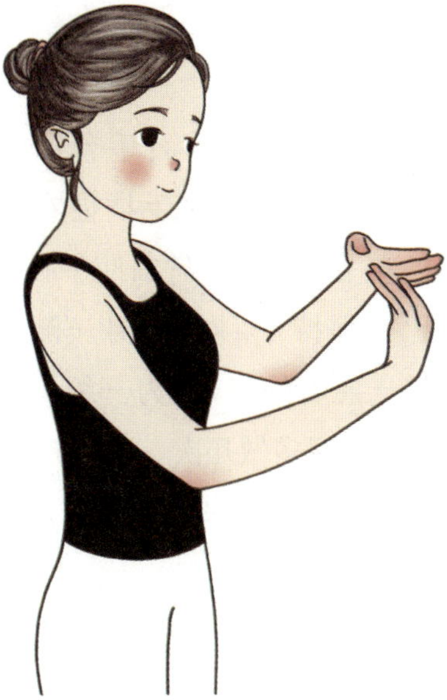

动作指南

右臂屈臂立掌，掌心朝前，五根手指尽量向上，左手手掌向后压住右手的四根手指，右手手掌则向前用力推，对抗30~50秒，两手掌交换进行运动。反复1~2次。

小贴士： 此拉抻动作还可以用两手四指抵住桌沿或墙壁，掌心向前，两手掌向前推，保持30~50秒。使手指、腕关节、前臂拉抻和舒展。

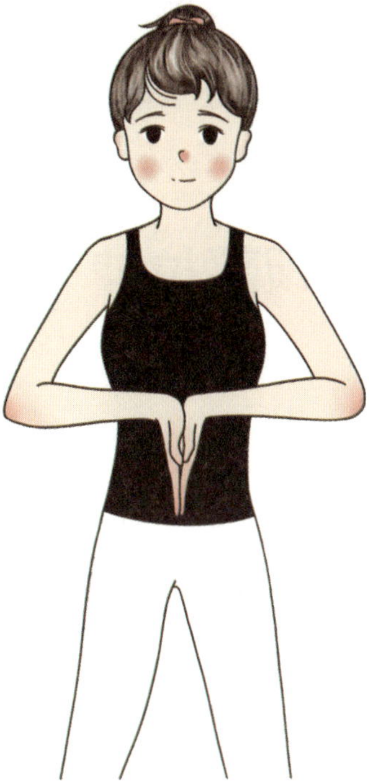

◆手掌上下拉抻

动作指南

双脚分开，与肩同宽，双掌于胸前合十，由上向下转动，朝下后保持20~30秒。每组练习5~8次，可做多组。

小贴士： 可感受到手腕及小臂肌肉被拉抻。

◆左右手腕拉抻

动作指南

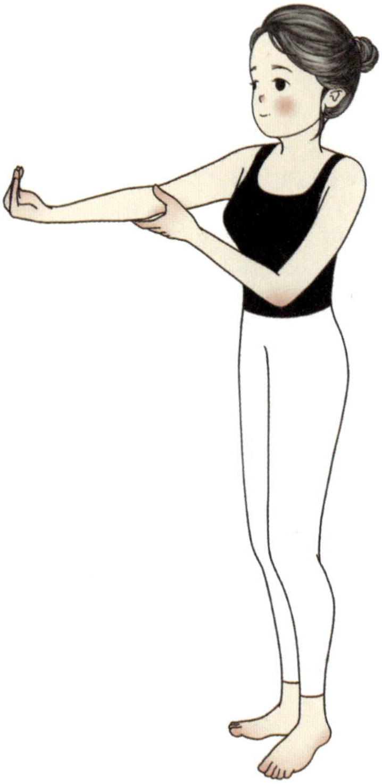

坐位或站位，右手臂抬起伸直，手心朝上，左手扶住右臂肘部，右手手腕关节弯曲使手心朝向自己，保持10秒。换另一侧手臂练习。左右练习1次为一组，每次3～5组，可多做几次。

小贴士： 可体验手腕关节的活动和肌肉拉抻的感觉。

颈部的拉抻

拉抻颈部肌肉，可以加强颈部屈肌群训练，使血液流畅，能有效缓解颈椎病、心脑血管疾病等。

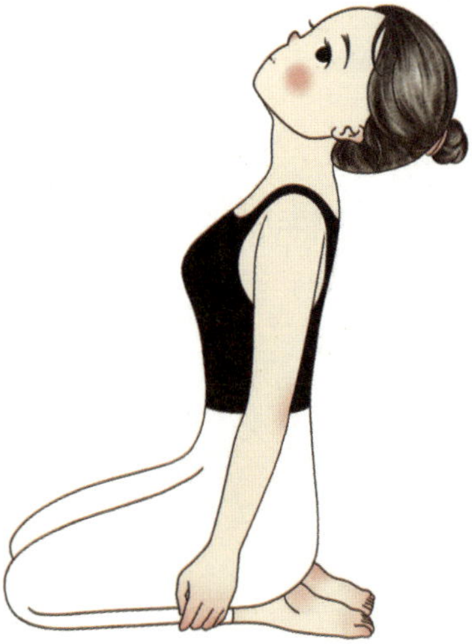

◆后仰颈部拉抻

动作指南

站位、跪位、坐位皆可，双肩放松，头颈部慢慢向后拉抻，保持10～20秒。每天可做多组。

小贴士： 双肩避免紧张，充分体验前颈部的肌肉拉抻感觉。

◆头颈部下压拉抻

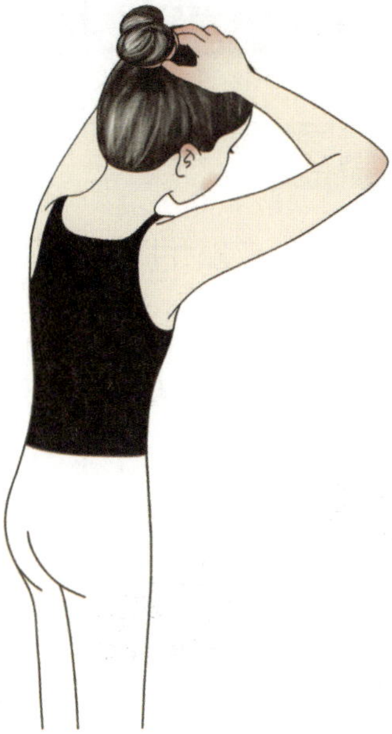

动作指南

坐位或站位，头颈部向正下方下压拉抻，双肩放松，也可以将两手交叉叠放于后脑部下压，保持20～30秒。每天可做多组。

小贴士： 保持自然呼吸，体验后颈部的拉抻感觉。

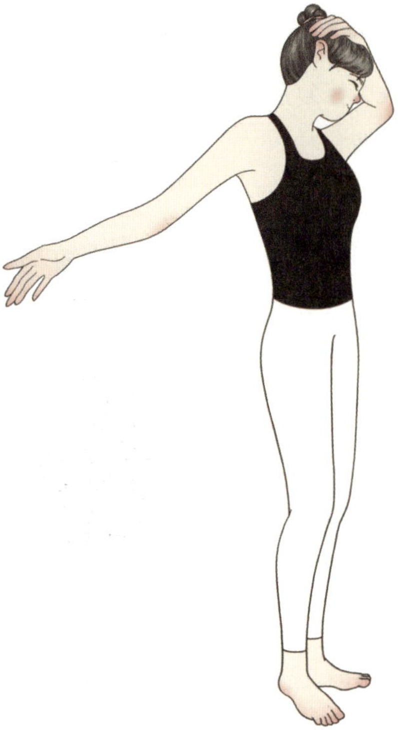

◆颈部左右拉抻

动作指南

站位或坐位，左手放在头部右侧，朝左侧拉抻，保持20～30秒。换另一侧拉抻。每天可做多组。

小贴士： 以感受到颈部肌肉的拉抻为度。速度不宜过快。

◆仰卧起坐拉抻

动作指南

仰卧位，双腿并拢弯曲，双手交叉放在脑后，缓慢抬高颈部，做类似仰卧起坐的动作，保持10~20秒。每天可做多组。

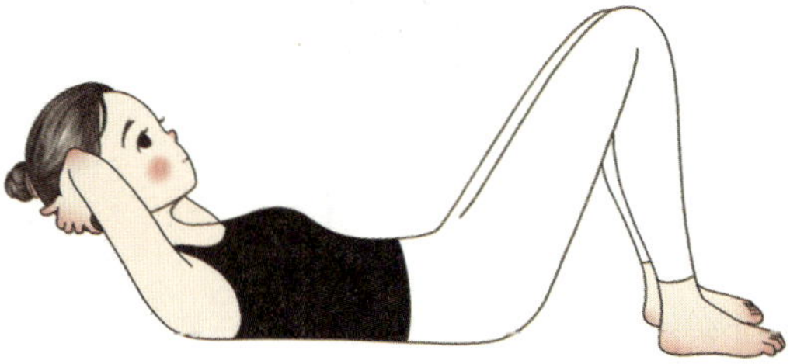

小贴士：体验颈部与手臂肌肉的拉抻感觉。

肩背部与手臂的拉抻

肩背部的拉抻，可以提高肩部肌群弹性，修复肌群力量，塑造美化肩背部线条，改善圆肩驼背症状，防止经脉阻塞，预防颈椎病、肩周炎等。

手臂的拉抻可以锻炼肱二头肌，加快血液流通，激发肌肉力量，消除痉挛、酸痛、僵硬、疲劳等。

◆手臂向后拉抻

动作指南

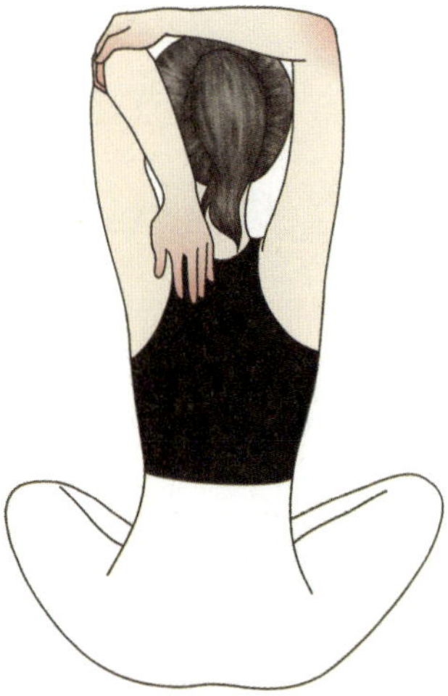

①坐位，腰背挺直，左臂向后弯曲放在肩胛骨附近，右臂抬起握住左肘，向上向右拉抻左臂，保持 10 ~ 20 秒。 左右练习 1 次为一组，每次练习 3 ~ 5 组。

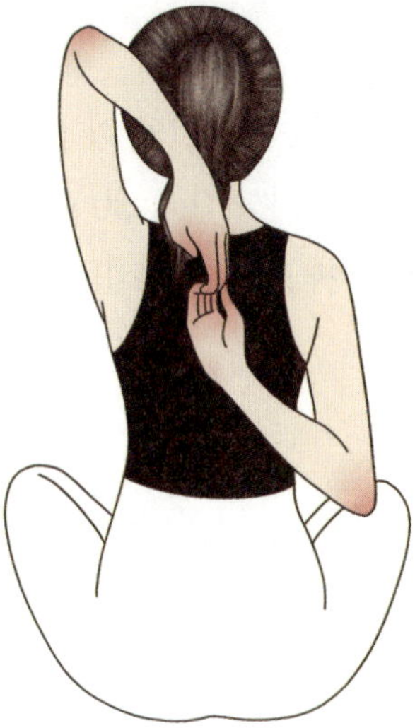

②坐位，两手在背后接触，手指相扣，向相反方向拉抻，保持10 ~30 秒。交替练习3 ~5 次。

小贴士：手臂拉抻时，注意腰背挺直，上半身不要歪斜。做该动作时，如两手无法相扣，可借助毛巾等工具完成动作。

◆手掌扭转及背部拉抻

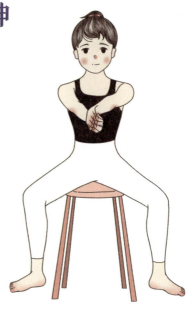

动作指南

①坐位，腰背挺直，双手向前伸直，右手放在左手上，右手掌带动左手掌用力向右扭转，保持10 ~ 20 秒。换左手掌在上，右手掌在下，向左扭转练习。左右练习1 次为一组，每次练习 3 ~ 5 组。

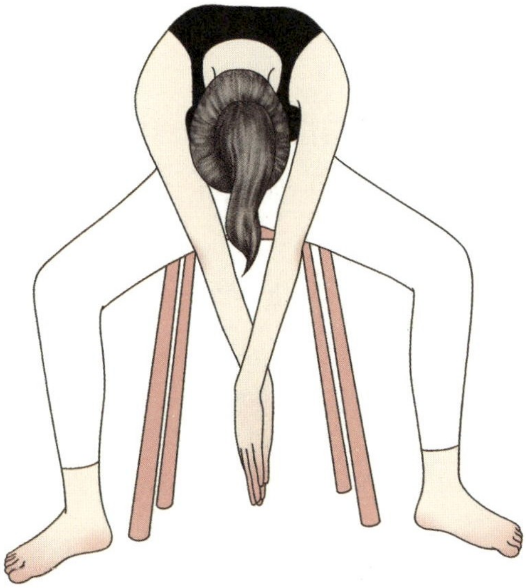

②练习完动作①后，可以上半身前屈往下压，保持 10 ~ 30 秒，体验背部的拉抻感觉。每组练习 3 ~ 5 次。

小贴士： 动作①要注意腰背挺直，双腿打开，体验手腕关节的活动和拉抻感觉。动作②体验头颈、背部、手臂的拉抻感觉。

◆手臂侧屈拉抻

动作指南

①盘腿而坐，双臂抬起，双手在头顶上方，左手抓住右手腕，右手掌心朝上，双手臂同时向上伸展，保持 10 ~ 30 秒。

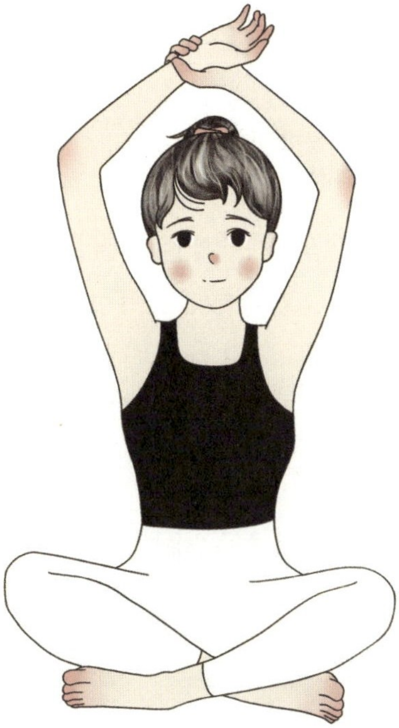

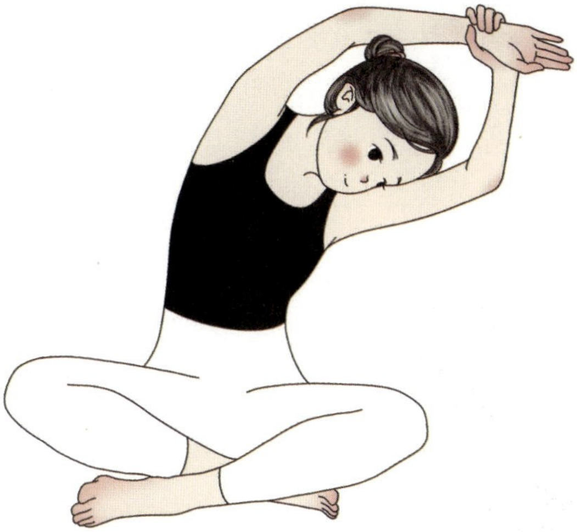

②左手向上拉动右手腕，同时带动上半身向斜前方侧屈拉抻，保持10 ~30 秒。

小贴士： 动作①腰背挺直，身体不要歪斜。动作②臀部不要离开地面。左右侧屈1次为一组，每次练习2~3组，每天可做多次。

◆跪坐双臂拉抻

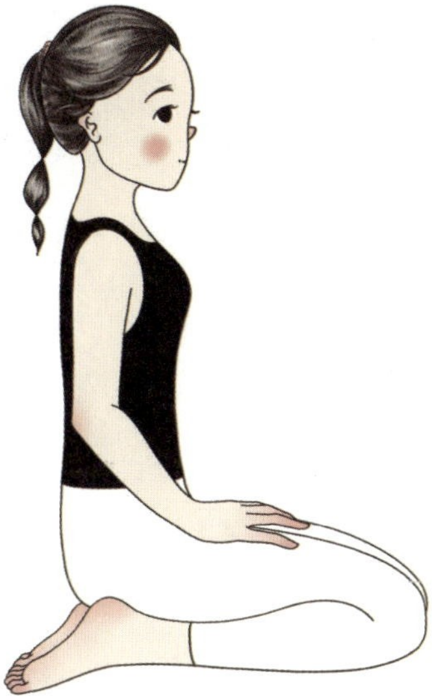

动作指南

①跪坐，双腿并拢，脚背朝下，臀部压坐在双脚脚后跟上，双手自然放在大腿上，保持腰背挺直，平视前方。

②双手打开，手掌分别放在两膝盖前方地面上，指尖朝向膝盖，将身体重心转移至两手臂，保持20 ~ 30 秒。每组练习 2 ~ 3 次，每天可做多组。

小贴士： 背部挺直，手掌不要离膝盖太远。

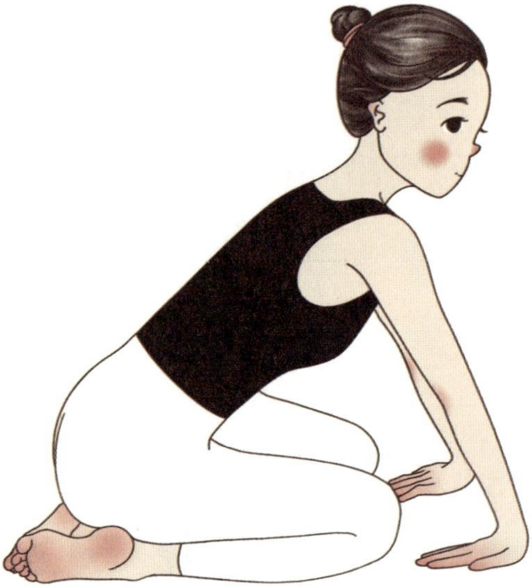

腰髋部位的拉抻

髋部屈肌是腰背部疼痛的主要部位。久坐办公，腰酸疼痛者甚多。腰髋部位的拉抻，可以有效缓解腰髋处肌肉紧张，防止腰部堆积脂肪，按摩腹部内脏，增强身体柔韧性。

◆腰部左右扭转拉抻

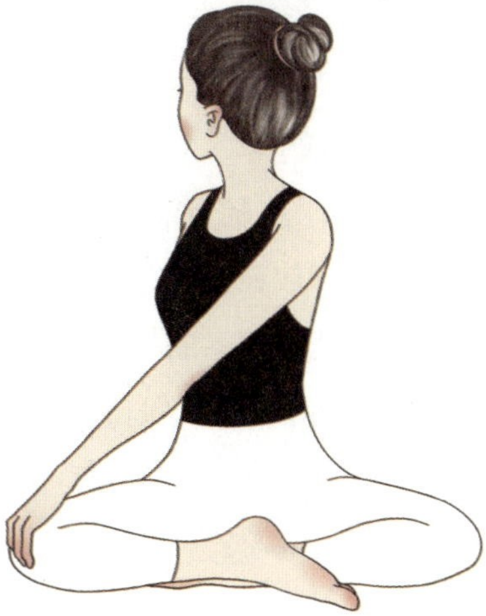

动作指南

盘腿而坐，身体放松，左手伸直放在膝盖处，右手手指撑住地面，同时带动上半身缓慢向右侧扭转，保持10～30秒。换另一侧练习。左右扭转1次为一组，每次3～5组，可做多次。

小贴士： 腰背挺直，臀部不离地面，充分体验腰髋部的拉抻感觉。

◆坐姿手臂拉抻

动作指南

坐位，双腿并拢向前伸直，两手臂也同时并拢伸直，带动上半身向前弯曲，尽量用指尖去触碰双脚，保持20～30秒。每组练习3～5次，每天可做多组。

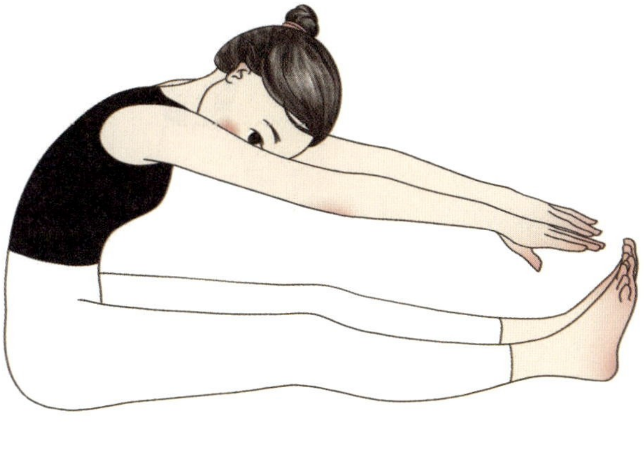

小贴士： 臀部不要向前挪动，不要离开地面，体验后背、腰髋部肌肉的拉抻感觉。

◆坐位腰腿扭转拉抻

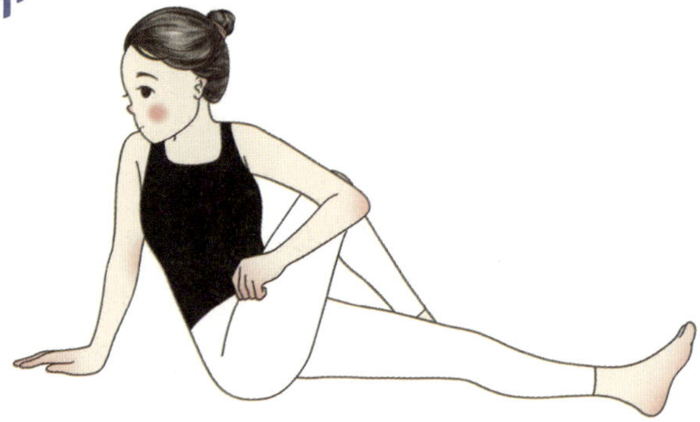

动作指南

长坐位，左腿向前伸直，右腿弯曲，右脚放在左腿外侧，左臂肘部压住右腿膝盖，右手撑地，上半身向右后方扭转，保持10～15秒。换另一侧练习。左右练习1次为一组，每次练习2～3组，每天可做多次。

小贴士： 扭转上半身时，臀部不要离地，右大腿尽量往胸部拉近。

大腿部与臀部的拉抻

大腿部的拉抻，主要是拉抻大腿前侧的股四头肌，有效预防运动中的肌肉拉伤和关节损伤，可缓解疲劳，增强身体柔韧性。青少年多做大腿拉抻，还能帮助增高。臀部的拉抻，主要拉抻臀中肌，可使髋关节灵活，美化臀形。

◆跨立扶墙拉抻

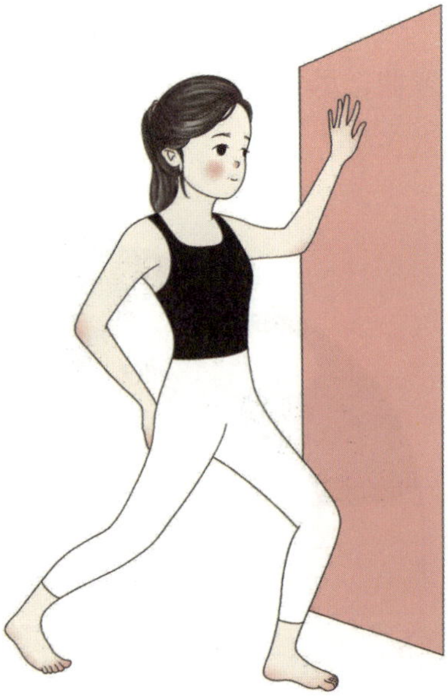

动作指南

站在墙壁前，左手扶住墙面，右手放在同侧臀部，双脚大幅度前后分开站立，腰部随左膝向前略弯曲，右腿向后伸直拉抻，保持20～30秒。换另一侧练习。左右练习1次为一组，每天可做多组。

小贴士： 体验大腿根部的拉抻感觉。

◆腰部下压大腿拉抻

动作指南

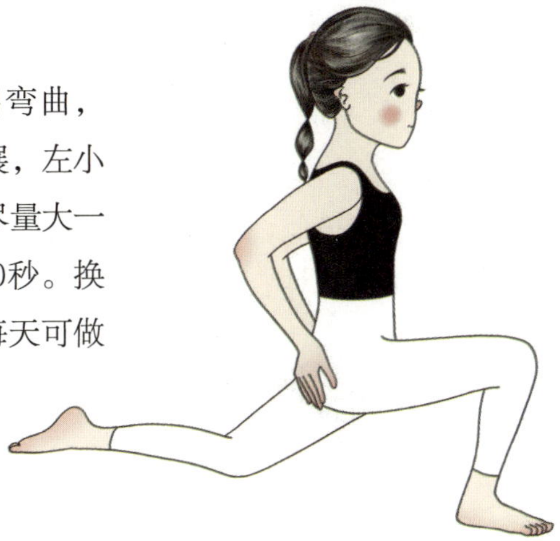

站位，腰部下沉，右腿向前伸出弯曲，右大腿与小腿尽量垂直，左腿向后伸展，左小腿膝盖以下贴地，前后腿打开的幅度尽量大一些，双手放在臀部两侧，保持20～30秒。换另一侧练习。左右练习1次为一组，每天可做多组。

小贴士： 腰背尽量挺直，向前伸的大腿与地面平行，与小腿垂直，后伸的小腿不要离开地面，体验大腿根部的拉抻感觉。

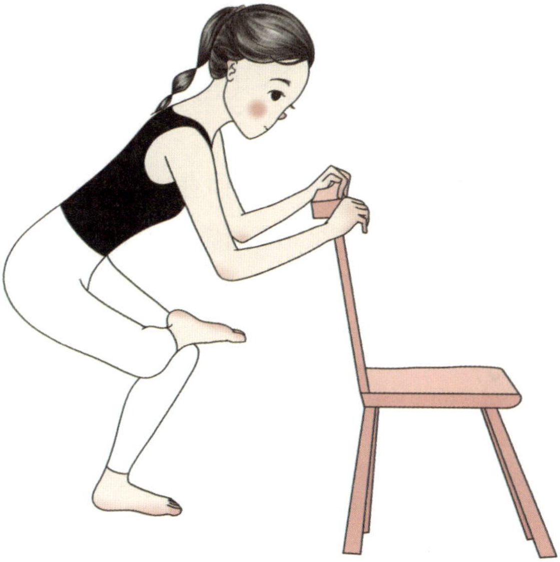

◆二郎腿扶椅拉抻

动作指南

站位，双手屈肘扶在椅子靠背上（或桌边等支撑物上），双腿弯曲，臀部下沉，右脚抬起放在左腿膝盖上，同时上半身前屈拉抻，保持5～20秒。换另一侧练习。左右做1次为一组，每次练习1～2组，可做多次。

小贴士： 臀部下沉时，腰背部不要塌，下沉力度以自己能承受为度。

◆跪姿前屈拉抻

动作指南

①跪姿，两膝盖以下并拢贴地，双手自然垂放于身体两侧，腰背挺直，目视前方。

②上半身前倾，右腿向前迈出，腿部、脚部全部贴于地面，双手伸直撑地，左腿向后伸直，脊背挺直，腰部慢慢下沉直至臀部贴近地面，保持10 ~20 秒。

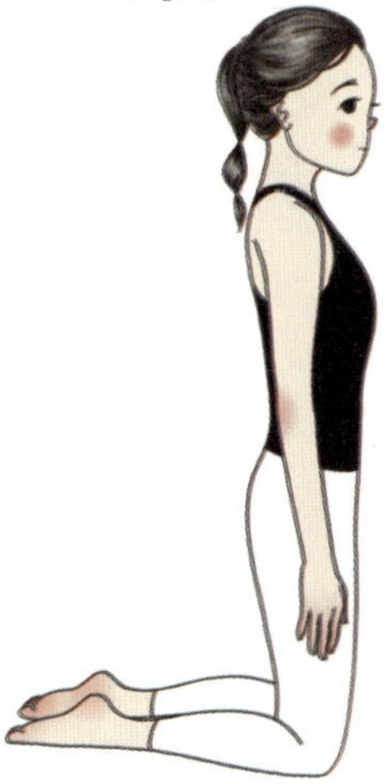

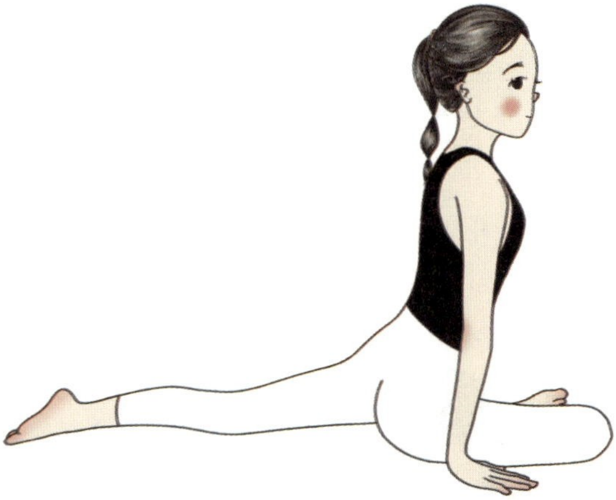

③上半身再缓慢向前压，保持20 ~30 秒，注意双臂自然伸直，体验臀部和大腿的拉抻感觉。左右练习 1 次为一组，每次 1 ~ 2 组，可做多次。

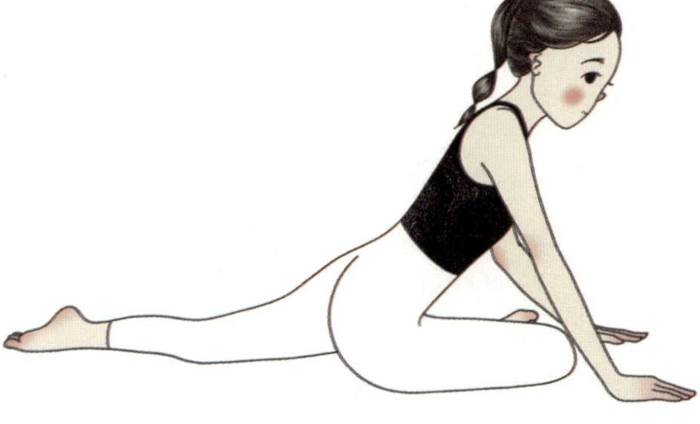

小贴士：不要含胸驼背，双臂保持伸直。

腿和膝部的拉抻

腿和膝部的拉抻动作，能有效舒缓僵硬的腿部肌肉和膝关节，加强肌肉力量，提高柔韧性，预防肌肉痉挛、静脉曲张、膝关节炎等病症，美化腿部线条。

◆向上踮脚拉抻

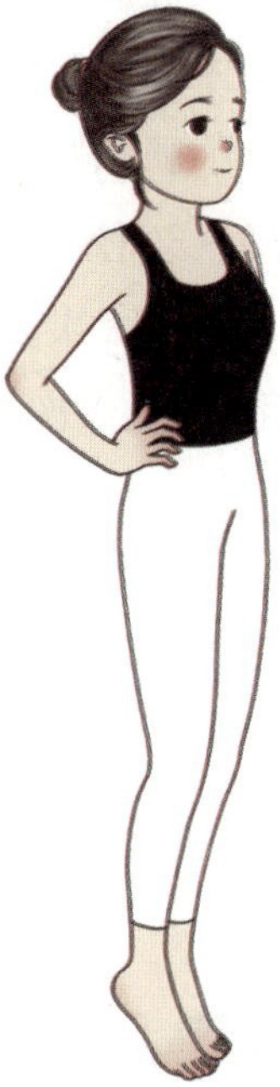

动作指南

站位，两脚并拢，两手叉腰，身体放松，吸气时将双脚跟抬起，保持3～10秒， 呼气时还原。每组练习3～5次，可做多组。

小贴士： 不要含胸驼背，身体放松，体验脚背和膝部的拉抻感觉。

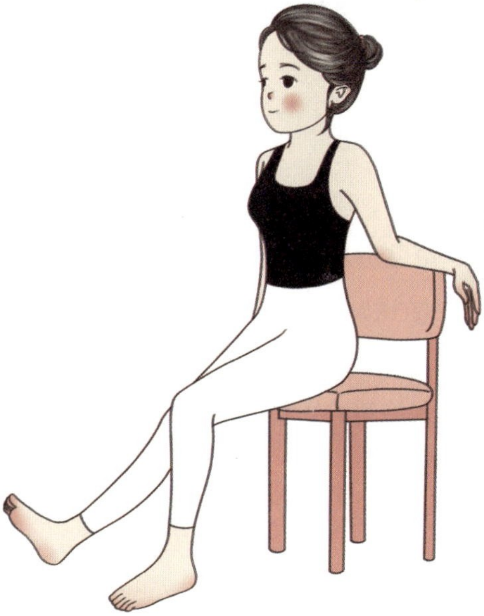

◆坐椅腿部拉抻

动作指南

坐位，最好坐在椅子的前三分之一处，全身放松，腰背挺直，左腿屈膝，右腿向前伸直，脚跟着地，脚尖朝上，保持40～60秒。换另一侧练习。左右练习1次为一组，每次练习3～5组，可做多次。

小贴士： 体验小腿部和膝盖的拉抻感觉。

◆坐姿腿部拉抻

动作指南

自然坐姿，腰背挺直，左腿弯曲，双手握住左腿膝盖窝处，向上提拉，小腿和脚背向前伸直，保持20～30秒。换另一侧练习。左右练习1次为一组，每次3～5组，可做多次。

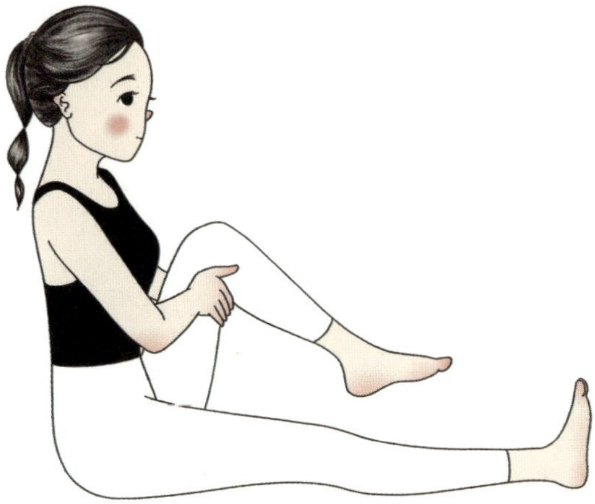

小贴士：腰背挺直，体验腿和膝盖肌肉的拉抻感觉。

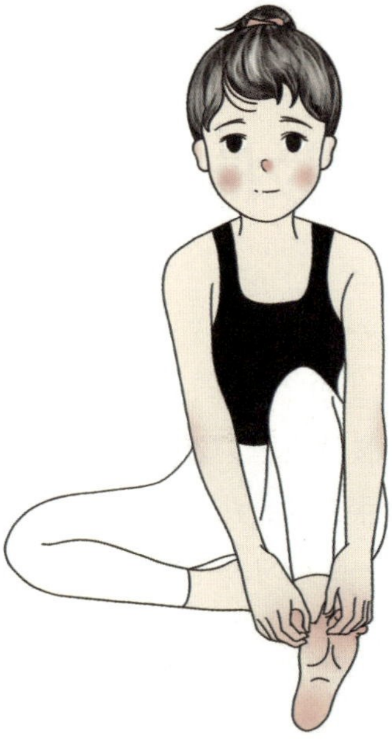

◆抓脚趾拉抻

动作指南

自然坐姿，腰背挺直，右腿弯曲，右脚掌尽量贴近左侧大腿内侧，屈起左腿，左膝尽量贴近胸部，两手伸直抓住左脚趾，保持20～30秒。换另一侧练习。左右练习1次为一组，每次3～5组，可做多次。

小贴士：充分体验大腿内侧肌肉的拉抻感觉。

◆蹲位腿部拉抻

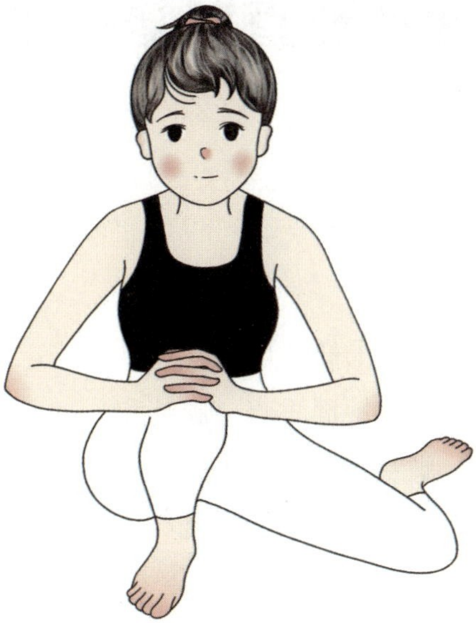

动作指南

蹲位，左腿膝盖与小腿部位着地，两手交叉放在右侧膝盖上，保持10～15秒。换另一侧练习。左右练习1次为一组，每次3～5组，可做多次。

小贴士： 身体重心在右腿部。

足部的拉抻

足部的拉抻，可以缓解足部疼痛，辅助治疗足底筋膜炎、脚踝关节炎，调节脏腑组织功能。

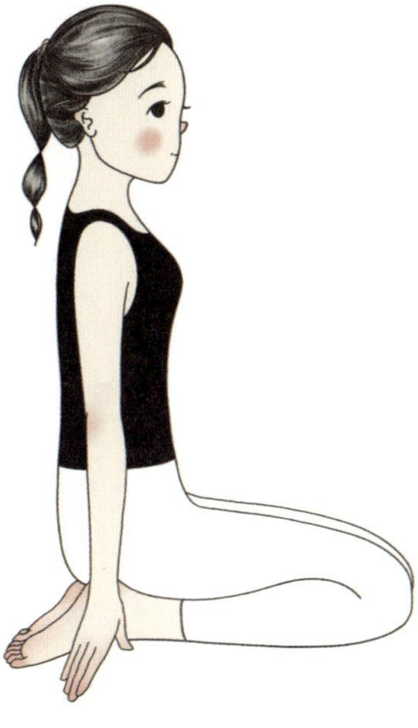

◆跪坐腰腿拉抻

动作指南

跪坐位，双腿并拢，脚背朝下，臀部压坐在双脚脚后跟上，双手可撑在地面上，微微抬起双膝，保持3～10秒。每组3～5次，可做多组。

小贴士： 腰背挺直，体验脚背肌肉的拉抻感觉。

◆平躺绷直双腿拉伸

动作指南

①仰卧位，双腿抬起与地面垂直，腿部和脚尖并拢尽力向上伸直，保持20 ~30 秒。

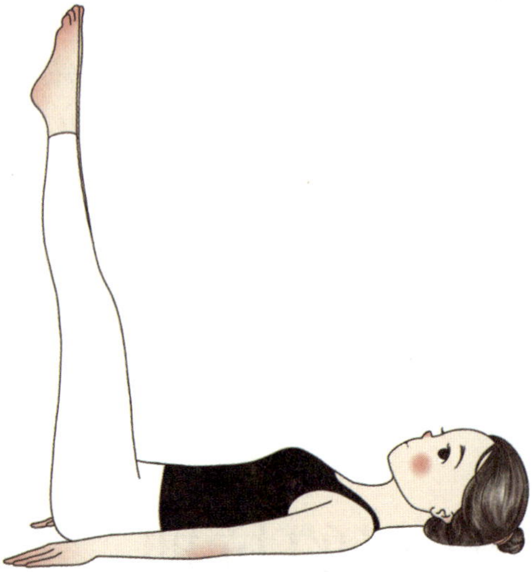

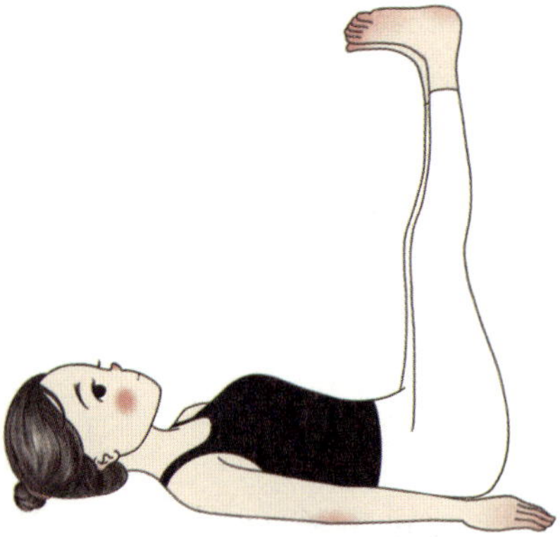

②脚尖再向内勾，保持20 ~30 秒。每组练习3 ~ 5次，可做多组。

小贴士： 体验腿部、跟腱处、脚背肌肉的拉伸感觉。

◆坐椅“二郎腿”拉抻

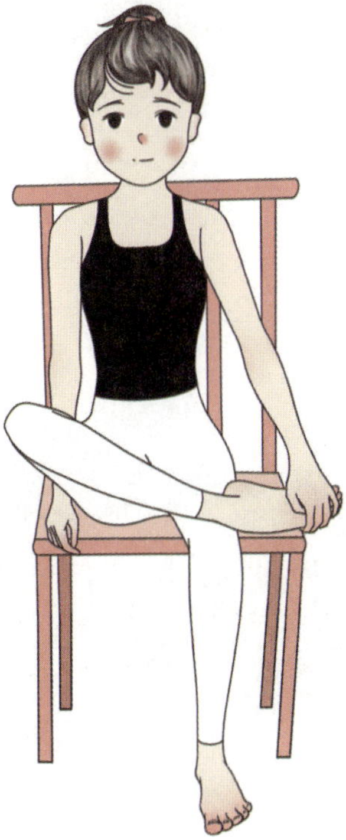

动作指南

坐位，腰背挺直，把右腿放在左腿上呈“4”字形，如跷二郎腿一般，左手扳住右脚背或脚趾处用力拉抻，保持40～60秒。换另一侧练习。

小贴士： 保持腰背挺直，不要含胸驼背，充分感受小腿部和脚背肌肉的伸展和拉抻。如果要增强拉抻效果，可以手扳脚趾，力量由小到大拉抻。

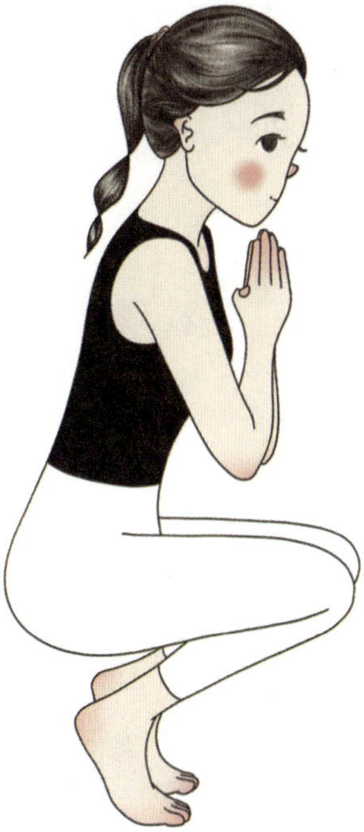

◆双手合十踮脚拉抻

动作指南

蹲姿，双手合十放在胸前，吸气时抬起两脚脚后跟，脚掌前部支撑身体，保持3～10秒。每组练习1～3次，可做多组。

小贴士： 尽量使大腿与地面平行，腰背挺直。

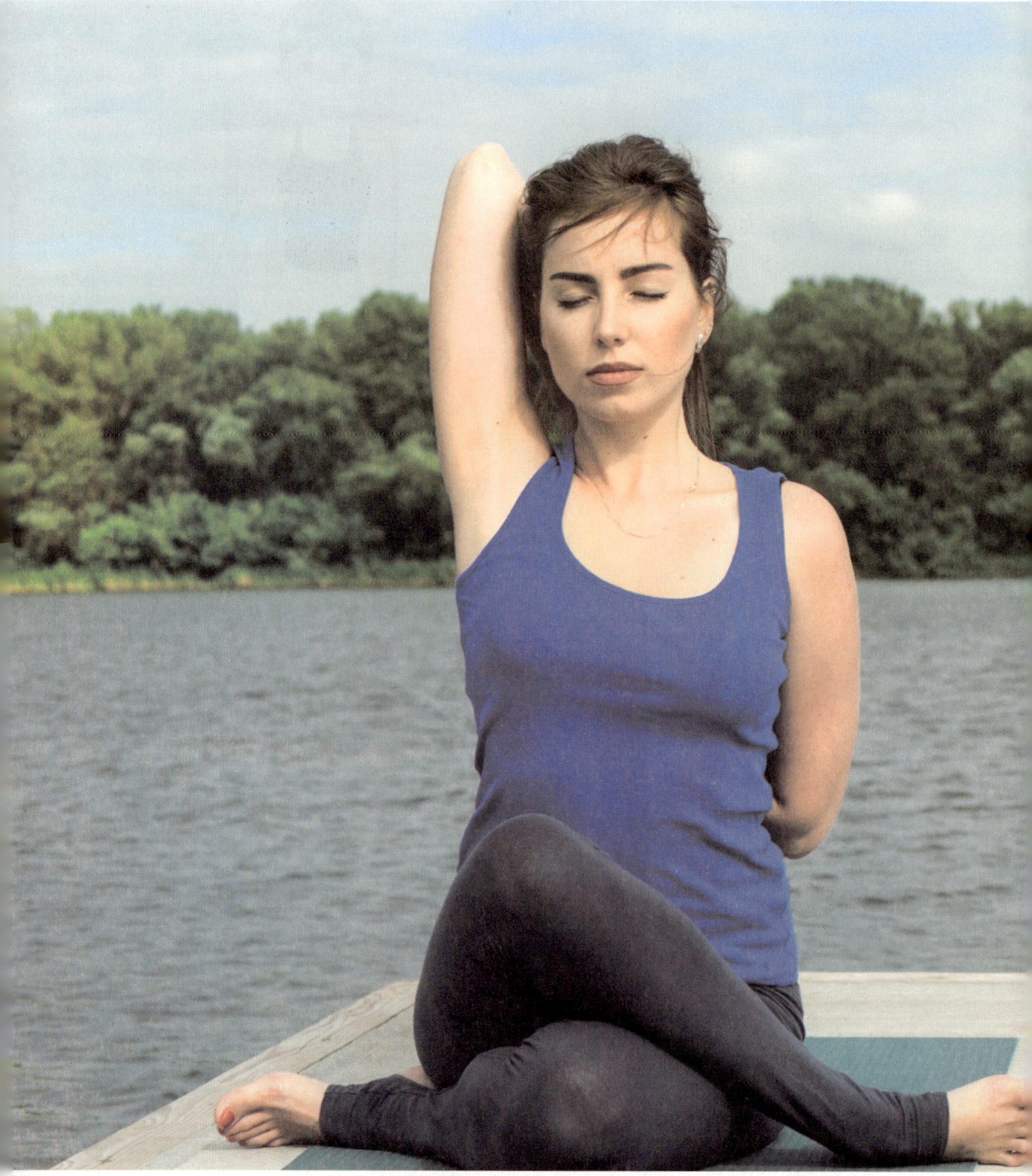

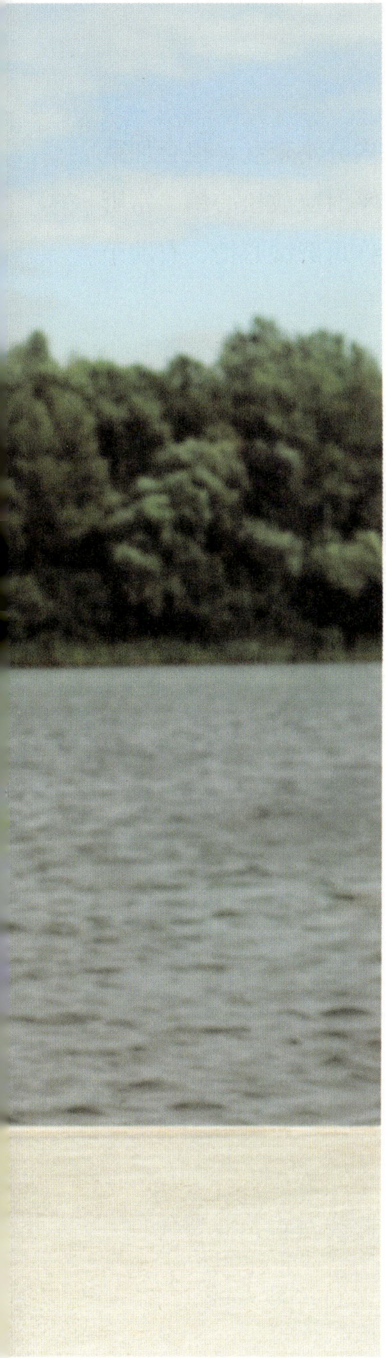

第四章

拉抻，赶走小病小痛

本章主要列举了现代常见的27种“小毛病”，针对这些亚健康状态，我们可以进行精准拉抻练习。只要坚持不懈，正确拉抻，身体“生锈”的零件就会恢复原有的“润滑”状态，从而更加灵活地运转起来！

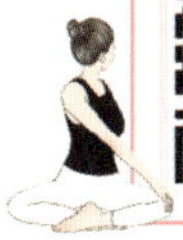

失眠睡不着怎么办？

失眠会严重影响人们的正常生活，睡眠不足会导致内分泌紊乱，也会加重或诱发心悸、胸痹、眩晕、头痛、中风等病症。失眠者平时应放松心情，常听舒缓的音乐或用热水泡脚，以帮助睡眠。身体拉抻的动作可舒缓心情，有助于睡眠。

◆单膝跪地拉抻

动作指南

单膝跪地，左脚向前迈出，左小腿垂直于地面，右腿膝盖以下贴地，腰背挺直，双手自然垂放于身体两侧，头颈向后仰，保持20～30秒。左右练习1次为一组，每次3～5组，可做多次。

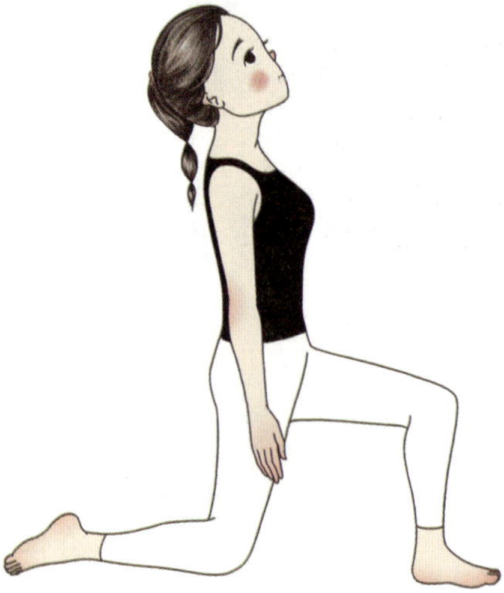

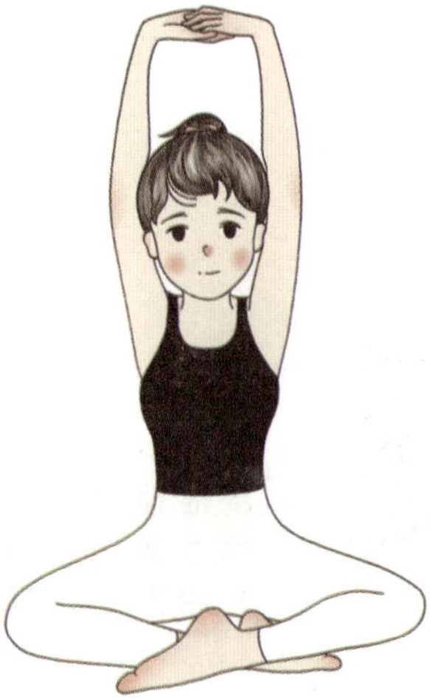

◆双臂交叉向上拉抻

动作指南

盘腿而坐，腰背挺直，双臂伸直，双手于头顶上方相扣，保持20～30秒。体验背部和胸部的拉抻感觉。每组3～5次，可做多组。

眼睛干涩、疲劳怎么缓解？

视疲劳较为常见，主要是因为人们长时间盯着手机、电脑、电视等电子产品或长时间看书用眼过度导致的，表现为干眼、眼涩、眼胀、黑眼圈、视物模糊、视力下降等。平时看书或看手机、电脑半小时后，应向远处望10～30秒，以缓解视疲劳。

◆按摩眼眶

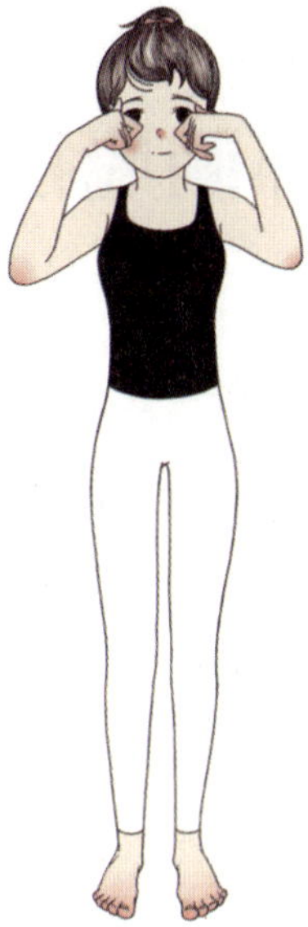

动作指南

两手拇指指腹按揉太阳穴，以两手食指第二节内侧按摩眼眶上下各一圈。上侧从眉头开始按摩到眉梢为止。下侧从内眼角开始按摩到外眼角为止。上下1次为一组，每次做3～5组。

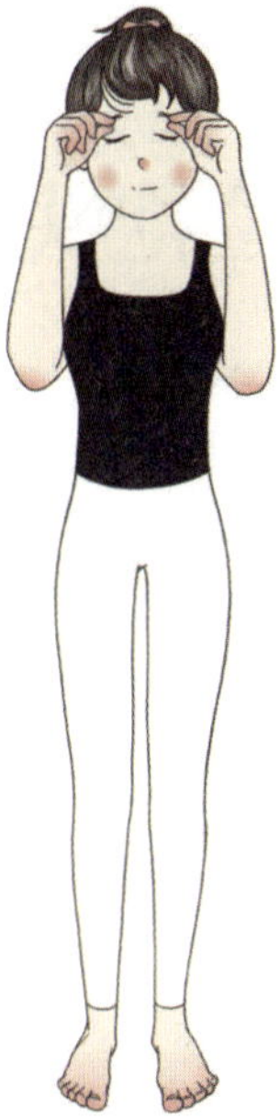

◆向上提拉眼皮

动作指南

身体放松，两眼微闭，两手拇指、食指轻轻捏住上眼睑向上拉抻。眼皮提起时吸气，呼气时松开。每组3～5次，可做多组。

经常头痛、头晕怎么调理？

头部疼痛，常表现为胀痛、闷痛、撕裂样痛、针刺样痛，部分患者还伴有血管搏动感和头部紧箍感，以及头晕、恶心、呕吐等症状。头痛程度有轻有重，时间有长有短。易头痛者应少食巧克力、乳酪及少饮酒、咖啡、茶水等，要适当运动，以舒缓心情。

◆颈部侧屈拉抻

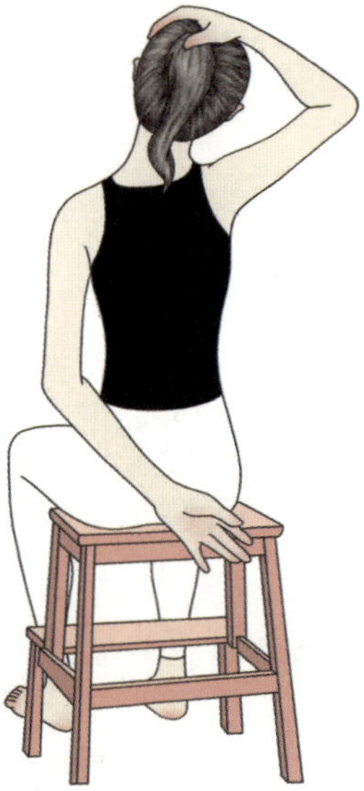

动作指南

坐在凳子上，背部挺直，右手扶头，左手放在背后。用右手向右侧牵引头颈部，将右耳尽力靠近右肩膀，保持20～30秒，体验背肩部斜方肌的拉抻感觉。然后换左侧练习。左右练习1次为一组，每次3～5组，可做多次。

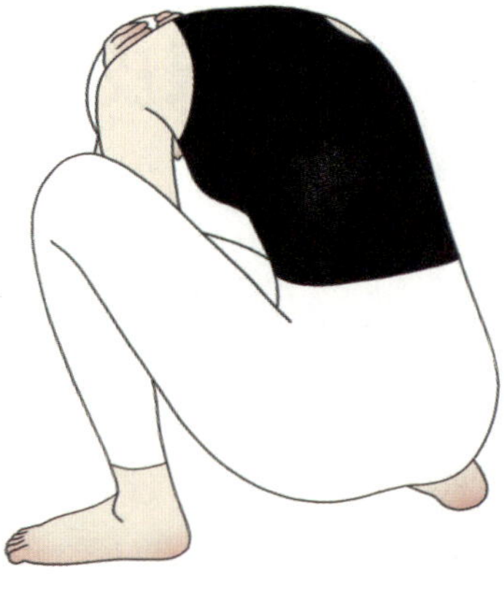

◆蹲位抱头弯曲

动作指南

蹲位，手肘弯曲，双手抱住后脑，上半身向前倾，直至双手臂置于双腿内侧，感受沿着背部的最大张力，保持20～30秒。

坐久了，脖子酸痛怎么办？

长期久坐办公、看书、玩手机、开车等，都会引起颈部韧带、肌肉劳损，进而引发颈部疼痛，有的颈部疼痛会延伸至肩部、胸部、手臂、手部等。通过调整姿势、生活或工作方式，适当锻炼和拉抻颈部肌肉可以有效缓解脖子酸痛。

◆颈部向上伸展

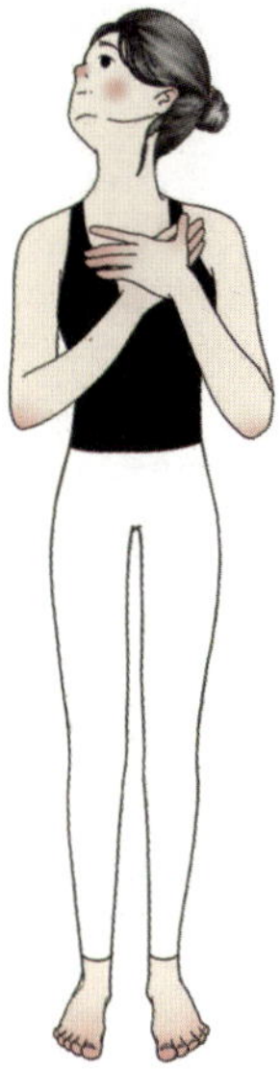

动作指南

站位或坐位，背部挺直，双手掌交叠放在胸部上方。

向右后方用力伸展颈部，眼睛看向右上方，手掌在胸部向内和向下施加压力。达到最大拉抻点时，保持20～30秒，此时手掌交叠的胸部区域会略抬升。换另一侧练习。左右练习1次为一组，每次3～5组，可做多次。

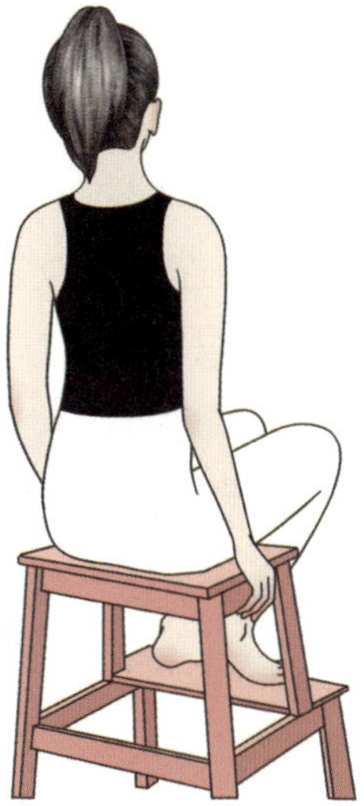

◆颈部转动拉抻

动作指南

坐位或站位，脊柱挺直，双臂自然垂于身体两侧，双脚打开与肩同宽，放松肩背肌肉。头颈部向左前方转动至少45°，同时放低下巴尽量去触及胸部，保持20～30秒，然后换另一侧练习。左右练习1次为一组，每次3～5组，可做多次。

肩痛难忍，如何快速缓解？

肩部疼痛，常见于颈椎病、肩周炎等病症，长期肌肉、韧带劳损会引发肩部疼痛，多发于久坐办公族、低头族等人群。肩背疼痛往往累及整个肩胛背，有的会影响上臂甚至手肘部位。

◆扶墙转动上身

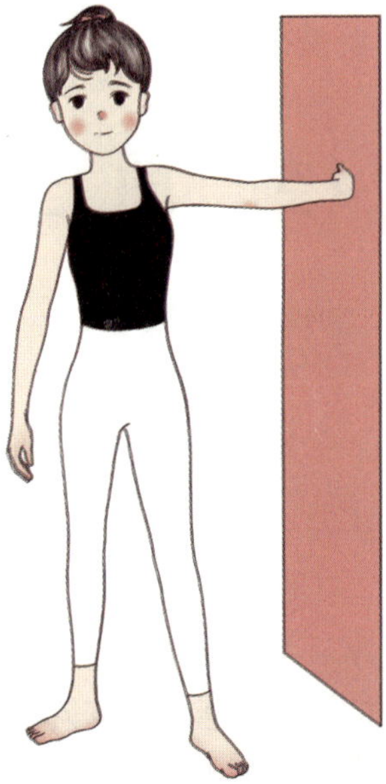

动作指南

站在墙边，将左手掌放在墙上与肩同高，左脚往前置于被拉抻侧的前方。尽力向右旋转上身，手和脚不能挪动，保持20～30秒。左右练习1次为一组，每次2～3组，可做多次。

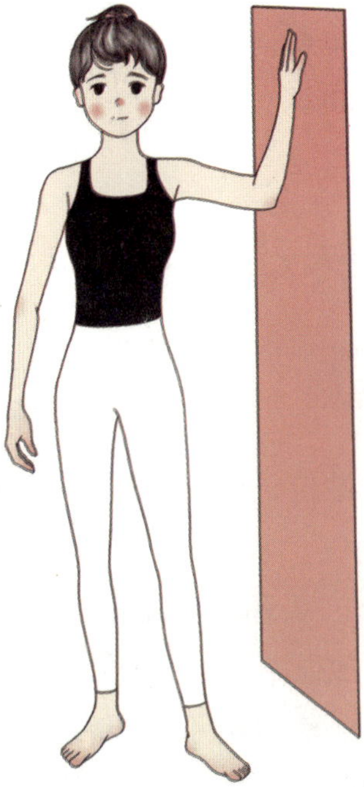

◆屈肘转动上身

动作指南

站在墙边，将左小臂及左掌贴墙，肘部与肩同高，左脚往前置于被拉抻侧的前方。尽力向右旋转上身，手和脚不能挪动，保持20～30秒。左右练习1次为一组，每次2～3组，可做多次。

◆左右手肘部拉抻

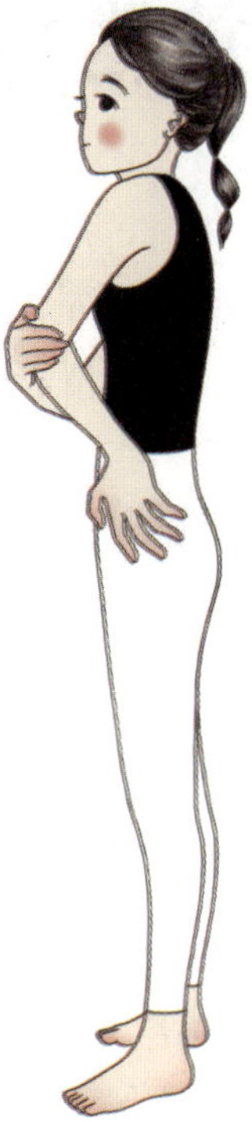

动作指南

站位，双脚打开与肩同宽，左手放在同侧腰臀处，肘部弯曲90°，右手抓住左手臂弯曲的肘部，后背挺直，目视前方。

右手拉抻左手臂肘部，保持20～30秒，幅度不宜过大，不要强迫肩部移动，左手保持固定。左右练习1次为一组，每次2～3组，可做多次。

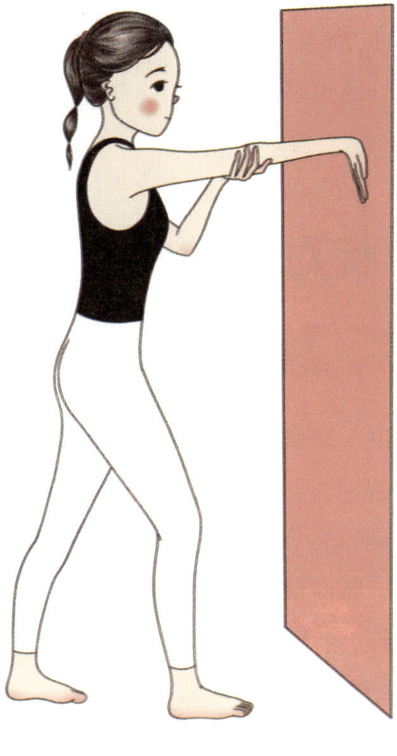

◆手臂伸直拉抻

动作指南

站位，后背挺直，目视前方，右脚向前跨出一步，右手臂伸直与肩同高，手掌贴墙，指尖朝下，左手从下方抓住右手肘部，保持20～30秒。左右练习1次为一组，每次2～3组，可做多次。

手肘突然疼痛，怎么缓解？

肘部疼痛一般不常见，主要因高强度的重复动作所致，医学上常见于肱骨内、外上髁炎，肘后滑囊炎等疾病。

◆手腕向外拉伸

动作指南

站位，双脚打开与肩同宽，腰背挺直，目视前方。右手臂向前伸直，掌心朝内，左手握住右手背，左大拇指放在右手心，其余手指放在右掌背上。

左手掌用力向下拉抻右手，保持10～15秒，体验手腕的拉抻感觉。左右1次为一组，每次3～5组，可做多次。

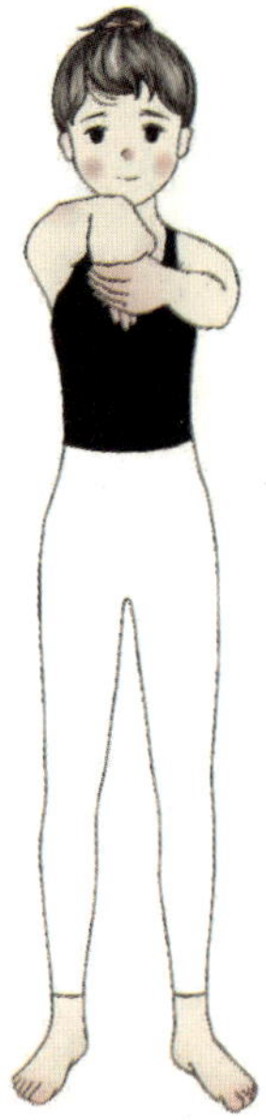

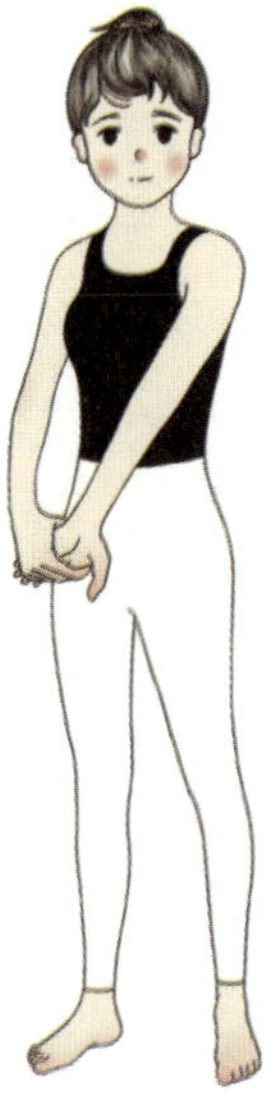

◆手腕对抗拉抻

动作指南

站位，双脚打开与肩同宽，腰背挺直，目视前方。左手向前伸直，左手掌心朝前向下，右手向前伸直，与左掌相对而握，做对抗拉抻，保持10～15秒，体验手腕、前臂的拉抻感觉。左右1次为一组，每次3～5组，可做多次。

掉头发严重怎么办?

每天掉几十根头发属于正常现象，因为退行期与新进入生长期的毛发不断处于动态平衡中，所以能维持正常数量的头发。病理性脱发指头发过度或局部脱落，其原因很多，如用激素类药物、水油不平衡、毛囊营养不良、压力过大、孕期产后、染发烫发等。

◆跪姿弯腰拉抻

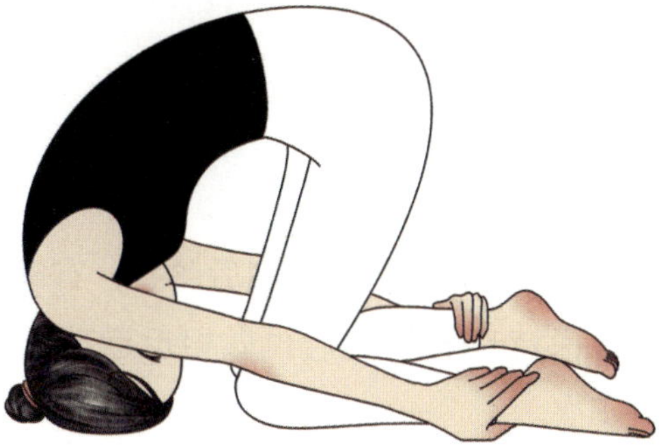

动作指南

跪姿，弯腰将头部贴于地面，两手抓住双脚脚腕，吸气时臀部向上抬起，重心移向头部，保持3～5秒，吐气还原。每组练习2～3次，可做多组。

◆身体倒“V”字形拉抻

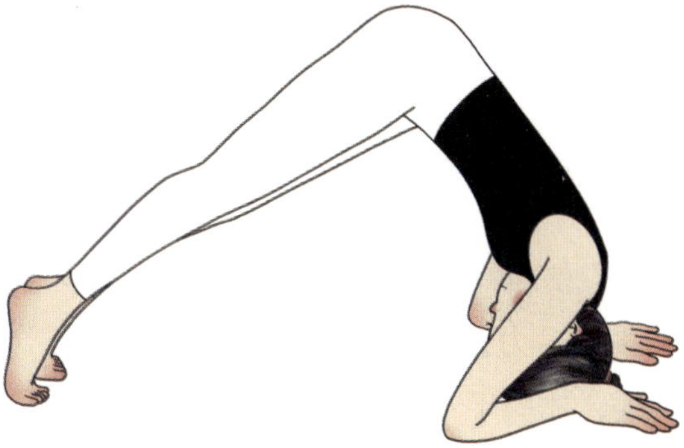

动作指南

跪姿，双手撑地，向前弯腰，头顶贴于地面，双腿伸直以两脚尖撑地，臀部抬起，身体呈倒“V”字形，保持3～5秒。应注意避免头部受伤。每组练习1～2次，可做多组。

“鼠标手”怎么改善？

“鼠标手”，主要症状包括正中神经支配区（拇指、食指、中指和环指桡侧）感觉异常或麻木，尤其是夜间手指会麻木。部分患者在白天从事某些活动屈腕过久时，手指麻木会加重，如做针线活、长时间手持电话或长时间手持书本阅读等。

◆合掌屈伸

动作指南

于胸前合掌，左掌向后倾斜，右掌则向前施力，保持10秒，然后再做相反运动。反复练习3~5次。

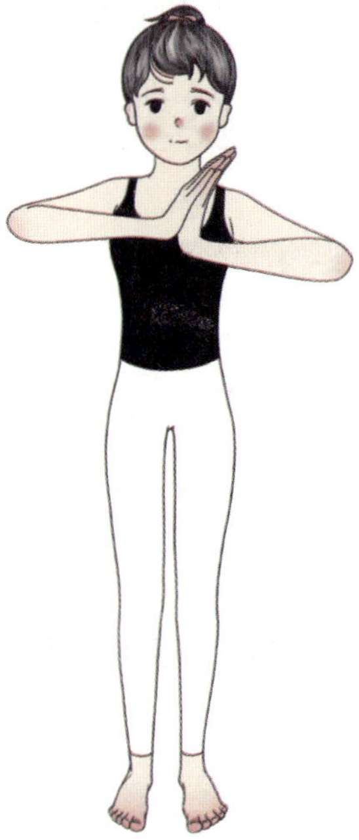

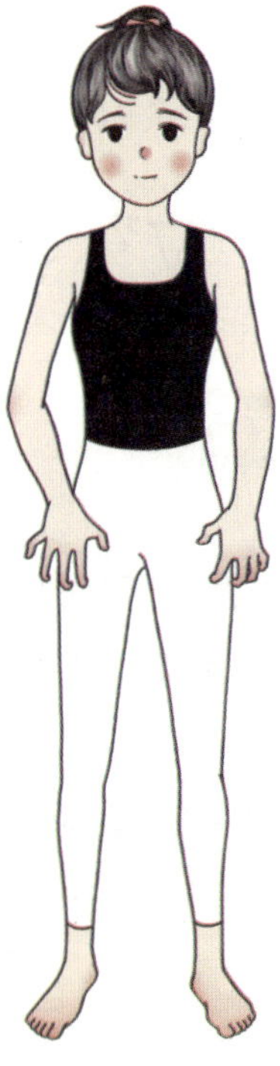

◆手指向下张开

动作指南

站位或坐位均可，两手向下伸，尽力张开十指，保持20~30秒，体验手背及前臂的肌肉收紧感觉。每组3~5次，可做多组。

心悸易疲劳，怎么快速缓解？

心悸是指多因外感或内伤，致气血阴阳亏虚引起的心失所养、心脉不畅，主要表现为心跳急剧、不安，不能自主，可一日发作数次，也可数日发作一次，常伴有胸闷气短、神疲乏力、头晕喘促，甚至晕厥等。心悸易疲劳者，不宜过度劳累，避免熬夜，要乐观、情绪稳定。心悸易疲劳者可做一些简单的拉抻动作以平复心情。

◆叉腰踮脚拉抻

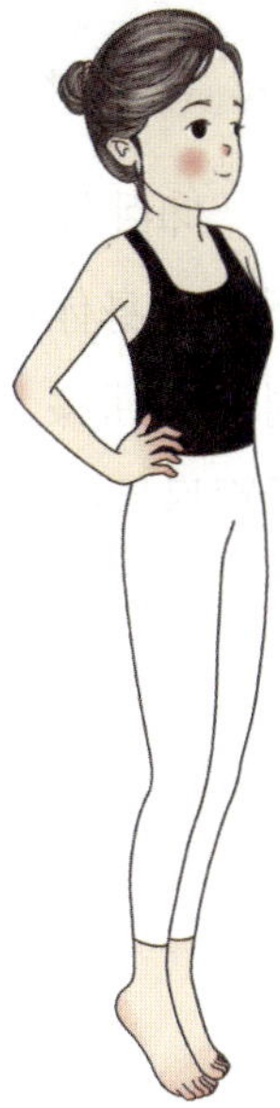

动作指南

站位，两手叉腰，身体放松，吸气时将双脚脚后跟抬起，保持3~10秒，呼气时还原。

不要含胸驼背，放松身体，体验脚背和膝盖的拉抻感觉。每组练习3~5次，可做多组。

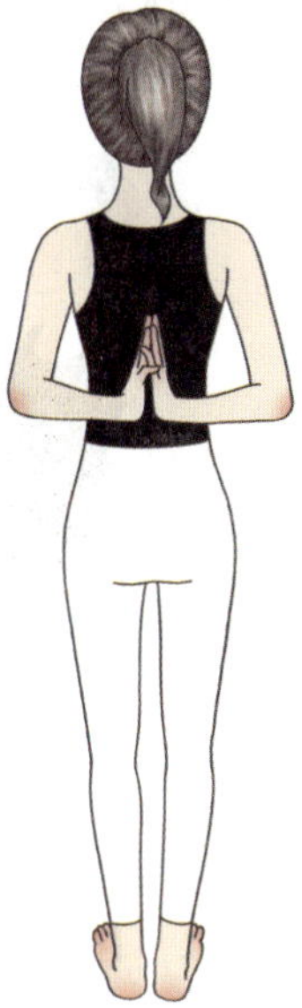

◆双手背后合十拉抻

动作指南

站位，腰背挺直，两手于背后合十，指尖朝上，手肘、双肩向后打开，保持5~10秒。每组3~5次，可做多组。

胸闷、呼吸不畅，如何调理？

胸闷大多因呼吸道感染、哮喘、支气管炎、心脏病或过敏等引发。一些基础拉抻运动可以帮助缓解轻微的胸闷症状。

◆仰卧桥式拉抻

动作指南

仰卧位，双臂伸直，掌心朝下放在身体两侧，双脚打开与肩同宽，屈膝，双足贴地，两脚脚后跟尽量往臀部靠近。

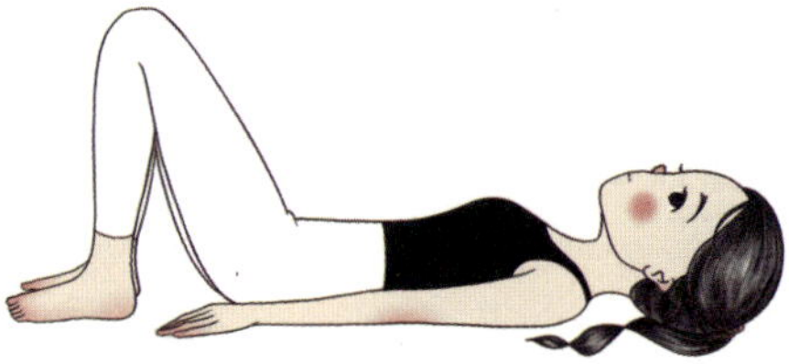

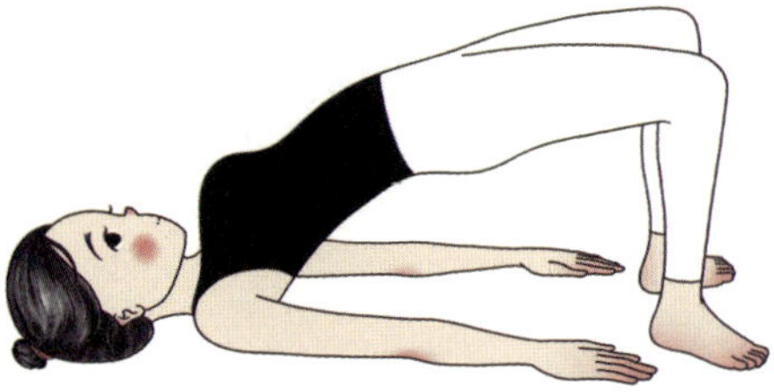

吸气收腹，双掌下压，抬起上半身、臀部、双大腿，保持5～10秒，用双肩和双脚撑地。呼气还原，腰背部贴地休息。每组2～3次，每天可做多组。

◆十指交叉向后拉抻

动作指南

站位，腰背挺直，双手向后伸直，十指交叉于身后，吸气时手臂向上拉抻，保持20～30秒。每组3～5次，可做多组。

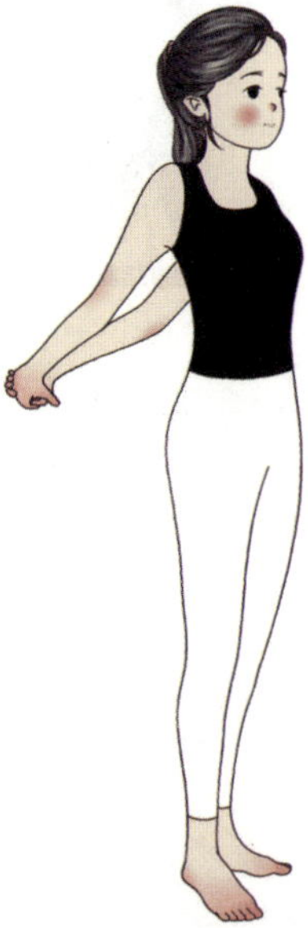

消除便秘这样拉抻

便秘，是指排便次数减少、粪便量减少、粪便干结、排便费力等。饮食不当、 精神心理异常、结肠运动功能紊乱、年老体虚等因素均会引起功能性便秘。坚持做一些腹部按摩拉抻，养成良好的排便习惯，保持心情愉悦，合理饮食，有利于预防便秘。

◆单腿屈膝拉抻

动作指南

仰卧位，两腿并拢伸直，左腿屈膝，收紧腹部，两手抱住左膝部尽量拉向胸部，保持20～30秒，放松还原。左右1次为一组，每次3～5组，可做多次。

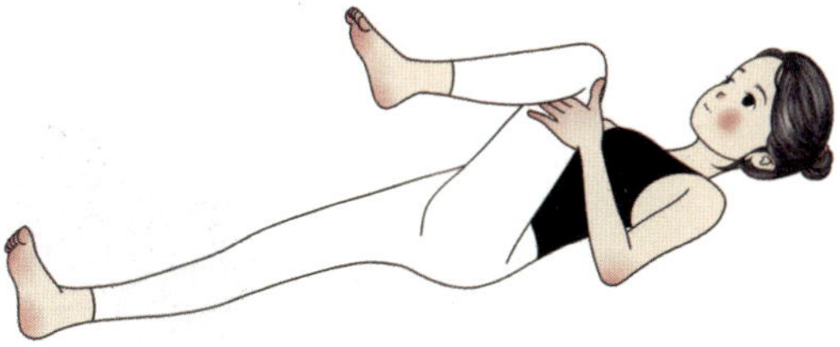

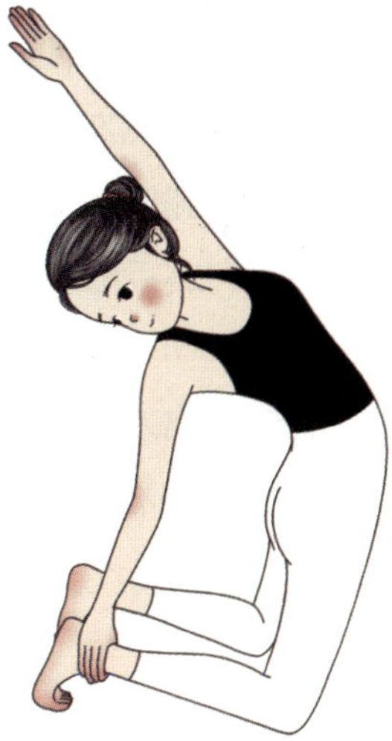

◆跪姿向后拉抻

动作指南

跪姿，身体放松，双脚分开与肩同宽，脚尖贴地，右手向后伸直握住右脚腕处，左手臂伸直上举，保持20～30秒后还原，感受臀腹部的收紧。左右1次为一组，每次3～5组，可做多次。

坐久了腰部疼痛，怎么办？

腰部疼痛也是常见的一种身体亚健康症状，发病人群涵盖年轻人、中老年人，尤以久坐办公族居多。常见病因包括腰肌劳损、腰椎间盘突出、腰背肌筋膜炎、急性腰扭伤等。通过锻炼拉抻腰部可以适当减轻腰部疼痛。

◆臀桥

动作指南

仰卧，双脚踩地，将臀部上抬至与身体形成一条直线，以锻炼臀部和腰部肌肉。维持这个姿势，呼吸3~5次后，再缓缓放松身体，回到最初的平躺状态。

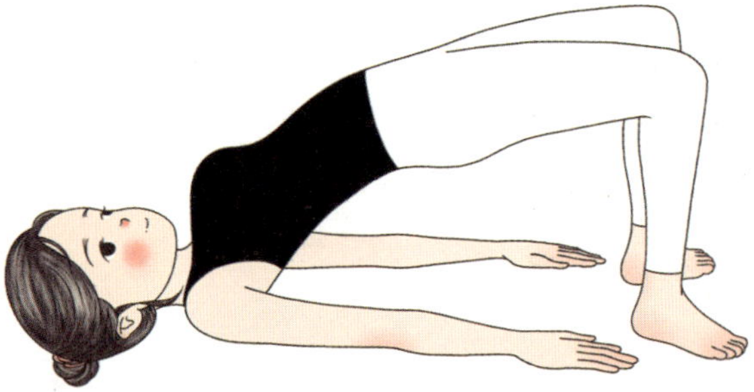

◆坐姿转体拉抻

动作指南

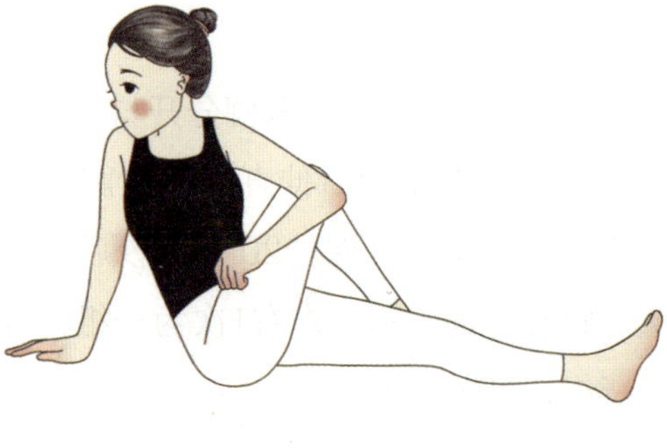

长坐位，双腿并拢伸直，右腿弯曲，将右脚放在左腿外侧，左臂肘部压住右腿膝盖处，右手撑地，上半身向右后方扭转，保持10～15秒。换另一侧练习。扭转上半身时，臀部不要离地，在上的大腿尽量往胸部拉近。左右1次为一组，每次2～3组，可做多次。

背部疼痛怎么快速缓解?

背部疼痛大多是后背肌肉、肌腱损伤导致的劳损性疼痛。一般在静息时疼痛消失，运动时疼痛加重。长期不良的坐姿、睡姿也会引发背部酸痛，如办公族、低头族等。颈椎病、心绞痛、心肌缺血、胆囊炎、胆管炎、肝脏疾病等也会引发背痛。轻微背部疼痛，可通过拉抻来消解。

◆弯腰牵拉背部

动作指南

站位，两脚分开与肩同宽。双臂向上伸直，在下压同时带动上半身下压弯曲，双手扶在支撑物（不低于腰部的桌子、高凳、柜子等固定物）上，保持20~30秒，感受背部的伸展。注意腰背尽量与地面平行，手臂绷直，如果完成难度大，可略微弯曲膝部。每组3~5次，可做多组。

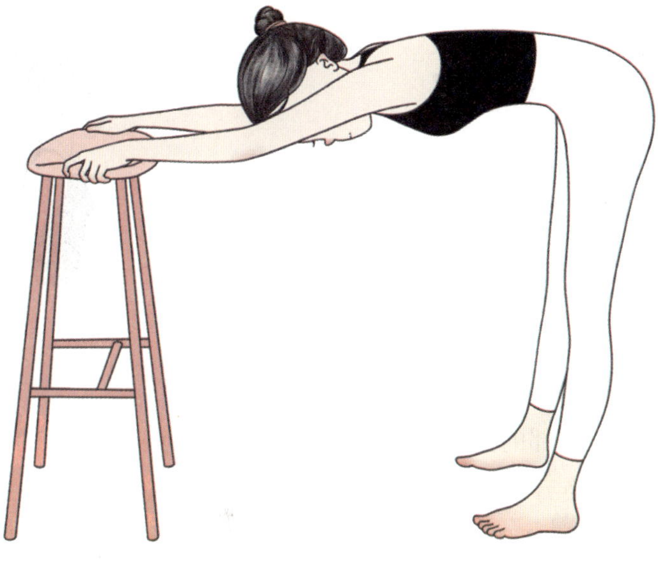

运动过度，怎么补救？

骨盆及臀部疼痛一般多发于过度的跑步或跳跃运动后，或运动后拉抻不到位，也见于腰椎间盘突出，腰椎退行性疾病，风湿、类风湿性疾病，强直性脊柱炎，盆腔炎等病症。拉抻锻炼骨盆及臀部可缓解这类疼痛。

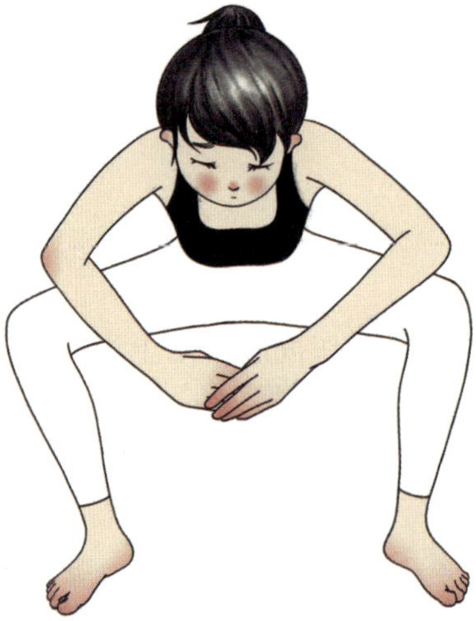

◆弯腰深蹲拉抻

动作指南

站立，双腿打开约一肩半宽，身体下沉，双手相握，同时两臂肘部放在两膝盖上侧，两膝关节略向外弯曲，然后上半身向前倾，用手肘将两个膝盖向外推，保持10～30秒。体验骨盆的打开感觉。每组2～3次，可做多组。

◆单腿跨立拉抻

动作指南

站位，两手放在臀部两侧，两脚打开与肩同宽。右脚向前迈出放在支撑物（低一点的凳子、椅子或台阶处）上，上身与地面垂直，体验骨盆、臀部的拉抻感觉，保持20～30秒后还原。换另一侧练习。左右1次为一组，每次3～5组，可做多次。

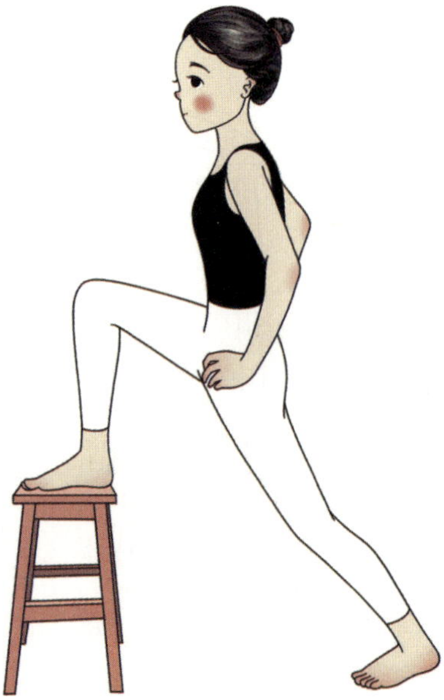

膝关节痛，怎么缓解？

膝关节疼痛通常伴有膝关节肿胀、伸屈功能受限等症状。膝关节滑膜炎或退变、类风湿性关节炎、关节韧带软组织损伤、膝关节半月板损伤、外伤等病症均可引发膝关节疼痛。可拉抻膝关节、腿部预防膝关节疼痛。

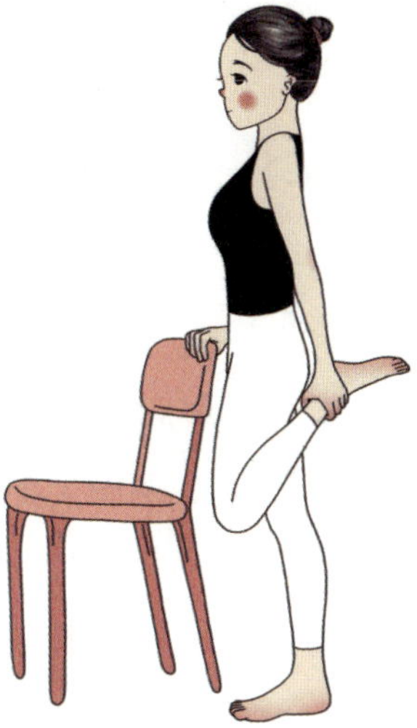

◆单腿站立后拉抻

动作指南

站立，腰背挺直，右手找到一个支撑点（椅背、墙壁、桌子等）扶住，左腿向后屈膝，左手握住左脚踝处。吸气，将左脚脚跟尽量贴近臀部，保持3～10秒，呼气还原。左右1次为一组，每次3～5组，可做多次。

◆单腿绷直前抻

动作指南

两脚并拢站直，腰背挺直。右脚向前迈出一步，后脚跟贴地保持右腿绷直，双手放在左大腿上，左腿略弯曲，臀部往后略下沉，保持20～30秒后还原。换另一侧练习，体验膝关节的最大化拉抻感觉。左右1次为一组，每次3～5组，可做多次。

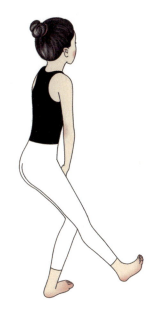

腿部轻微疼痛，怎么办？

导致腿部疼痛的原因有很多，如久坐、久站、久穿不合脚的鞋子、跑步损伤等。此外，外伤、骨折、关节脱位或者软组织挫伤，腰椎间盘突出，椎管狭窄，骨关节炎、骨质疏松，肌肉、筋膜、韧带的慢性损伤，动脉栓塞、静脉曲张，骨髓炎等疾病都可能引起腿部疼痛。腿部轻微疼痛可通过拉抻锻炼来缓解。

◆跪姿撑地拉抻

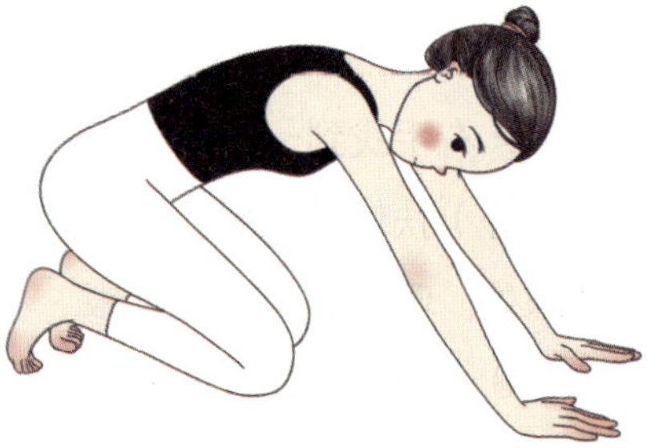

动作指南

跪姿，双手撑地，距离与肩同宽，两膝盖跪地打开，距离与臀部同宽，两脚尖支撑地面，然后后移身体直至坐在两小腿上，保持10～30秒，感受腿部后侧和足底的张力。每组2～3次，可做多组。

◆盘腿侧牵拉抻

动作指南

坐位，左腿盘着，右腿向前伸直，上身前倾，右手放在右侧大腿上，用左手向后牵拉右脚背，感受小腿腓骨肌的张力，保持10～30秒后还原，换另一侧拉抻。左右1次为一组，每次2～3组，可做多次。

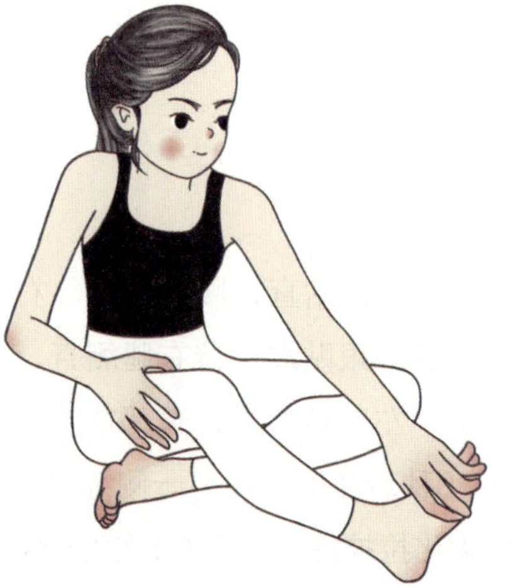

脚底板痛，怎么拉抻缓解？

足底疼痛，常见于长时间穿不合脚的鞋、长跑运动损伤等诱发的足底筋膜无菌性炎症，足底的骨质增生、骨刺或扁平足等病症也可引发足底疼痛。平时应注意穿合脚的鞋子，用热水泡脚，拉抻和锻炼足底肌肉力量等。

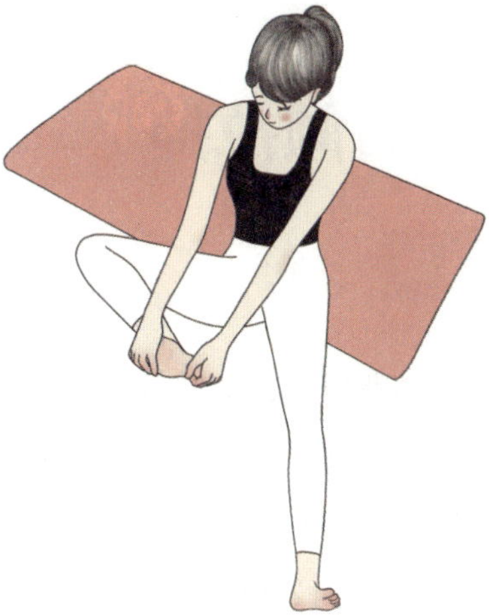

◆握足底向后牵拉

动作指南

坐位，左腿伸直，右腿屈膝，一手抓住右脚脚尖，另一手抓住脚跟，均向后牵拉，体验足底的拉抻感觉。

◆坐位勾脚拉抻

动作指南

坐位，最好坐在凳子的前三分之一处，全身放松，两手放在腹部，腰背挺直，右腿屈膝，左腿向前伸直，脚跟着地，脚尖朝上，体验足底的拉抻感觉。坚持40~60秒后还原，换右腿练习。左右1次为一组，每次5~6组，可做多次。

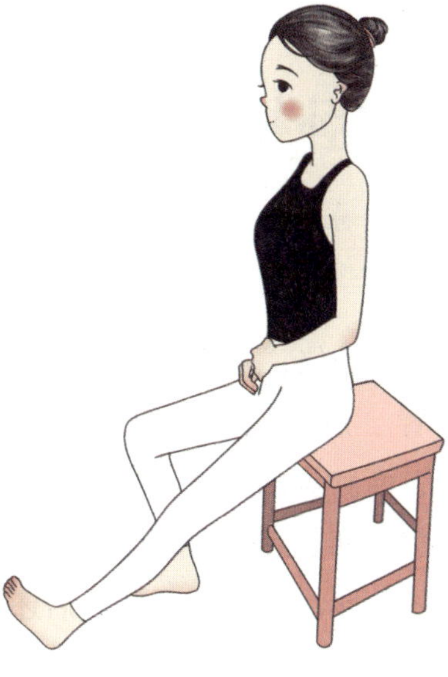

消化不良怎么缓解？

消化不良，多见于胃病，是一种胃肠功能紊乱的病症，主要表现为上腹痛、上腹胀、食欲不振、恶心、呕吐等症状。心理、精神不佳，多饮咖啡、浓茶，多食过甜、油腻、生冷、辛辣等刺激性食物，不规律进食、暴饮暴食等不良饮食习惯，均会引起消化不良。

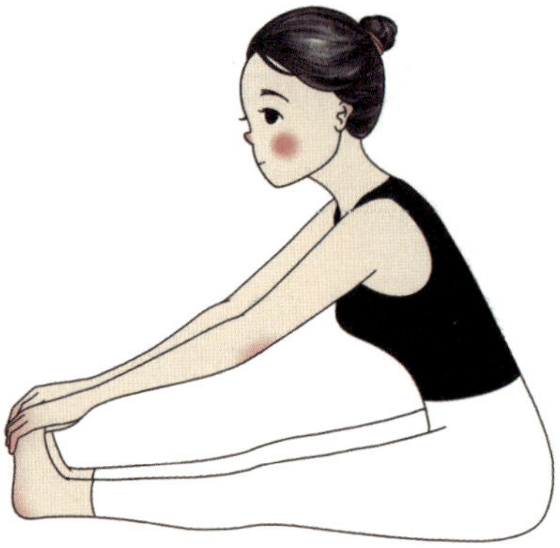

◆坐位前倾拉抻

动作指南

坐位，腰背挺直，双腿并拢伸直，脚尖向上绷直，吸气，上半身慢慢前倾，双手抓住两脚脚趾，两臂伸直，不要含胸驼背，保持20～30秒，呼气还原。每组3～5次，可做多组。

◆仰卧扭转拉抻

动作指南

仰卧位，两手交叉垫于脑后，手臂、肩部贴地，双腿弯曲。吸气，两膝盖抬起尽力向胸部靠近，呼气，两腿缓慢向右侧下压至腿部全部着地，保持20～30秒后还原，换另一侧练习。左右1次为一组，每次3～5组，可做多次。

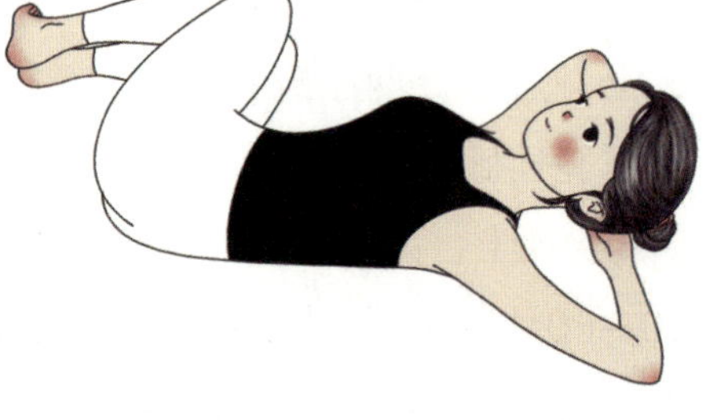

痛经，怎么缓解？

痛经是女性月经期绕不开的常见病症之一。症见行经前后或月经期间下腹部疼痛、坠胀，伴有腰酸，重者会头晕、恶心、乏力、呕吐、腹泻、面色苍白、冷汗不止，甚则昏厥。痛经常与精神、内分泌等因素有关。痛经者经期忌食辛辣生冷的食物，喝一点儿红糖水，如腹部寒冷可用暖水袋等保暖。

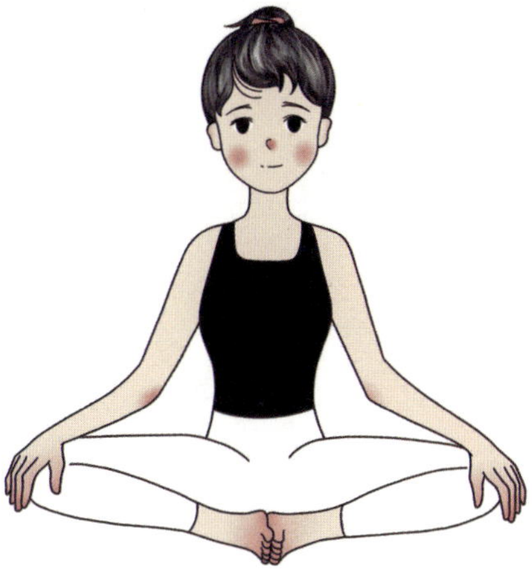

◆双脚掌相对拉抻

动作指南

正坐位，腰背挺直，双脚掌相对，双手放在双腿膝盖上，下压双膝，尽量把大腿贴于地上，目视前方。

◆坐姿弯腰拉抻

动作指南

坐位，吸气，双手带动上半身向下压，两小臂及手掌贴地，直至额头靠近手背，保持5～20秒，呼气还原。每组3～5次，可做多组。

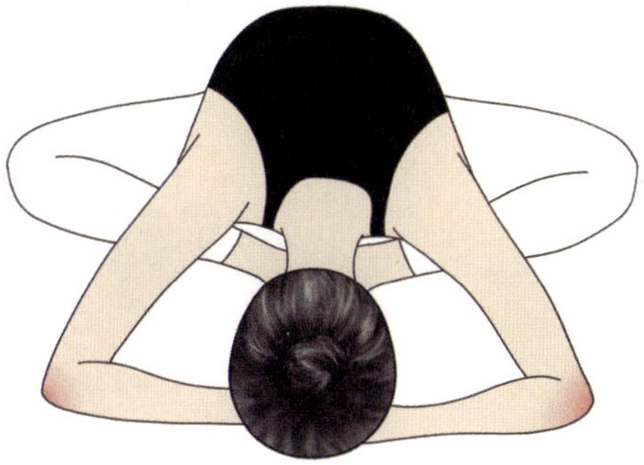

◆跪地后仰拉抻

动作指南

双手撑地跪于地面，两膝打开与肩同宽，吸气，头部向后仰，背、腰部下沉，保持5~10秒，呼气低头，背、腰部弓起，保持5~10秒后放松，呈跪坐姿势。

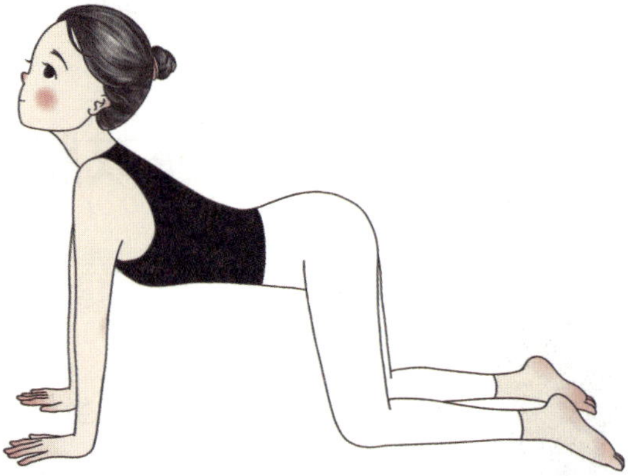

◆跪坐向前拉抻

动作指南

跪坐，腰背挺直，双腿并拢，脚背朝下，臀部压坐在双脚脚后跟上，双手放在膝盖上，吸气，身体向前弯曲直至额头贴近地面，两臂向前伸直放在地面上，自然呼吸，保持20~10秒后还原。每组3~5次，可做多组。

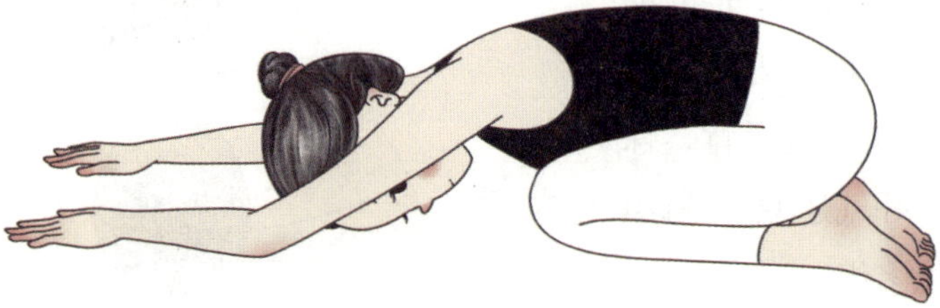

怕冷，怎么拉抻调理？

畏寒，中医认为多是身体受到外在寒邪侵袭，或自身阳虚阴盛或机体机能失调所造成的。现代医学则认为主要源于体内缺铁、末梢循环不足、营养不良等原因。因此，畏寒者应补阳，多锻炼拉抻四肢，以促进四肢末梢血液循环。

◆十指交叉向上拉抻

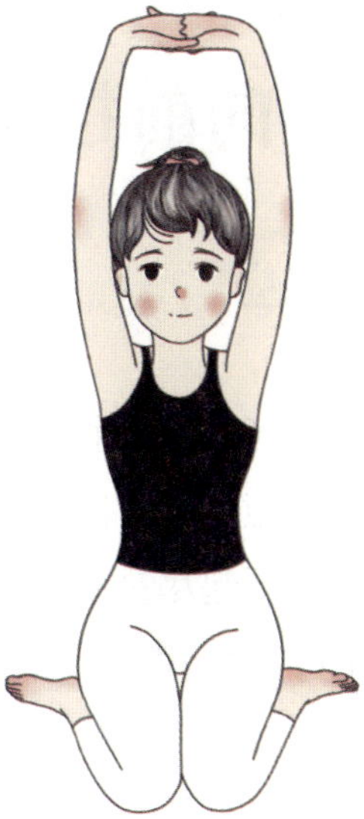

动作指南

跪姿，腰背挺直，双腿并拢，脚背朝下，臀部压坐在双脚脚后跟上，目视前方。吸气，双手十指交叉向上伸直，保持20～30秒，呼气后还原。体验胸腔打开、脊背拉抻的感觉。每组3～5次，可做多组。

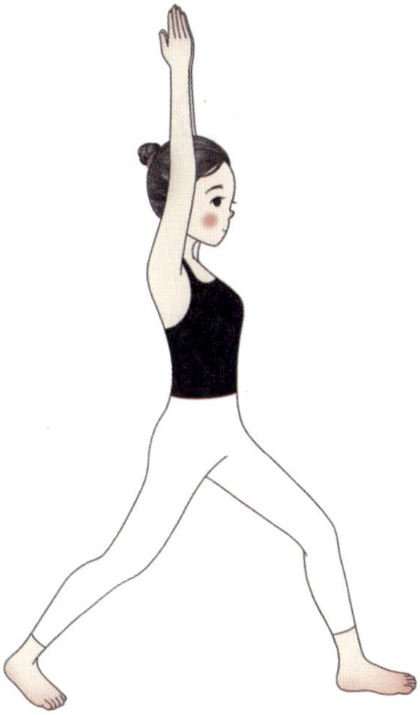

◆跨立向上拉抻

动作指南

站位，左腿向前迈出一步，两腿呈弓步。吸气，双手合十向上尽力举起，下压腿部，保持5～10秒。呼气，收紧腹部，保持5～10秒后还原，换另一侧练习。左右1次为一组，每次3～5组，可做多次。

走神，注意力不集中咋办？

经常走神，注意力不集中，是由于长时间工作或生活压力过大，导致焦虑、抑郁，从而影响心情、记忆力；或由于神经衰弱、失眠、睡眠不足引起精神不佳；也可能因为长期酗酒或滥用药物，造成脑功能受损，使大脑工作效率降低导致的。应通过全身拉抻练习，活跃大脑，促进血液循环，以提高注意力。

◆跪姿向前拉抻

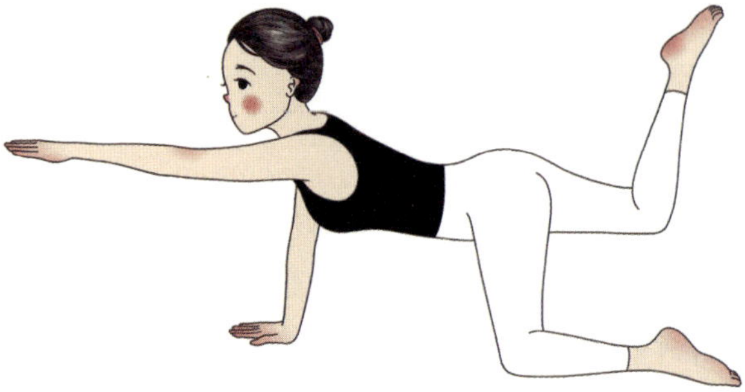

动作指南

跪姿，双手撑地，两膝跪在地上距离与肩同宽，吸气，右腿抬起尽量使大腿与地面平行，右小腿与地面垂直。同时，左臂向前伸直拉抻，头抬起看向前方，右臂仍然伸直撑地，保持5～10秒，呼气还原。左右1次为一组，每次3～5组，可做多次。

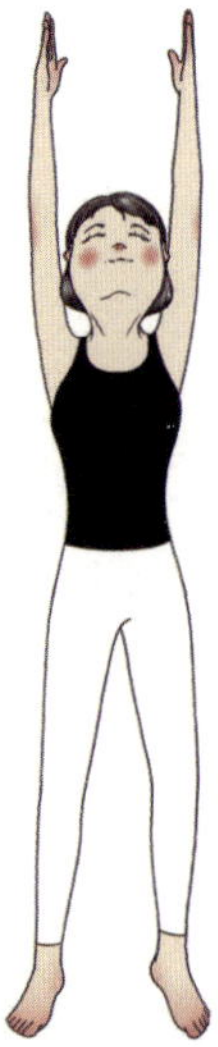

◆双手上举拉抻

动作指南

站位，腰背挺直，两脚分开与肩同宽，两手自然垂放于身体两侧。吸气，两手掌心相对，举过头顶向上伸展，头向后仰，同时踮起脚，保持3～5秒，呼气慢慢还原。每组2～3次，可做多组。

含胸驼背，怎么拯救？

驼背，是一种较为常见的脊柱变形，多见于老年脊柱变形、佝偻病、强直性脊柱炎等疾病。有的驼背属于活动性驼背，能够被纠正，如青少年含胸驼背。固定性驼背则不能被纠正。

◆仰卧向上抬胸腰部

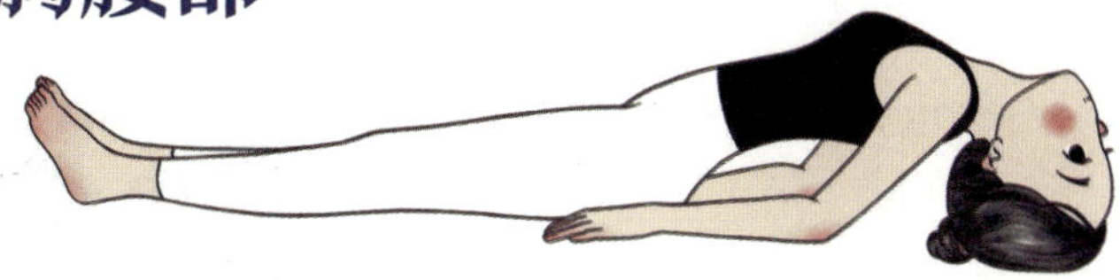

动作指南

仰卧位，双腿并拢伸直，双臂自然放在身体两侧，吸气，以两臂肘部支撑，将胸腰部向上缓慢抬起，头往后仰，以头顶贴地，臀部以下不要离开地面，保持3～7秒，呼气缓慢还原。每组1～2次，可做多组。

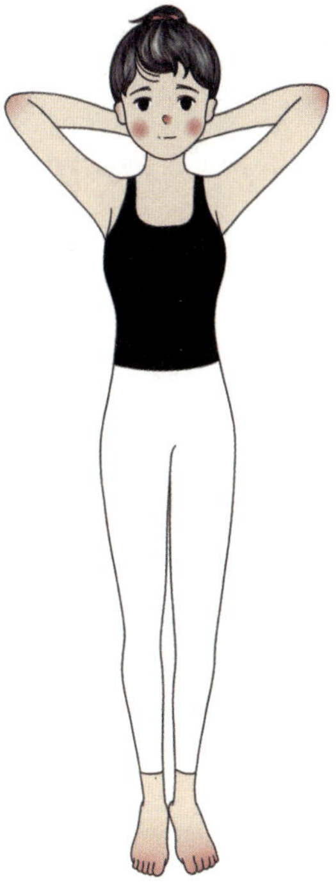

◆双手交叉后拉抻

动作指南

站位，双腿并拢，腰背挺直，双手交叉抱住后脑，吸气，两臂同时向后伸展，感受背部的收紧、胸腔打开，自然呼吸保持20～30秒。每组3～8次，可做多组。

耳鸣有什么办法消除？

耳鸣，是指在缺乏外部声源的情况下，感觉自己耳内或颅内产生嗡嗡或嘶鸣声。这种声音可以是一种或多种，而且会持续。听力下降的患者也会出现耳鸣。拉抻头、颈部，可以改善耳鸣症状。

◆跪坐向前拉抻

动作指南

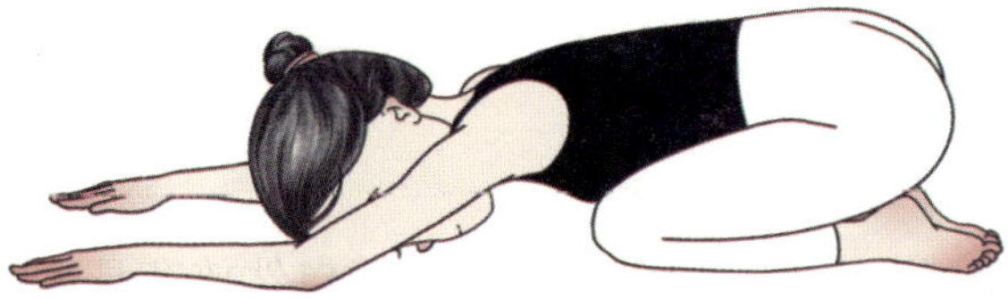

跪坐，腰背挺直，双腿并拢，脚背朝下，臀部压坐在双脚脚后跟上，双手放在膝盖上，目视前方。吸气，身体向前倾直至额头贴住地面，两臂向前伸直放在地面上，自然呼吸，保持20～10秒后还原。每组3～5次，可做多组。

◆身体倒“V”字形拉抻

动作指南

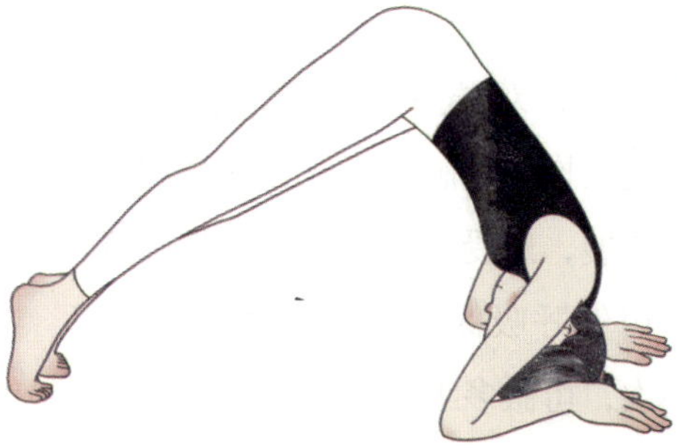

跪姿，双手撑地，向前弯腰，以头顶贴于地面，双腿伸直以两脚尖做支撑，抬起臀部，身体呈倒“V”字形，保持3～5秒。应该注意避免头部受伤。每组练习1～2次，可做多组。

胀气，怎么快速缓解？

胀气，一般是胃肠道疾病的症状表现，边吃边说话、狼吞虎咽，容易导致胀气；消化不良、胃病、食物过敏、摄入过多糖类食品、生活压力大、情绪紧张、缺乏消化酶时也会胀气。拉抻按摩腹部，可以缓解胃胀气。

◆侧屈向下拉抻

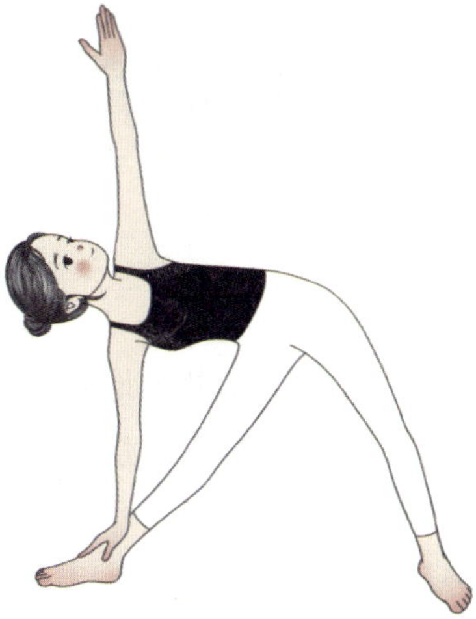

动作指南

站位，身体放松，双脚打开，右脚尖朝外，双手侧平举。吸气，上半身向下弯曲至右手抓住右脚踝，左臂向上伸展，与右臂保持一条直线垂直于地面， 眼睛看向左手指尖方向，双腿保持绷直，保持3~10秒后还原。换另一侧练习。左右1次为一组，每次3~5组，可做多次。

◆仰卧屈膝拉抻

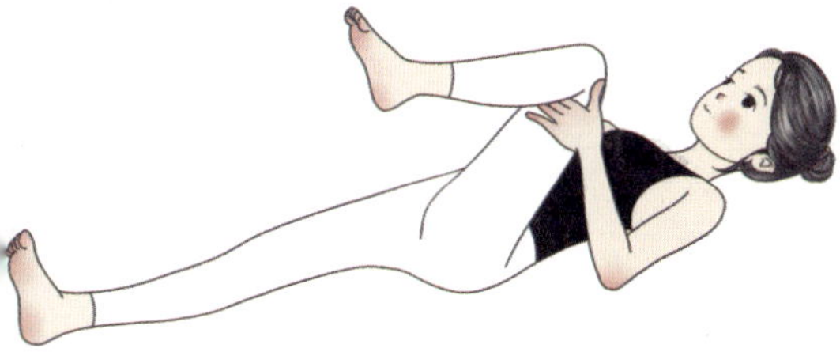

动作指南

仰卧位，两腿并拢伸直，左腿屈膝，收紧腹部，两手握住左膝尽量拉向胸部，保持20~30秒，放松还原。左右1次为一组，每次3~5组，可做多次。

内分泌失调，怎么改善？

人体自身激素的分泌有一定的规律，受环境、季节、昼夜、睡眠、饮食、精神等因素影响。人体会根据这些因素自行调节激素分泌规律。但如果这些因素突然改变，人体免疫力降低，就会出现内分泌失调。脊柱、腰部等部位的拉抻，可以改善内分泌失调。

◆俯卧后仰拉抻

动作指南

俯卧，两腿并拢贴地伸直，双臂放在头部两侧向前贴地伸直，吸气，头部、胸部、腰部抬起尽量向后仰，保持3～5秒，呼气，缓慢还原。每组3～5次，可做多组。

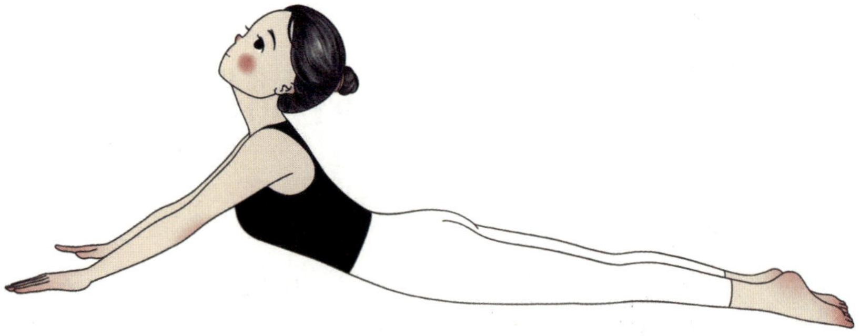

◆坐姿弯腰拉抻

动作指南

坐位，腰部挺直，双脚掌相对，双手放在膝盖上，下压双膝，尽量使大腿贴于地面，目视前方。

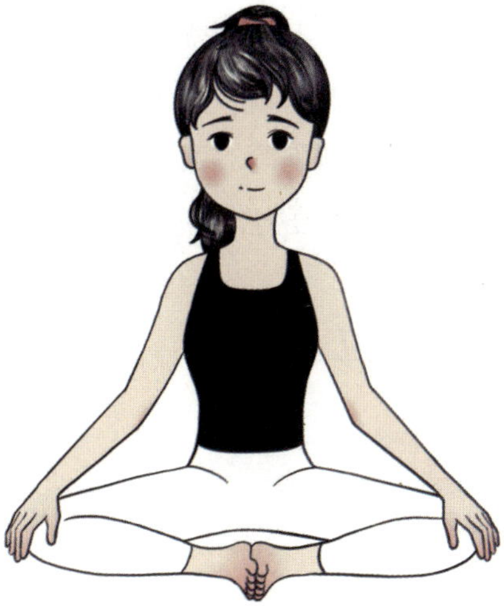

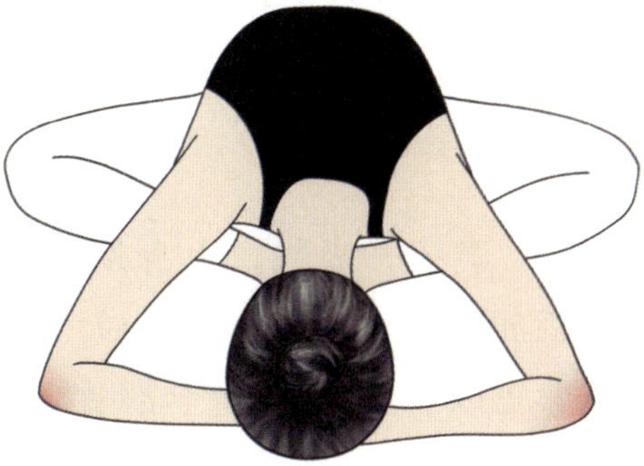

吸气，双手带动上半身向下压，两小臂及手掌贴地，直至额头靠近手背，保持5～20秒，呼气，还原。每组为3～5次，可做多组。

想提高免疫力，有什么办法？

免疫力是人体抗击疾病的“武器”，能够自主识别和消灭外来侵入的病毒、细菌等，处理衰老、损伤、死亡、变性的自身细胞，识别和处理体内突变细胞和病毒感染细胞等。我们通过运动、科学合理饮食、调节生活作息规律等方法，可以提高免疫力，增强自身对抗疾病的能力。

◆支撑拉抻

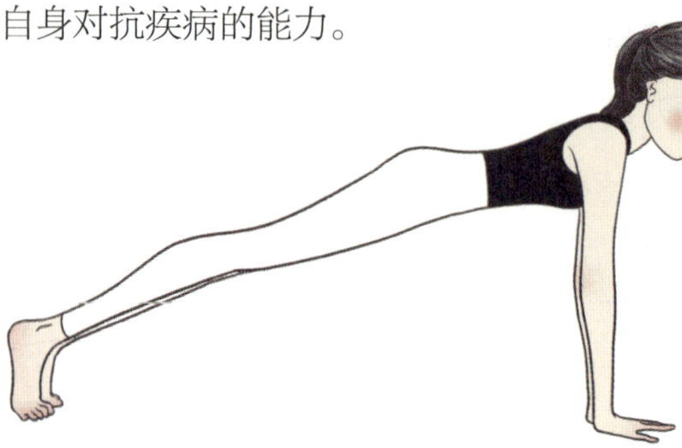

动作指南

俯卧位，双脚并拢，脚尖点地，两手撑起身体，头颈、背部、臀部、腿部呈一条平行线，身体呈斜板状，保持10～30秒。每组1～3次，可做多组。

◆跪姿后仰拉抻

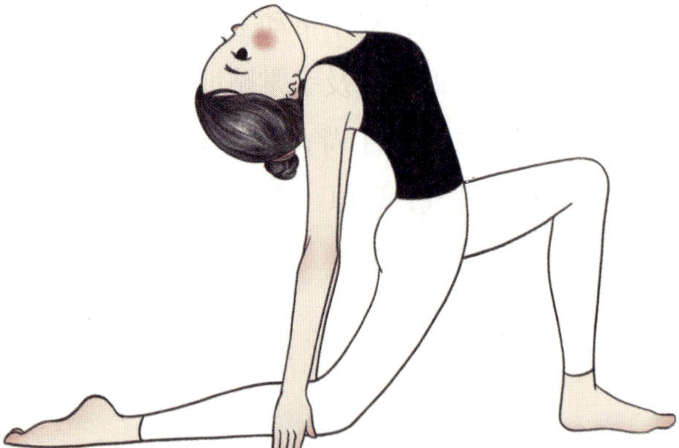

动作指南

跪姿，吸气，上身抬起，然后屈左膝，右脚向后退一大步，右膝盖以下小腿、脚背全部贴地，左小腿保持与地面垂直。呼气，脊柱向后弯曲，挺胸，双手在身体两侧，尽量用指尖去触碰地面，保持5～10秒。左右1次为一组，每次1～3组，可做多次。

下肢水肿，怎么有效消除？

下肢水肿，常见于静脉血栓、静脉曲张等肢体血管性疾病，慢性肾脏病、肾功能衰竭引起的体内水钠潴留，肝硬化、肝癌等疾病导致的静脉回流，心力衰竭等心脏疾病，以及孕后期等。

锻炼和拉抻下肢肌肉，可加快下肢血液循环，有效缓解静脉曲张、下肢水肿、小腿痉挛抽筋等。

◆侧卧屈膝拉抻

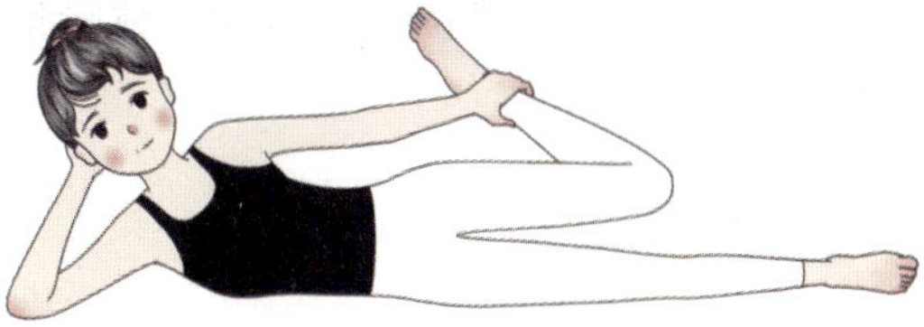

动作指南

侧卧，以右手肘贴地支撑头部，右腿贴地伸直。左腿屈膝，左手抓住左脚踝处，吸气，左腿向后上方用力伸展，保持2～10秒，呼气，还原，换另一侧练习。左右1次为一组，每次3～5组，可做多次。

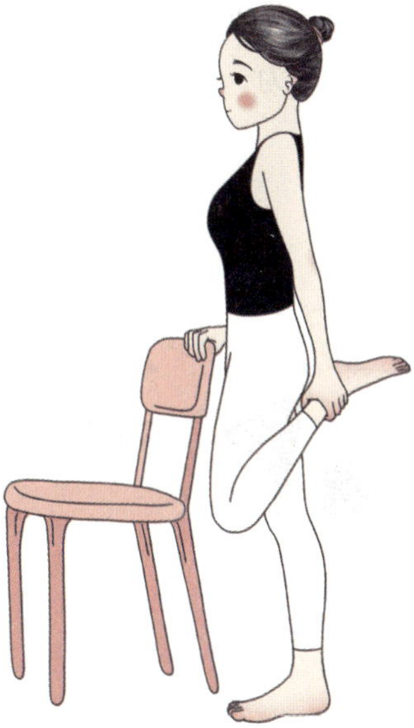

◆单腿站立后拉抻

动作指南

站立，腰背挺直，右手找到一个支撑点（椅背、墙壁、桌子等）扶住，左腿向后屈膝，左手握住左脚踝，吸气，将左脚脚后跟尽量贴近臀部，保持3～10秒，呼气，还原。左右1次为一组，每次3～5组，可做多次。

日常生活中，怎么拉伸保健？

◆晨起后拉伸

动作指南

①仰卧，双腿并拢伸直，双臂向头顶方向伸直，掌心朝上，四肢同时伸展保持 20 ~ 30 秒，每组做 2 ~ 3 次。体验整个身体的舒展感觉。

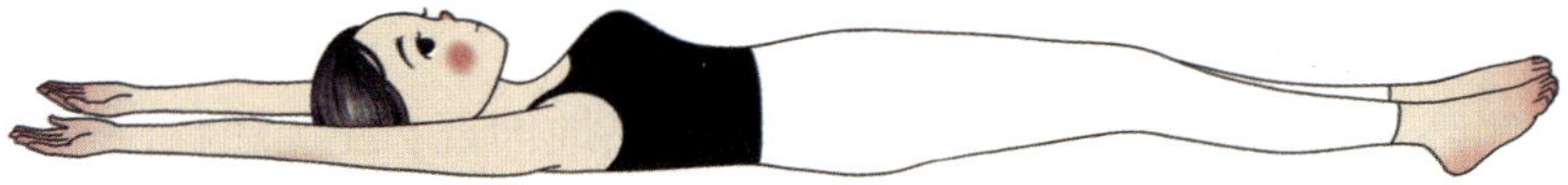

②仰卧，两腿并拢伸直，左腿屈膝，收紧腹部，两手握住左腿膝盖窝处尽量拉向胸部，保持 20 ~ 30 秒，放松还原。左右 1 次为一组，每次 3 ~ 5 组。体验腿部的拉伸感觉。

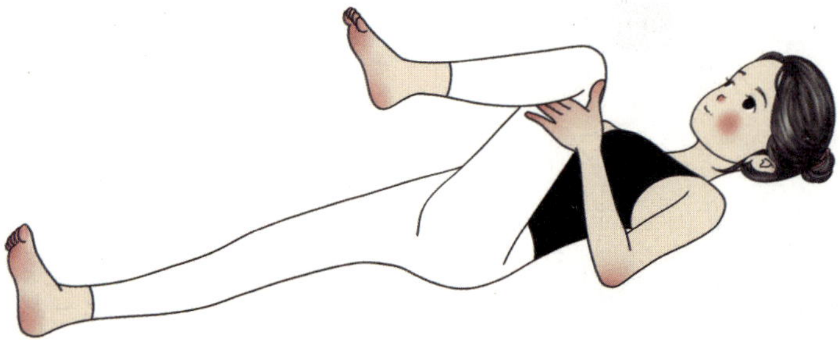

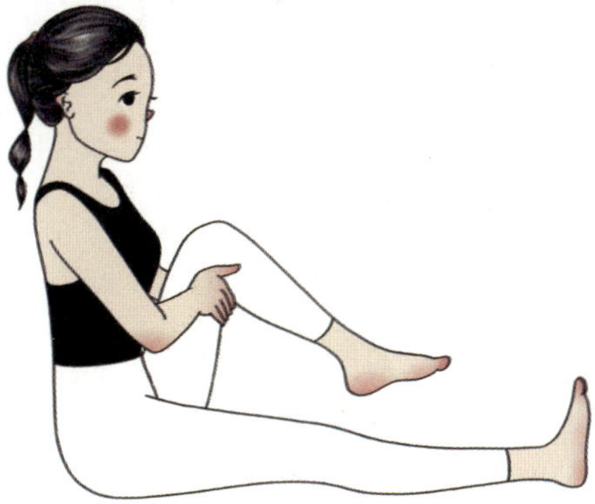

③坐位，左腿弯曲，双手握住左腿膝盖窝处，向上拉抻，小腿和脚背向前伸直，保持 20 ~ 30 秒。换另一侧练习。左右 1 次为一组，每次做 3 ~ 5 组。体验腿和膝盖肌肉的拉抻感觉。

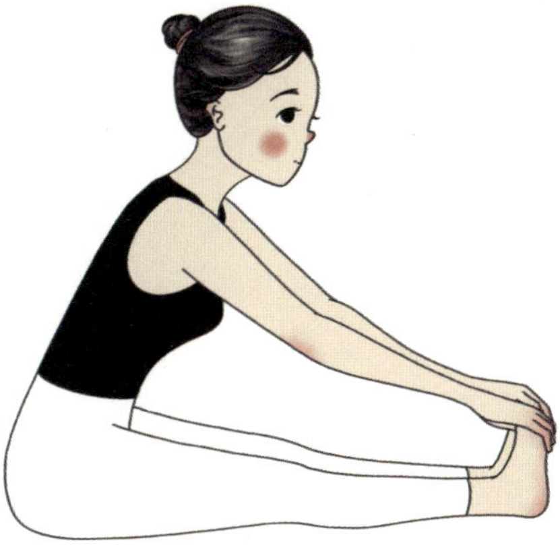

④坐位，腰背挺直，双腿并拢伸直，脚尖上勾，吸气，慢慢弯腰，双手抓住两脚尖处，两臂伸直，不要含胸驼背，保持 20 ~ 30 秒后呼气还原，每组做 2 ~ 3 次。体验腰部和腿部的拉抻舒展感觉。

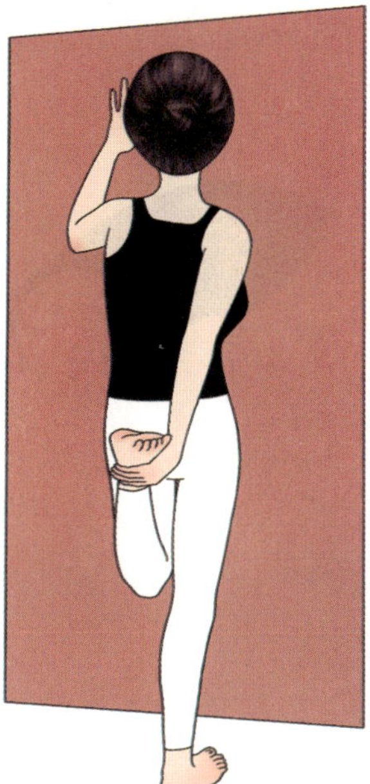

⑤站在墙壁前，左手扶住墙面，左小腿向后向上弯曲，右手从腰后边抓住左脚背向上拉抻左小腿，保持 20 ~ 30 秒。换另一侧练习，左右 1 次为一组，每次可练习 2 ~ 3 组。体验手臂和腿部的舒展感觉。

⑥站在墙壁前，两只手弯曲交叉放在头顶，两肘部和额头同时顶住墙面，双脚大幅度前后分开站立，右腿弯曲，膝盖顶住墙面，左腿用力向后伸直拉抻，保持20～30秒。换另一侧练习。左右1次为一组，每次练习2～3组。体验腿部的拉抻感觉。

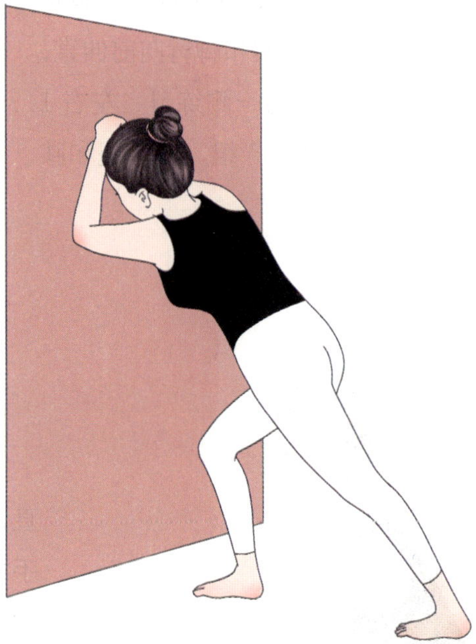

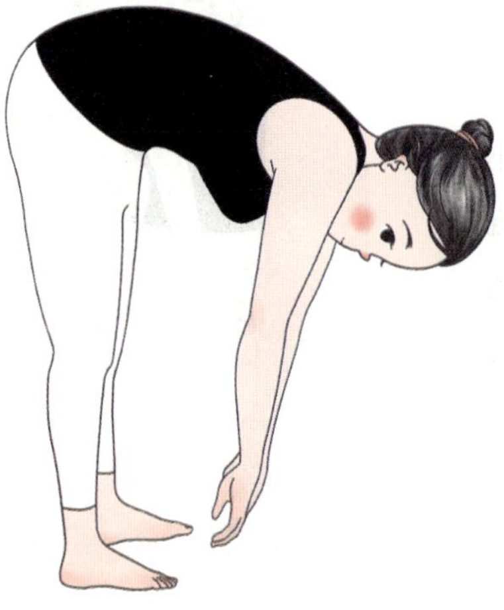

⑦站位，两腿打开与肩同宽。双臂带动上半身下压弯曲，双手指尖尽量碰到两脚趾，双腿伸直保持20～30秒，每组2～3次，可做多组。体验背部、手臂和腿部的伸展感觉。

◆久坐后拉抻

动作指南

①站位，腰背挺直，双手向后伸直，十指交叉于身后，吸气时手臂向上拉抻，保持 20 ~ 30 秒，每组 2 ~ 3 次，可做多组。体验手臂的伸展感觉。

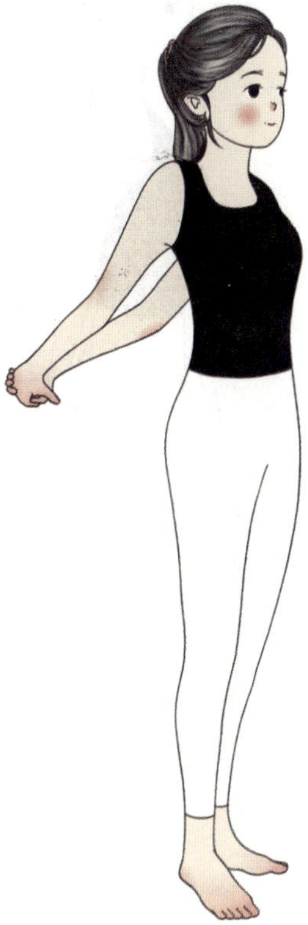

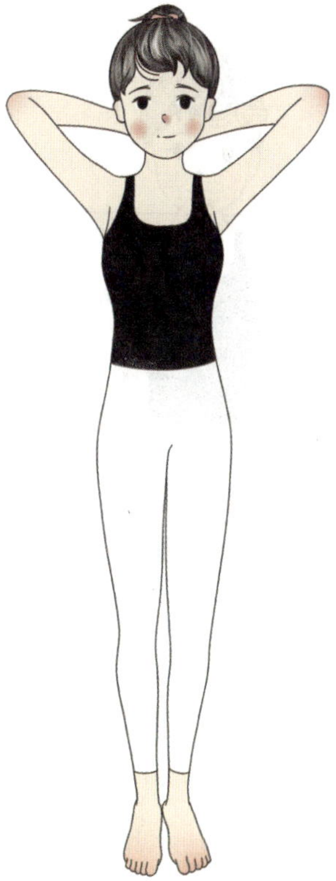

②站位，双腿并拢，腰背挺直，双手交叉抱住后脑勺，吸气，两臂同时向后伸展，感受背部的收紧、胸腔打开，自然呼吸，保持 20 ~ 30 秒。每组 2 ~ 3 次，可做多组。体验两大臂的拉抻感觉。

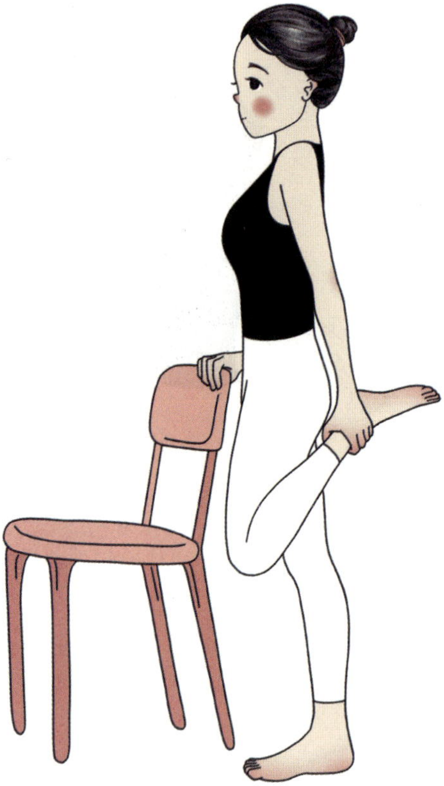

③站立，腰背挺直，右手找到一个支撑点（椅背、墙壁、桌子等）扶住，左腿向后屈膝，左手握住左脚踝处。吸气，将左脚脚跟尽量贴近臀部，保持 3 ~ 10 秒，呼气还原。左右 1 次为一组，每次 2 ~ 3 组，可做多次。体验腿部的拉抻感觉。

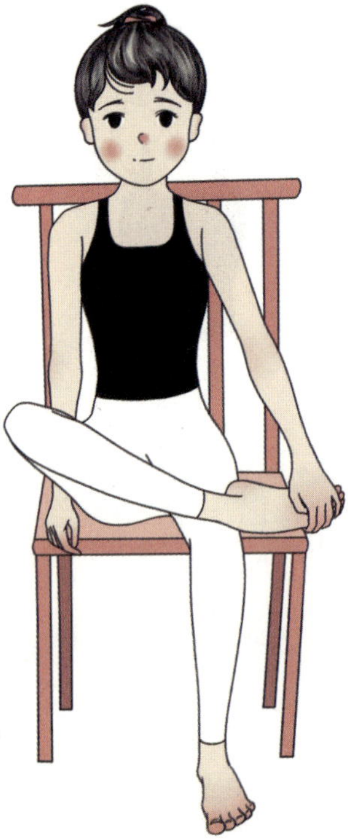

④坐在椅子上，腰背挺直，把右腿放在左腿上呈“4”字形，如跷二郎腿一般，左手扳住右脚背或脚趾处用力拉抻，保持 10 ~ 30 秒。然后换另一侧练习。左右 1 次为一组，每次做 2 ~ 3 组。体验腿部和脚部的拉抻感觉。

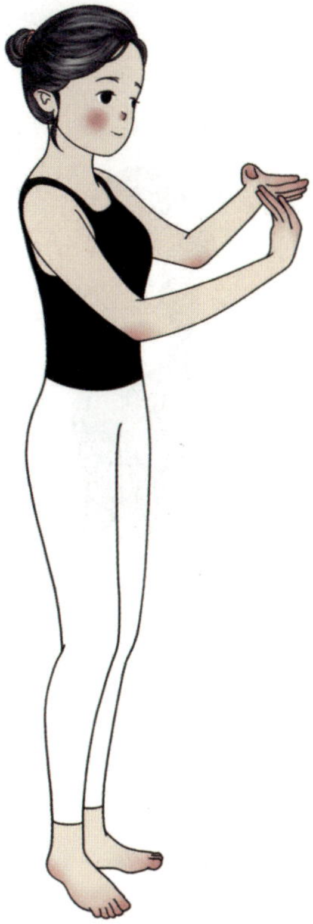

⑤站位或坐位，右臂屈臂立掌，掌心朝前，五个手指尽量向上，左手手掌抵住右手的四个手指并向后拉，右手手掌则向前用力推，相互对抗 30 ~ 50 秒，两手掌交换进行运动。反复做 1 ~ 2 次。体验手部的拉伸感觉。

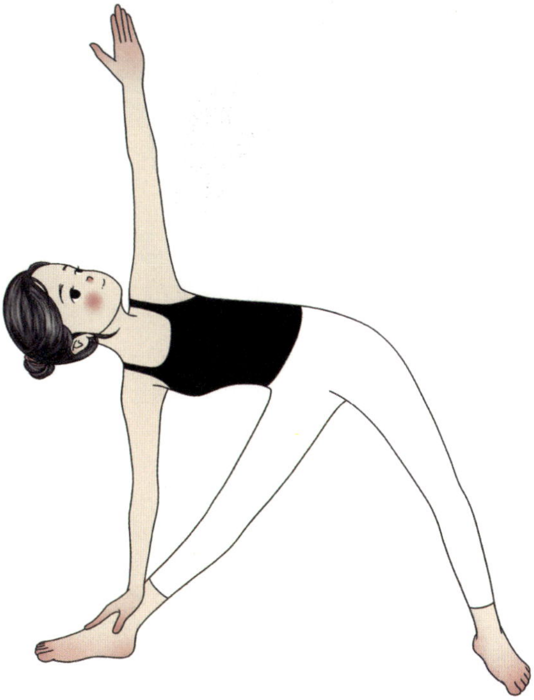

⑥站位，身体放松，双脚打开，右脚尖朝外，双手侧身平举。吸气，上半身向下弯曲至右手扶住右脚踝处，左臂向上伸展，与右臂成一条直线，眼睛看向左手指尖方向，双腿绷直，保持 3 ~ 10 秒后还原。换另一侧练习。左右 1 次为一组，每次做 2 ~ 3 组。体验手臂、腰部的拉伸感觉。

◆看电视后拉抻

动作指南

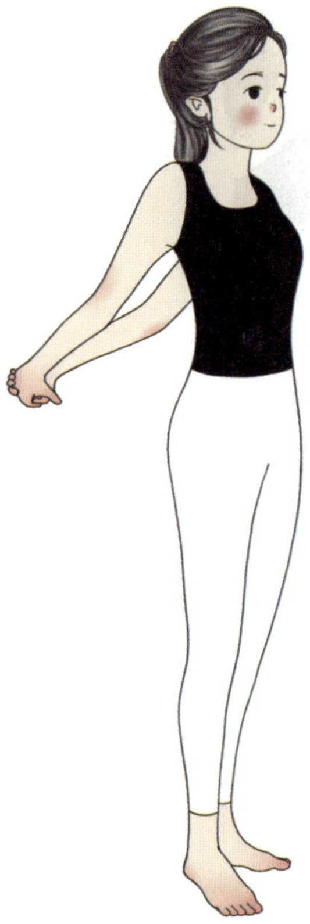

①站位，腰背挺直，双手向后伸直，十指交叉于身后，吸气时手臂向上拉抻，保持 20 ~ 30 秒。每组 2 ~ 3 次，可做多组。体验手臂的伸展感觉。

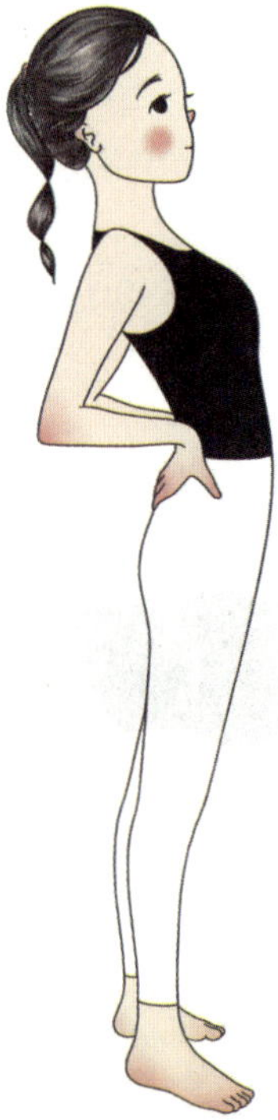

②自然站立，双脚分开与肩同宽。双手放在后腰髋部，两手掌施力向前推，感受腰髋部的伸展，保持 10 ~ 30 秒，每组 2 ~ 3 次。体验腰部的拉抻感觉。

③站位，两脚分开与肩同宽，双臂自然垂直放在身体两侧，右手臂向上伸直带动身体向左侧弯曲，保持 10 ~ 30 秒，换另一侧练习。左右 1 次为一组，每次做 2 ~ 3 组。体验手臂、腰部的拉抻感觉。

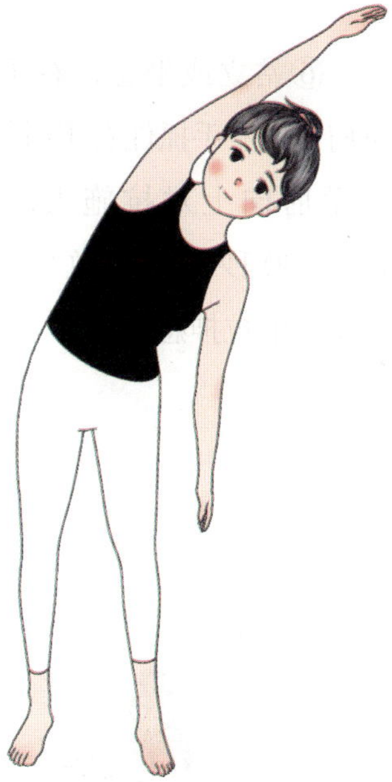

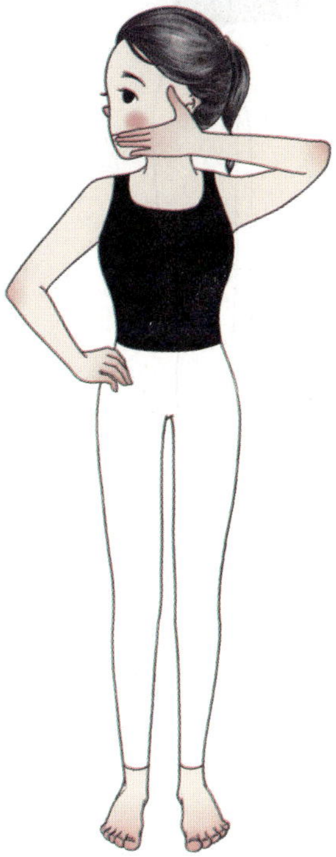

④站立或坐位，右手叉腰，左臂屈肘，左手掌放在左脸颊处，头颈部缓慢向右后侧转动，以感到左颈部肌肉拉抻收紧停止。头颈回正，手臂还原，换另一侧练习。左右 1 次为一组，每次做 2 ~ 3 组。体验头颈部的拉抻感觉。

⑤坐位，腰背挺直，两手臂以上下方向于背后手指相扣，两手向相反方向拉抻，保持 10 ~ 30 秒，每组练习 2 ~ 3 次。体验手臂的拉抻感觉。

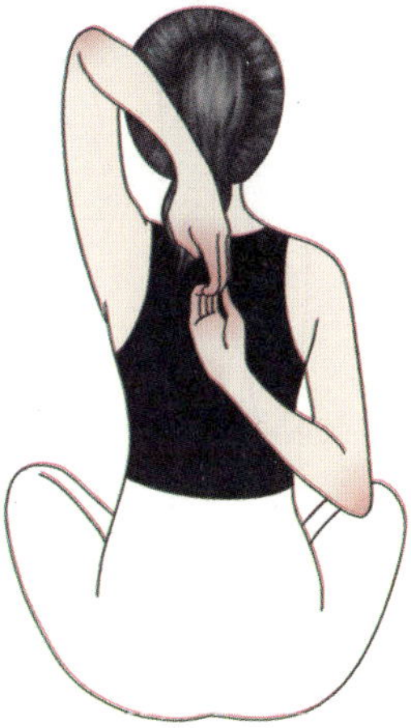

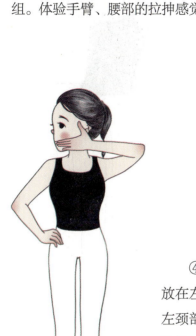

⑥站立或坐位，右手抬起放在左肩部，左手抓住右手肘部往下拉，右手肘向上对抗施力，每侧保持 10 ~ 30 秒，每组做 2 ~ 3 次。体验手臂的拉伸感觉。

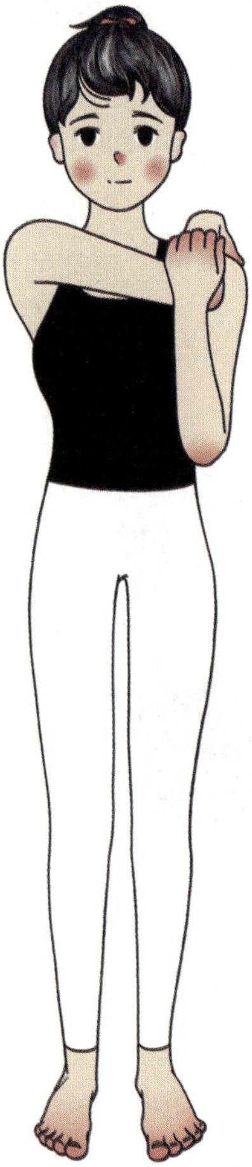

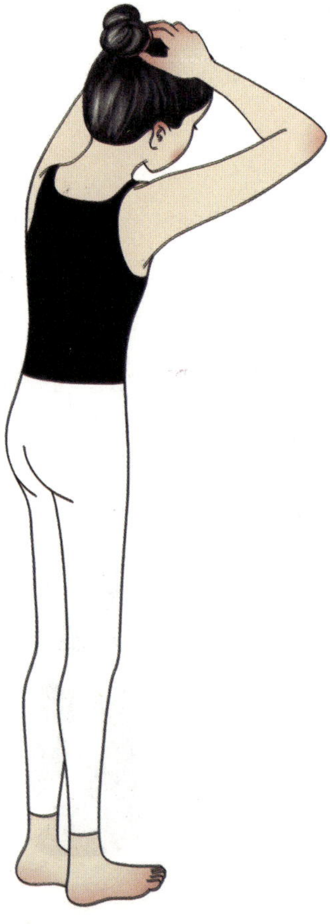

⑦坐位或站位，头颈部向正下方下压，双肩放松，也可以将两手交叉叠放于后脑勺部辅助施力，保持 20 ~ 30 秒，每组做 2 ~ 3 次。体验头颈的拉伸感觉。

◆做家务前后拉抻

动作指南

①坐在椅子的前三分之一处，全身放松，腰背挺直，左腿屈膝，右腿向前伸直，脚跟着地，脚尖朝上，保持 10 ~ 30 秒。换另一侧练习，左右 1 次为一组，每次做 2 ~ 3 组。体验腿部肌肉的拉抻感觉。

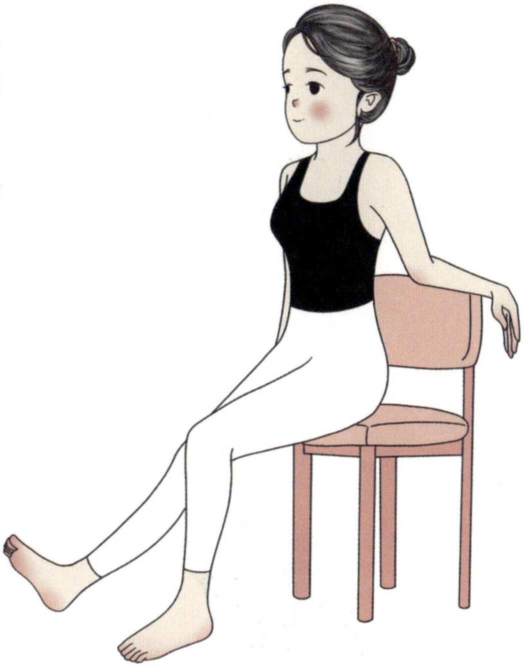

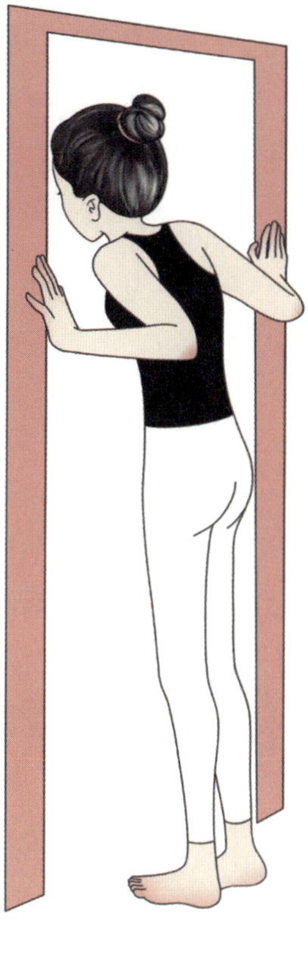

②自然站立，两手臂屈肘手扶在两侧门框上，身体用力向前压，保持 10 ~ 30 秒，每组练习 2 ~ 3 次。体验手臂的拉抻感觉。

③站立或坐位，右手抬起放在左肩部，左手抓住右手肘部往下拉，右手肘向上对抗施力，每侧保持10 ~ 30秒，每组做2 ~ 3次。体验手臂的拉抻感觉。

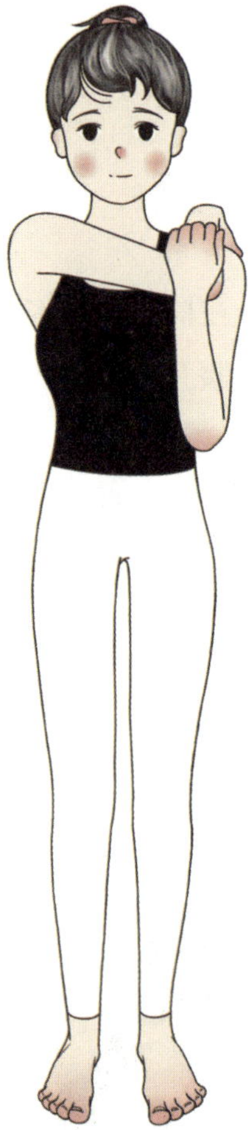

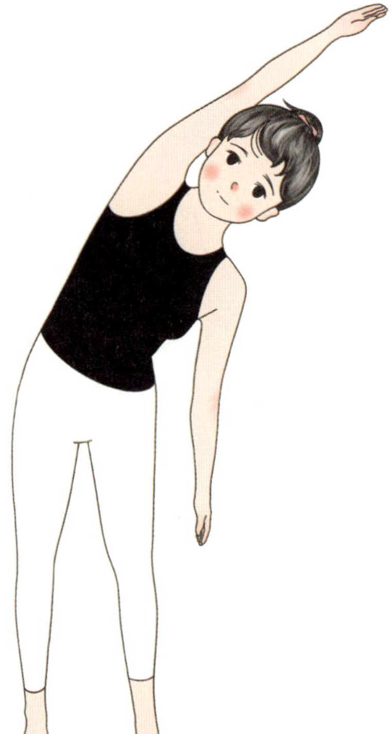

④站位，两脚分开与肩同宽，双臂自然垂直放在身体两侧，右手臂向上伸直带动身体向左侧弯曲，保持10 ~ 30秒，换另一侧练习。左右1次为一组，每次做2 ~ 3组。体验手臂、腰部的拉抻感觉。

⑤站立，腰背挺直，双手向后伸直，十指交叉于身后，吸气时手臂向上拉抻，保持 20 ~ 30 秒，每组 2 ~ 3 次，可做多组。体验手臂的伸展感觉。

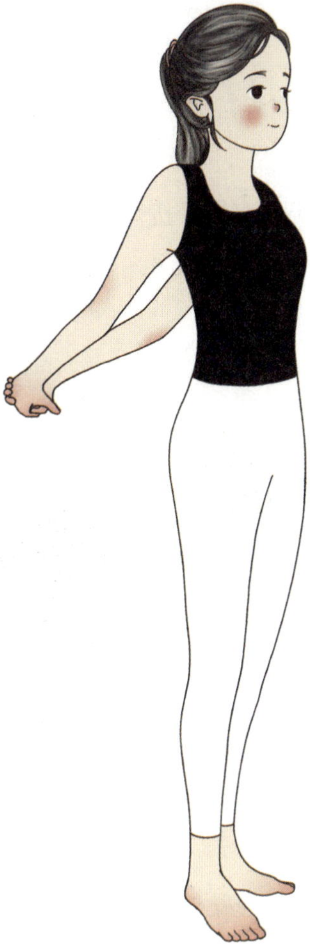

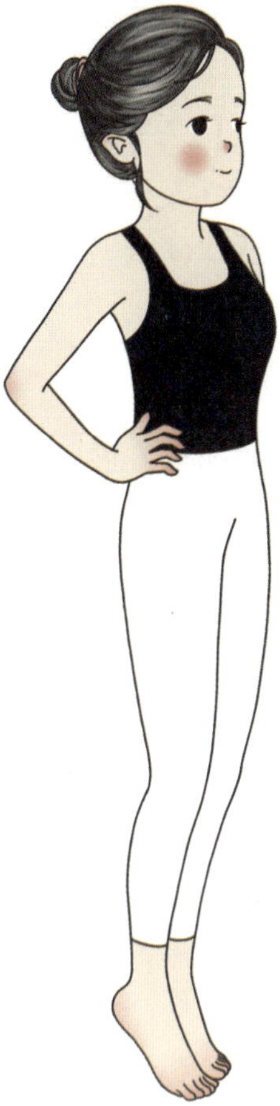

⑥站立，两脚并拢，两手叉腰，身体放松，吸气时将双脚跟抬起，保持 3 ~ 10 秒，呼气时还原，每组做 2 ~ 3 次。体验脚部和腿部的拉抻感觉。

◆睡前拉抻

动作指南

①仰卧，双腿并拢弯曲，双手交叉放在后脑勺处，缓慢抬高头颈部，保持10 ~ 20 秒，每组做 2 ~ 3 次。体验颈部与手臂肌肉的拉抻感觉，但双手不可用力。

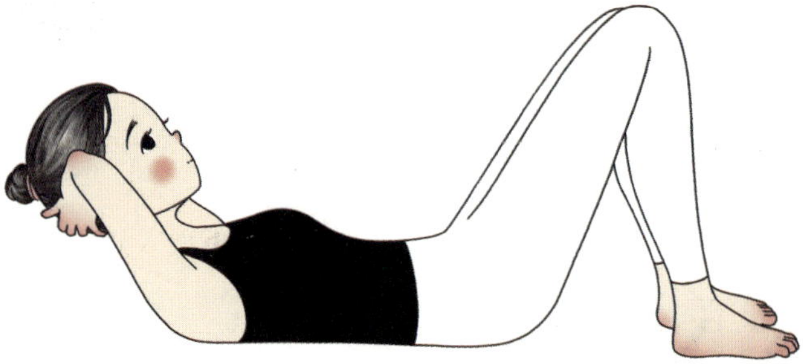

②仰卧，两腿并拢伸直，左腿屈膝，收紧腹部，两手握住左腿膝盖窝处尽量拉向胸部，保持 20 ~ 30 秒，放松还原。左右 1 次为一组，每次 3 ~ 5 组，可做多次。体验腿部的拉抻感觉。

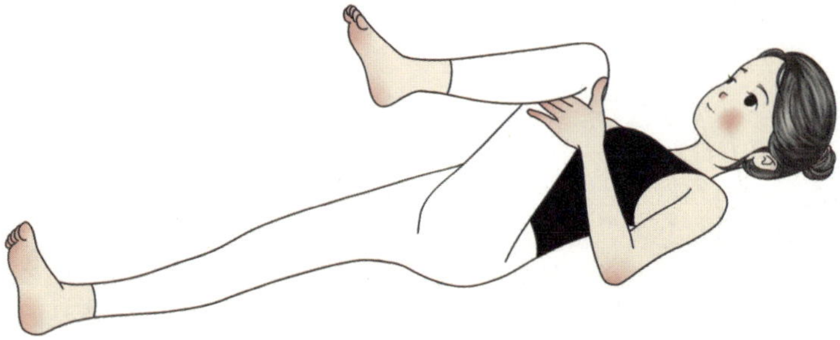

③仰卧在垫子上，双手自然放在身体两侧，双腿伸直，左腿屈膝叠放在右膝盖上，保持 10 ~ 30 秒。左右 1 次为一组，每次做 2 ~ 3 组。体验腿部的拉抻感觉。

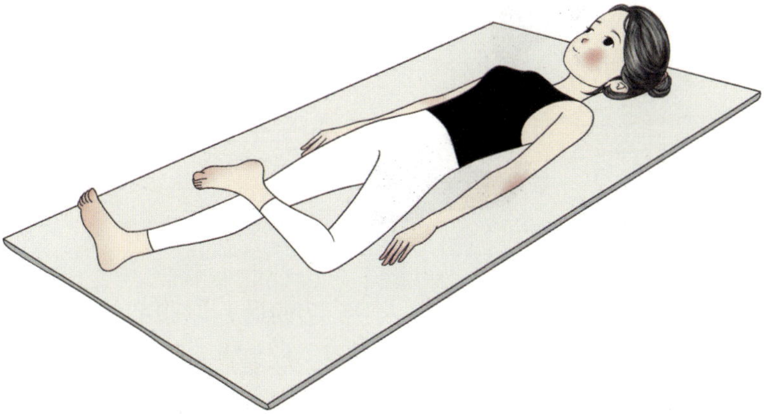

④身体放松，右手托住头部，腿伸直，朝右侧躺，弯曲左腿，左手抓住左脚踝部，吸气时将左腿向后上方抬起，保持 10 ~ 30 秒。左右 1 次为一组，每次做 2 ~ 3 组。体验手臂、腿部肌肉的收紧感觉。

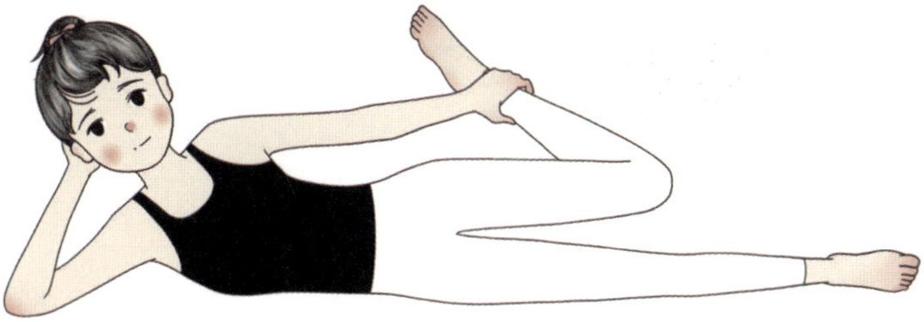

⑤俯卧，两腿并拢贴地伸直，双臂放在头部两侧贴地向前伸直，吸气，头部、胸部、腰部抬起尽量向后仰，保持 3 ~ 5 秒，呼气，缓慢还原。每组 3 ~ 5 次，可做多组。

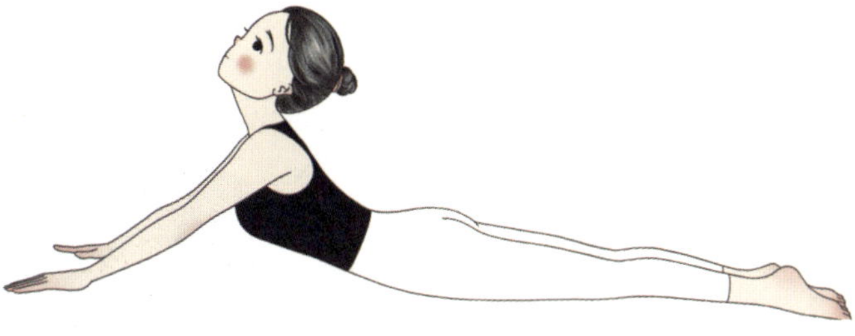

⑥俯卧，以腹部作为支撑，上半身抬起，同时双臂向前尽量伸直，双腿伸直向上抬，保持 5 ~ 10 秒，每组做 2 ~ 3 次。体验整个身体的舒展感觉。

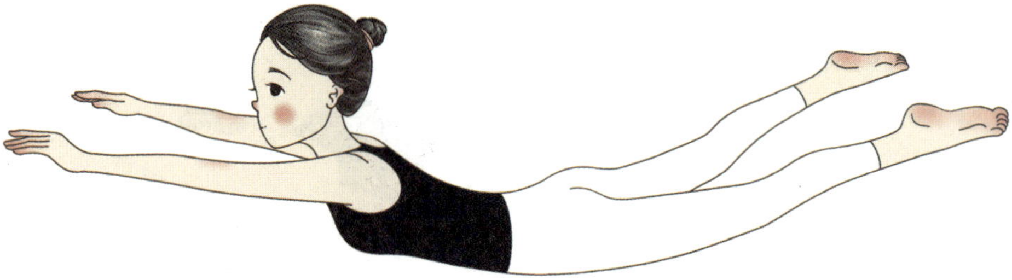

⑦俯卧，以腹部作为支撑，上半身抬起，尽量后仰，同时双臂后摆伸直、双腿伸直向上抬，保持 5 ~ 10 秒，每组做 2 ~ 3 次。体验整个身体的舒展感觉。

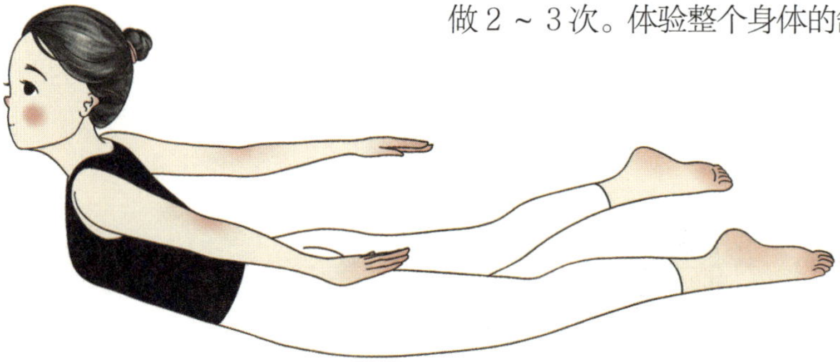

⑧仰卧，两手交叉垫于脑后，手臂、肩部贴地，双腿弯曲。吸气，两膝盖抬起尽力向胸部靠近，呼气，两腿缓慢向左侧下压至腿部全部着地，保持 20 ~ 30 秒，吐气还原，换另一侧练习。左右 1 次为一组，每次做 3 ~ 5 组。

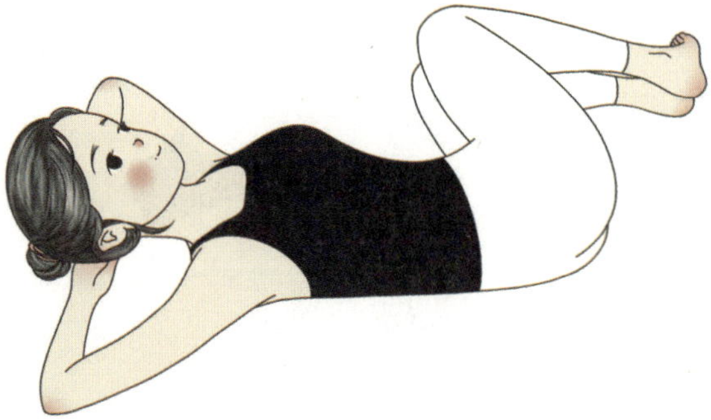

◆青少年拉抻

动作指南

①仰卧，双腿并拢伸直，双臂向头顶方向伸直，掌心朝上，四肢伸展保持 20 ~ 30 秒，每组 2 做 ~ 3 次。体验整个身体的舒展感觉。

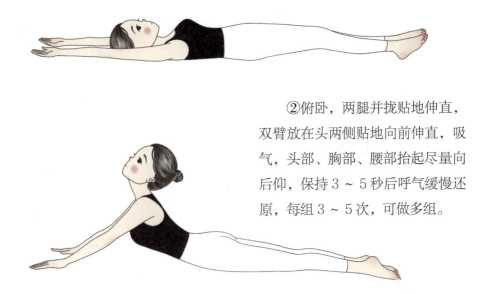

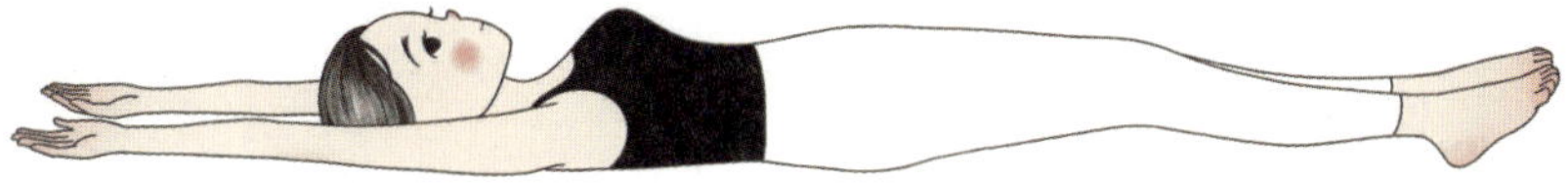

②俯卧，两腿并拢贴地伸直，双臂放在头两侧贴地向前伸直，吸气，头部、胸部、腰部抬起尽量向后仰，保持 3 ~ 5 秒后呼气缓慢还原，每组 3 ~ 5 次，可做多组。

俯卧，以腹部作为支撑，上半身抬起尽量后仰，同时双臂后摆伸直、双腿向上提，保持 5 ~ 10 秒，每组做 2 ~ 3 次。体验整个身体的舒展感觉。

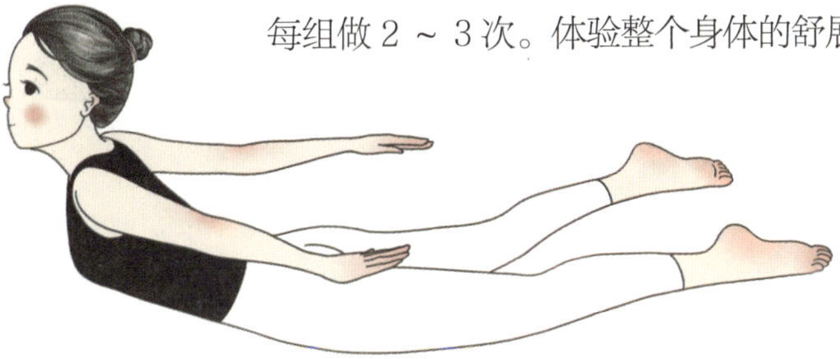

④站在墙壁前，左手扶住墙面，左小腿向后向上弯曲，右手从身后抓住左脚背向上拉抻左小腿，保持 20 ~ 30 秒。换另一侧练习。左右 1 次为一组，每次可练习 2 ~ 3 组。体验手臂和腿部的舒展感觉。

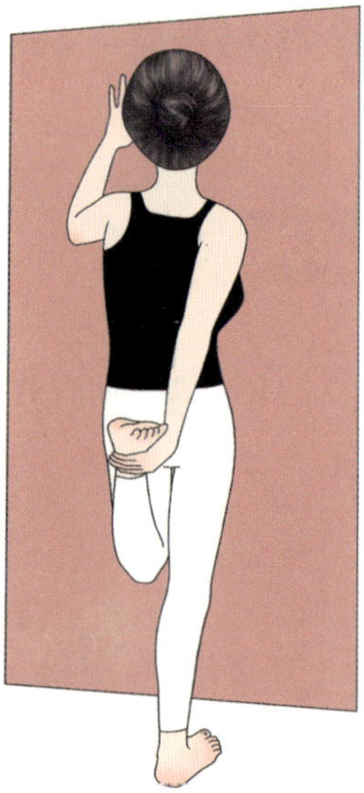

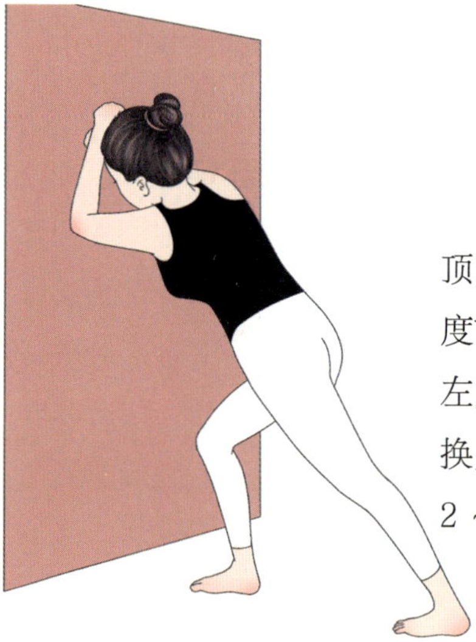

⑤站在墙壁前，两只手弯曲交叉放在头顶，两肘部和额头同时顶住墙面，双脚大幅度前后分开站立，右腿弯曲，膝盖顶住墙面，左腿用力向后伸直拉抻，保持 20 ~ 30 秒。换另一侧练习。左右 1 次为一组，每次练习 2 ~ 3 组。体验腿部的拉抻感觉。

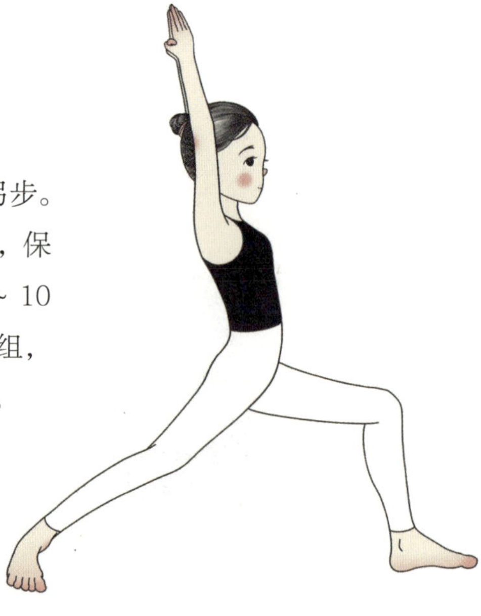

⑥站位，左腿向前迈出一步，两腿呈弓步。吸气，双手合十尽力向上举起，下压腿部，保持 5 ~ 10 秒。呼气，收紧腹部，保持 5 ~ 10 秒后还原，换另一侧练习。左右 1 次为一组，每次练习 2 ~ 3 组。体验腿部的拉抻感觉。

◆老年人拉抻

动作指南

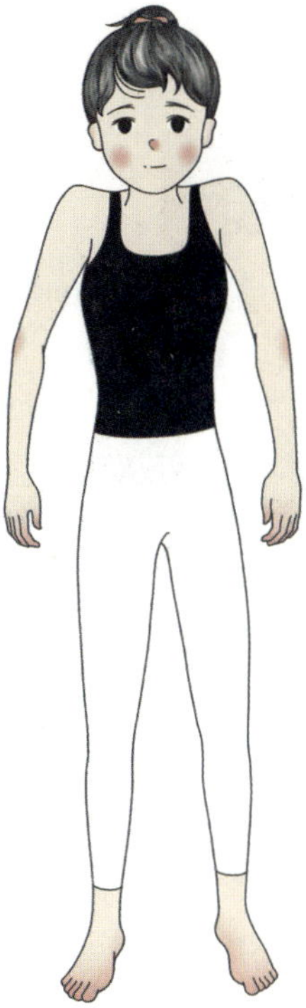

①站立，全身放松，双脚分开与肩同宽，双臂自然垂放在身体两侧，向上用力抬肩，保持 3 ~ 5 秒，放松还原，每组做 2 ~ 3 次。体验肩部的收紧感觉。

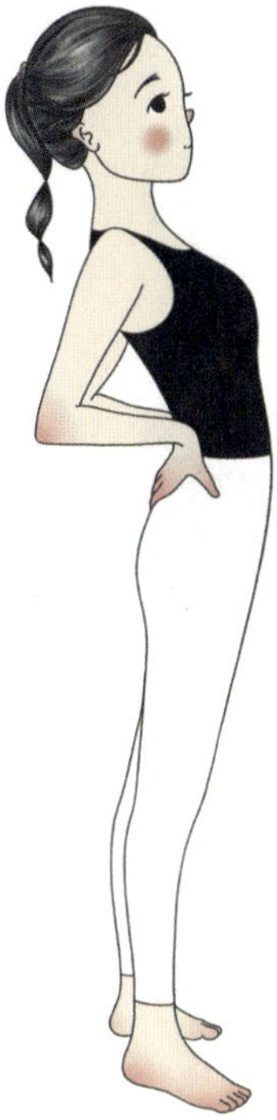

②自然站立，双脚分开与肩同宽，双手放在后腰髋部，两手掌施力向前推，感受腰髋部的伸展，保持 10 ~ 30 秒，每组做 2 ~ 3 次。体验腰部的拉抻感觉。

③自然站立，两手臂屈肘手扶在两侧门框上，身体发力向前压，保持 10 ~ 30 秒，每组做 2 ~ 3 次。体验手臂的拉抻感觉。

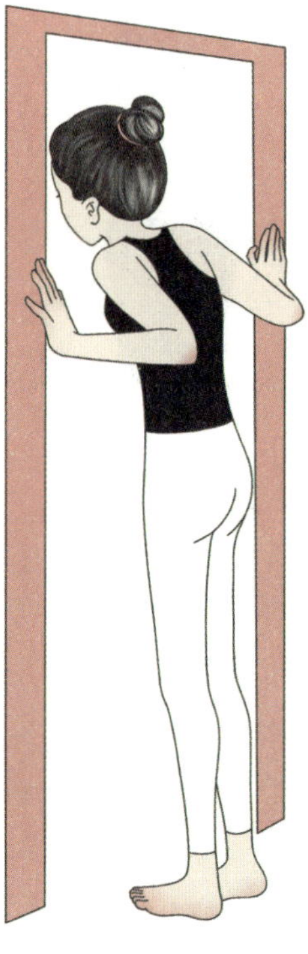

④找一个台阶，站立，弯腰，双手撑在台阶上，保持 10 ~ 30 秒，每组做 2 ~ 3 次。体验腰背的拉抻感觉。

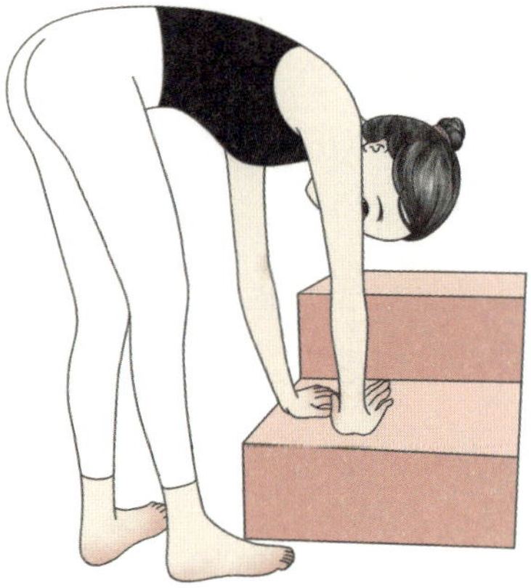

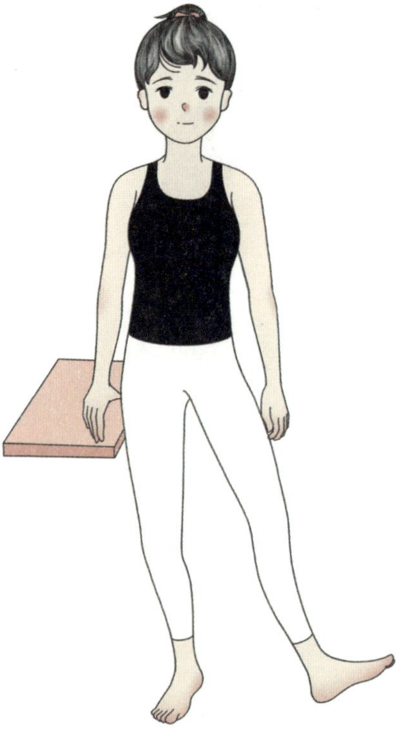

⑤站在床或桌子旁，右手扶住床或桌子，左腿抬起向左旋转，保持 10 ~ 30 秒。左右 1 次为一组，每次做 2 ~ 3 组。体验腿部的扭转拉抻感觉。

⑥自然站立，双脚打开与肩同宽，双手叉腰，用力向左转动上半身，保持 10 ~ 30 秒。左右 1 次为一组，每次做 2 ~ 3 组。体验背部、腰部的扭转收紧感觉。

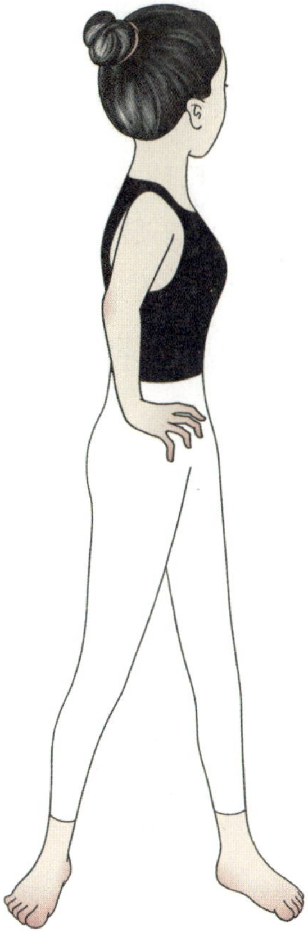

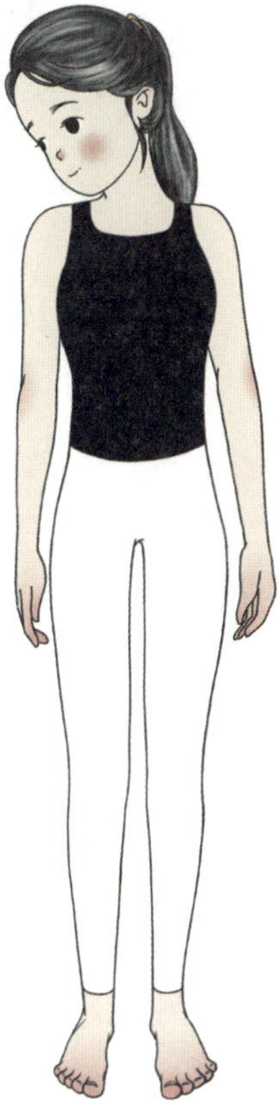

⑦自然站立，腰背挺直，双肩放松，两臂自然垂放于身体两侧。将头颈部缓慢地转向右侧拉抻，保持 20 ~ 30 秒。左右 1 次为一组，每次做 2 ~ 3 组。体验头颈部的拉抻感觉。

◆体力劳动者拉抻

动作指南

①找一个高的物体，如栏杆等，左脚抬起放在栏杆上，屈膝，左手放在左膝盖上，右腿绷直站好，保持做 10 ~ 30 秒。左右 1 次为一组，每次做 2 ~ 3 组。体验腿部的拉抻感觉。

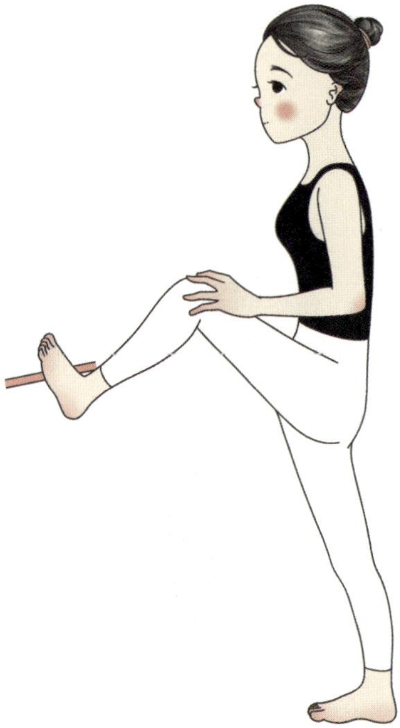

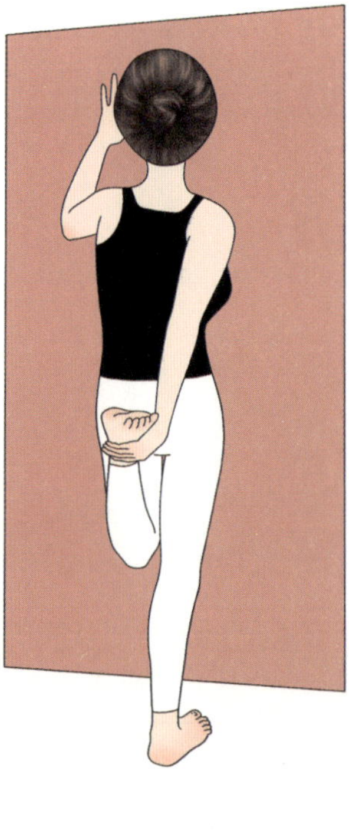

②站在墙壁前，左手扶住墙面，左小腿向后向上弯曲，右手从身后抓住左脚背向上拉抻左小腿，保持 20 ~ 30 秒。换另一侧练习。左右 1 次为一组，每次可练习 2 ~ 3 组。体验手臂和腿部的舒展感觉。

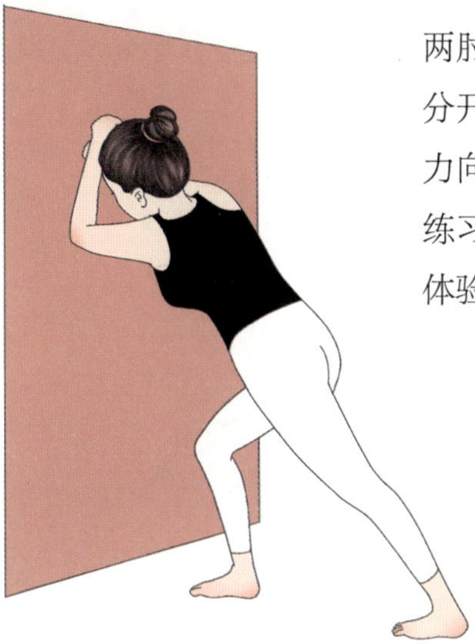

③站在墙壁前，两只手弯曲交叉放在头顶，两肘部和额头同时顶住墙面，双脚大幅度前后分开站立，右腿弯曲，膝盖顶住墙面，左腿用力向后伸直拉抻，保持 20 ~ 30 秒。换另一侧练习。左右 1 次为一组，每组练习 2 ~ 3 次。体验腿部的拉抻感觉。

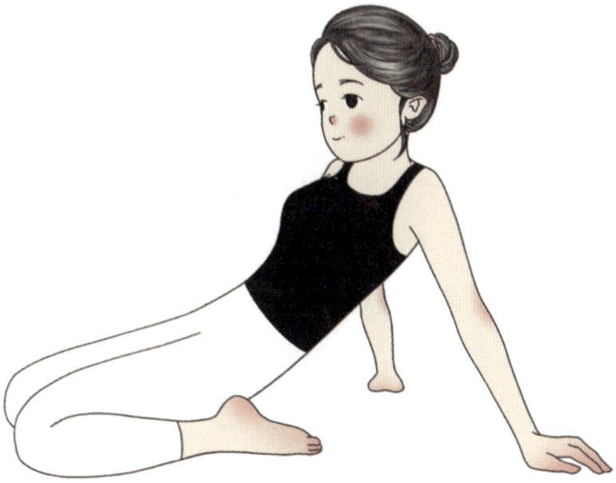

④跪姿，双腿并拢，脚背朝下，臀部压坐在双脚脚后跟上，手臂向后伸展，手心贴地，指尖朝外，上半身缓慢向后仰，保持 10 ~ 20 秒，身体重心转移至两臂和脚部。体验两大腿的肌肉拉抻感觉。

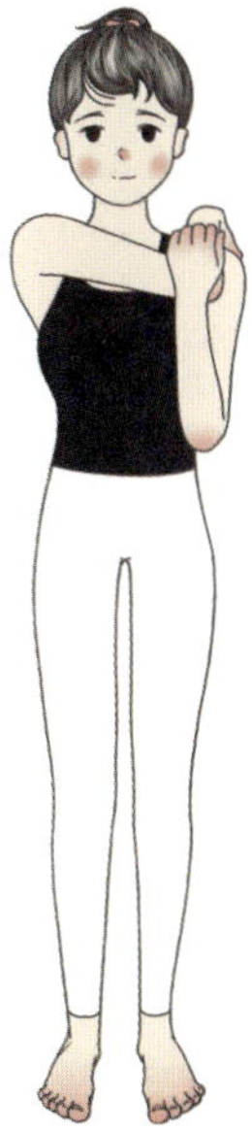

⑤站立或坐位，右手抬起放在左肩部，左手抓住右手肘部往下拉，右手肘向上施力对抗，保持 10 ~ 30 秒。左右 1 次为一组，每组做 2 ~ 3 次。体验手臂的拉抻感觉。

⑥仰卧，双腿并拢弯曲，双手交叉放在后脑勺处，缓慢抬高头颈部，保持10 ~ 20秒，每组做2 ~ 3次。体验头颈肩部的拉抻感觉，但双手不可用力。

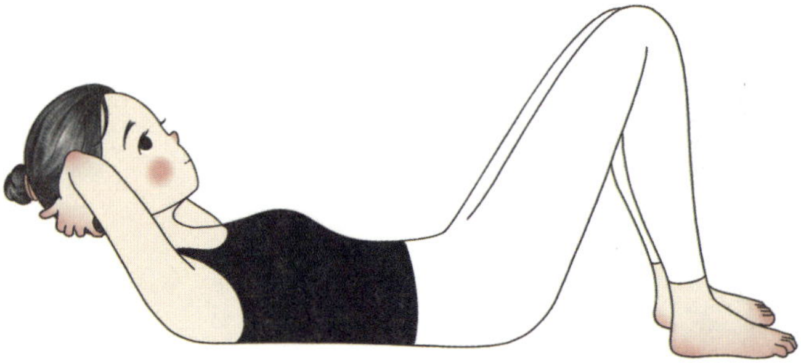

⑦跪坐，双腿并拢，脚背朝下，臀部压坐在双脚脚后跟上，手掌分别放在两膝盖前方地面上，指尖朝向膝盖，将身体重心转移至两手臂，保持20 ~ 30秒，每组做2 ~ 3次。体验手臂的拉抻感觉。

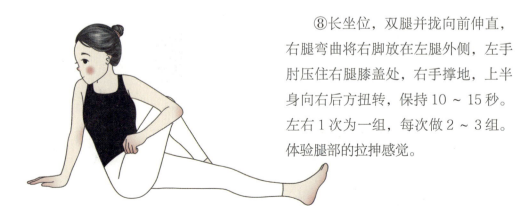

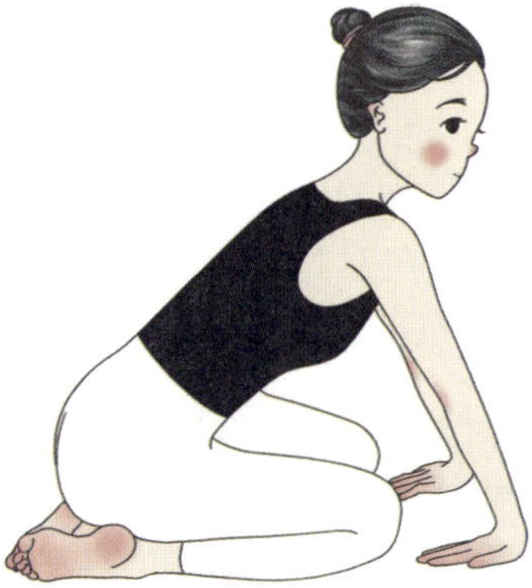

⑧长坐位，双腿并拢向前伸直，右腿弯曲将右脚放在左腿外侧，左手肘压住右腿膝盖处，右手撑地，上半身向右后方扭转，保持10 ~ 15秒。左右1次为一组，每次做2 ~ 3组。体验腿部的拉抻感觉。

◆缓解焦虑的拉抻方法

动作指南

①站位，双脚并拢，腰背挺直，双手交叉抱住后脑勺，吸气，两臂同时向后扩展，自然呼吸，保持 20 ~ 30 秒，每组做 2 ~ 3 次，可做多组。体验两大臂的拉抻感觉。

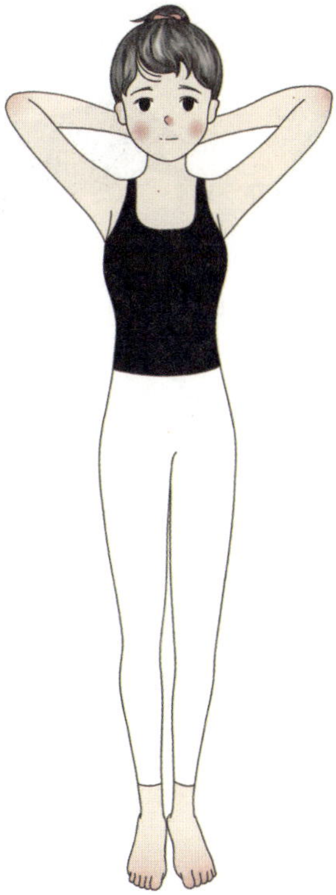

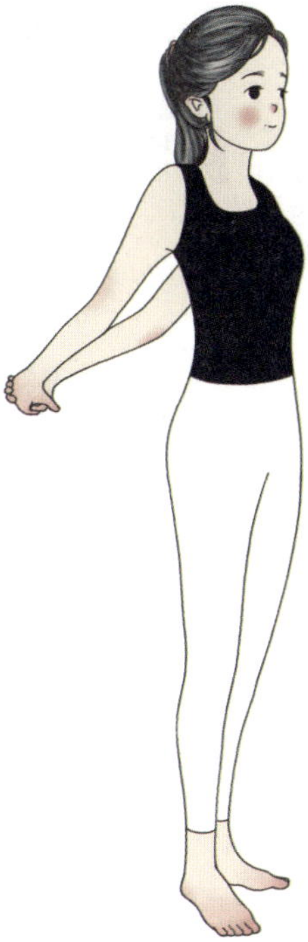

②站位，腰背挺直，双手向后伸直，十指交叉于身后，吸气时手臂向上拉抻，保持 20 ~ 30 秒，每组做 2 ~ 3 次，可做多组。体验手臂的伸展感觉。

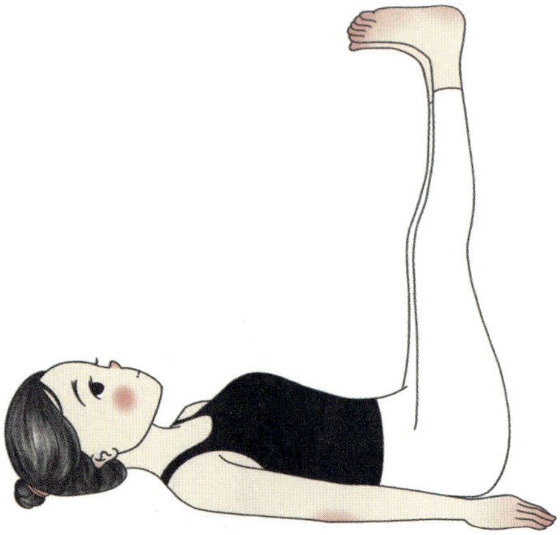

③仰卧，双腿并拢，抬起与地面垂直，尽力向上伸直，脚尖向内勾，保持 20 ~ 30 秒，每组做 2 ~ 3 次。体验腿部、跟腱处、脚背肌肉的拉抻感觉。

④身体放松仰卧，吸气时弯曲双腿，抬起颈部的同时两臂抱住双腿，将重心放在腰部，感受到腰腹部的肌肉收紧即可，保持 5 ~ 10 秒后还原，每组做 2 ~ 3 次。

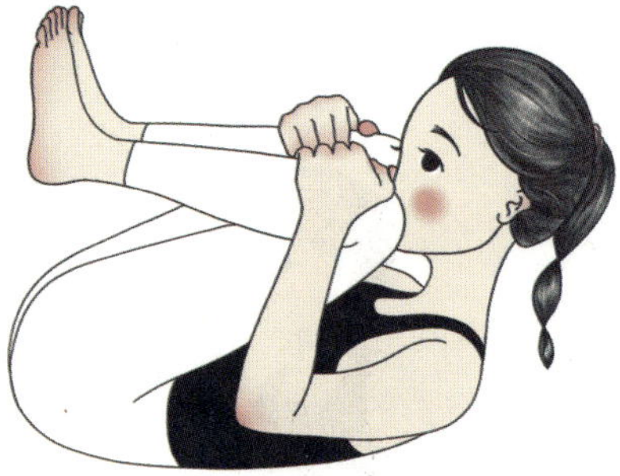

⑤俯卧，两腿并拢贴地伸直，双臂放在头部两侧贴地向前伸直，吸气，头部、胸部、腰部抬起尽量向后仰，保持 3 ~ 5 秒，呼气缓慢还原，每组做 3 ~ 5 次。体验头颈、肩背、手臂的拉抻感觉。

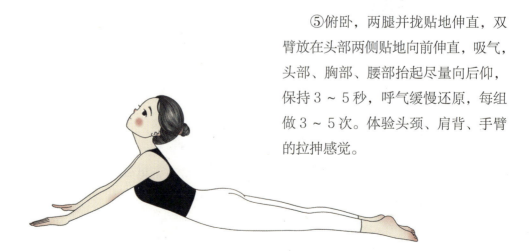

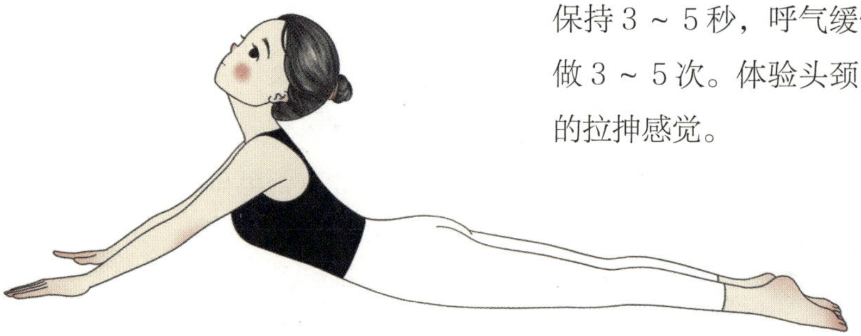

⑥仰卧，双腿并拢伸直，双臂自然放在身体两侧，吸气，以两手肘部为支撑，将胸、腰部向上缓慢抬起，头往后仰，以头顶贴地，臀部以下不要离开地面，保持 3 ~ 7 秒，呼气缓慢还原，每组做 1 ~ 2 次。体验胸部、头颈肩的拉抻感觉。

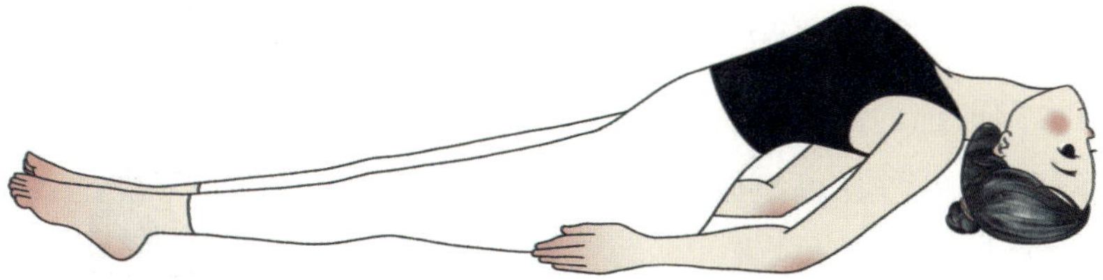

⑦仰卧，双腿并拢伸直，双臂向头顶方向伸直，掌心朝上，四肢伸展保持 20 ~ 30 秒，每组做 2 ~ 3 次。体验整个身体的舒展感觉。

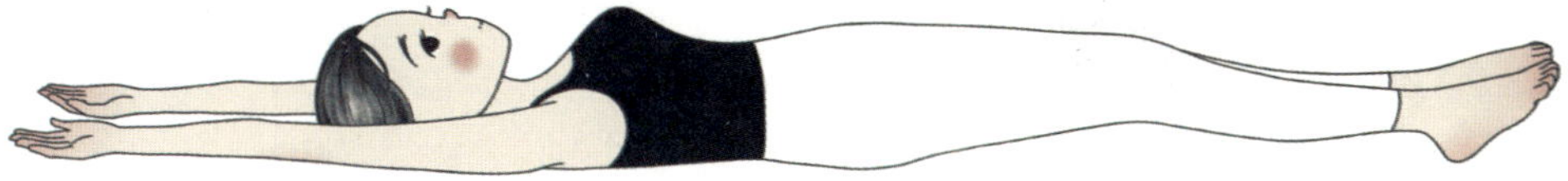

⑧自然站立，弯腰，双手分别抓住两个脚踝处，向外拉抻，保持 10 ~ 30 秒，每组做 2 ~ 3 次。

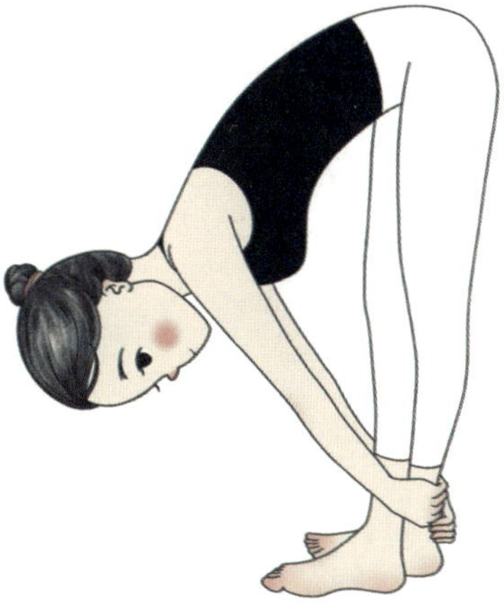

◆长时间驾车后的拉抻

动作指南

①自然站立，双脚分开与肩同宽。双手放在后腰髋部，两手掌施力向前推，伸展腰髋部，保持 10 ~ 30 秒，每组做 2 ~ 3 次。体验腰部的拉抻感觉。

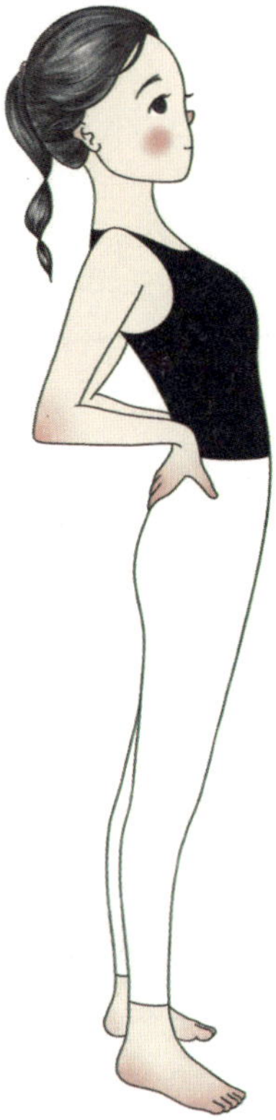

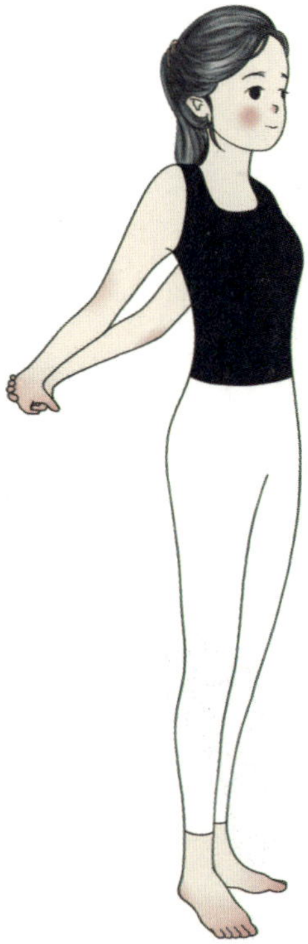

②站位，腰背挺直，双手向后伸直，十指交叉于身后，吸气时手臂向上拉抻，保持 20 ~ 30 秒。每组做 2 ~ 3 次，可做多组。体验手臂的伸展感觉。

③站位，两脚分开与肩同宽，双臂自然垂放在身体两侧，右手臂向上伸直带动身体向左侧弯曲，保持 10 ~ 30 秒。左右 1 次为一组，每次做 2 ~ 3 组。体验手臂、腰部的拉抻感觉。

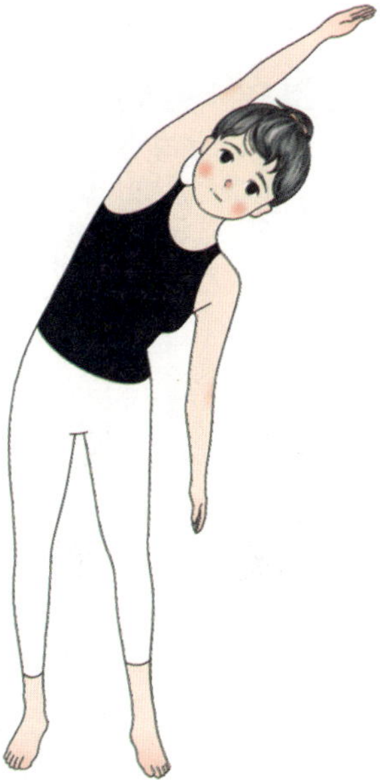

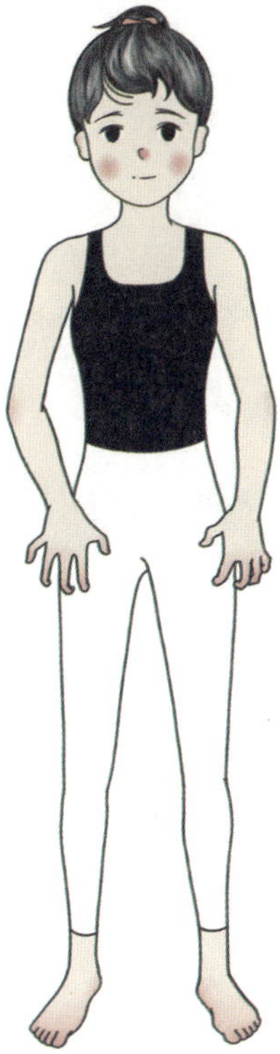

④站位或坐位均可，两手臂向下伸开幅度不宜过大，掌心向下，尽力张开十指，然后呈虎爪状，保持 20 ~ 30 秒。收紧手背及前臂的肌肉，每组做 3 ~ 5 次。体验手指的伸展感觉。

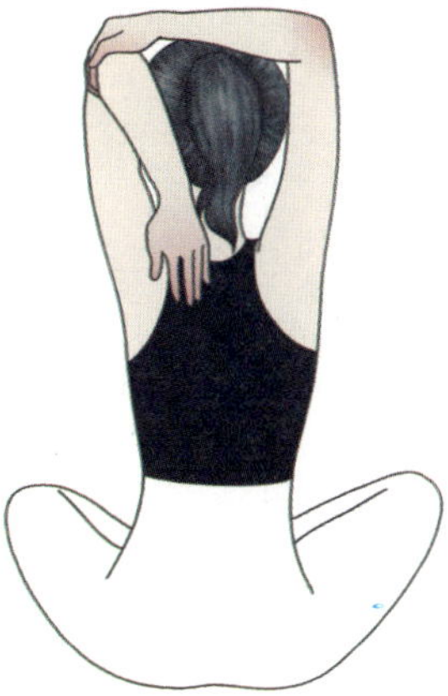

⑤坐位，腰背挺直，左臂向后弯曲，手放在肩胛骨附近，右臂抬起，手握住左肘，向上向右拉抻左臂，保持 10 ~ 20 秒。左右 1 次为一组，每组练习 3 ~ 5 次。体验手臂、后背的拉抻感觉。

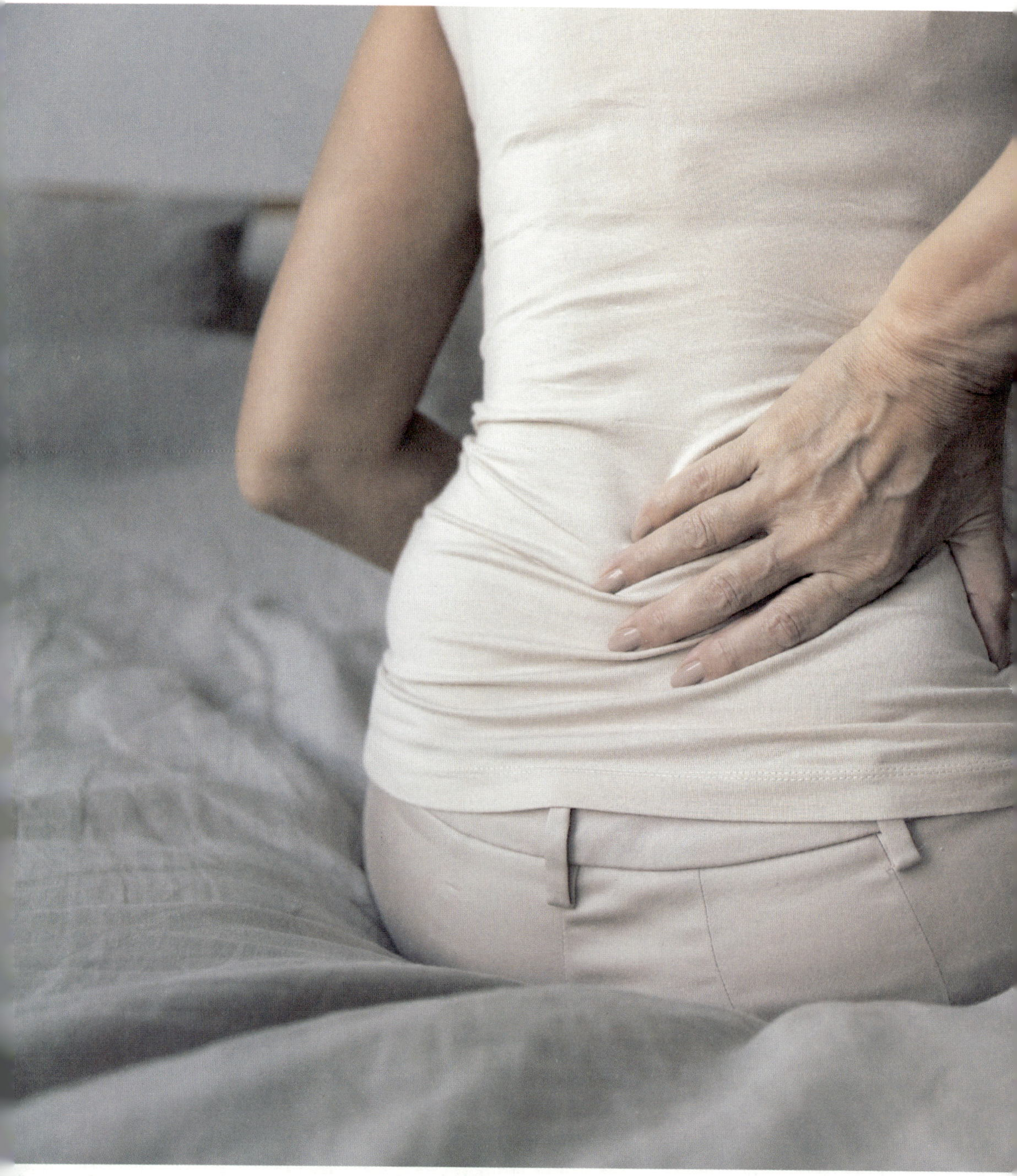

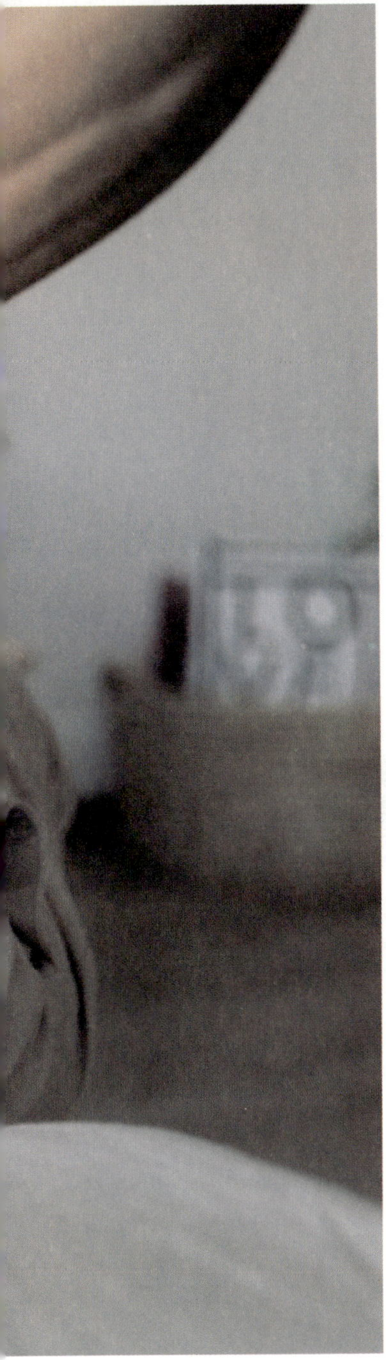

第五章

拍打养生的基础知识

拍打疗法，以最直接的方式作用于身体，促进气血循环与代谢，不仅能有效缓解各种疼痛与不适，还能提升身体的免疫力与自愈能力。接下来，让我们一同走进拍打养生的世界，探索这一古老而又神奇的疗法。

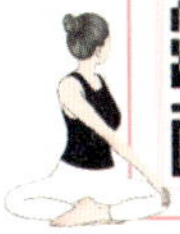

拍打养生的原理

在日常生活中，我们或许都有过这样的经历：当身体感到疲惫不堪，或者肌肉酸痛时，就会不自觉地伸手拍打，以暂时缓解不适。这种简单而原始的行为，实际上蕴含了拍打养生的智慧。拍打，这一源自古代的简易健身法，不仅能够有效缓解疲劳，更在治疗或缓解诸如手脚冰凉、感冒头痛、喉咙痛等多种疾病上展现出独特的疗效。

拍打养生的核心在于通过五指并拢，掌心悬空，以一定的力度在肌肉丰满处或关节部位进行拍打，从而消散深层瘀滞，促进体内毒素排出。这一过程中，皮肤扮演着重要角色。作为人体与外界接触的重要器官，皮肤在拍打的刺激下，毛孔张开，毛细血管扩张，血液循环加速，进而促进汗液和废物排泄，达到活血化瘀、解毒排毒的目的。

中医认为，经脉是人体气血的通道，通则不痛，痛则不通。通过对身体进行拍打，可以疏通经络，增进健康，防治疾病。正如《黄帝内经》所载：“血气不和，百病乃变化而生。”拍打法正是通过辨证施治，对症拍打相关经络、穴位，使经络通畅、气血旺盛，从而起到防治疾病的效果。

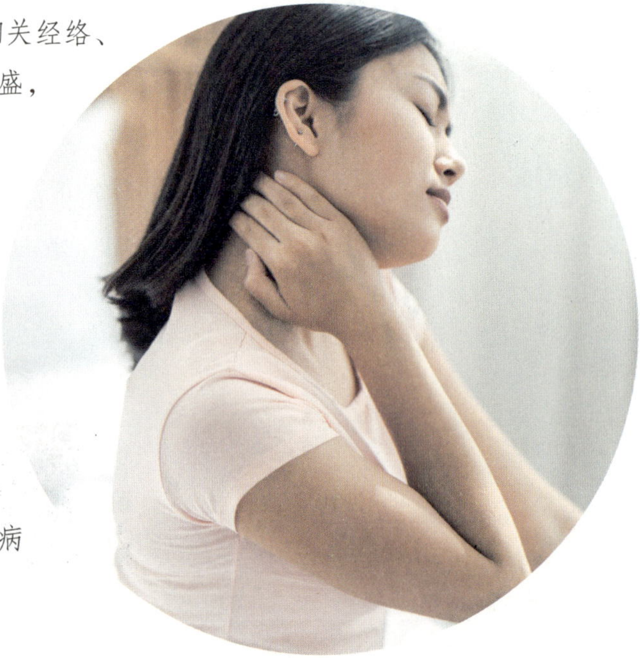

从西医的角度来看，拍打法同样具有科学依据。运动时，会促进血液循环，为肌肉提供更多的氧气和养料，从而减轻心脏负担，降低血压。因此，无论是中医还是西医，都认可拍打养生在促进身体健康、防治疾病方面的积极作用。

认识身体的经脉

中医将经络分为经脉与络脉两大系统。经脉，如同人体内的环路，广泛连接着各大重要部位，其中十二经脉（十二正经）及奇经八脉（特别是任脉与督脉）是人体经络中重要的两条干线。十二经脉如同江河主干道，气血在其中持续流动；奇经八脉则像湖泊水库，调节十二经脉的气血盈亏，确保气血在需要时得以补充，以维持身体的生理平衡。

络脉系统，则是由十五络脉及无数浮络、孙络组成，它们如同主路旁的辅路，增加细微之处的联系，使气血能在全身范围内更加精细地分布与循环。这一系统确保了气血在主干与分支间有机往复，维持着生命的活力。

经络的畅通对于身体健康至关重要。一旦经络受阻，气血流通不畅，不仅影响局部功能，还可能引发全身性疾病。因此，保持经络通畅是维护机体健康的基础。

经络不仅是气血运行的通道，还是联络脏腑肢节、沟通上下内外的桥梁。针灸、按摩等疗法通过物理刺激经络及穴位，能有效治疗脏腑及全身疾病，这已被大量临床实践所证实。尽管现代解剖学尚未直接发现经络的实体结构，但其存在与作用不容忽视，它是连接人体各部分成为一个有机整体的独特系统。

◆十二正经

人体的经脉系统如同一张复杂而精细的网络，而十二经脉无疑是这张网络中的主干线，被誉为“十二正经”。它们如同身体的交通枢纽，既连接着内在的脏腑器官，又通达四肢百骸，实现内外表里之间的紧密联系与和谐运作。这些经脉有的源自脏腑深处，循经上行直至头部；有的则自头顶起始，缓缓下行至双脚；还有的从足底升起，贯穿全身，最终回归至相应的脏腑之中。这样的布局不仅确保气血的顺畅流通，也维持人体的生理平衡。

每条经脉的名称直接对应着它所联系的主要脏腑，如肝经、心经、脾经等，这不仅便于记忆，更有助于理解各经脉的具体功能与作用范围。特别是三焦与心包这两个概念，虽在现代医学中较少提及，但在中医理论中却占据重要地位，三焦泛指人的整个胸腹，心包则是指保护心脏的一块区域，二者共同维护着心脉系统的稳定与安全。

中医强调阴阳平衡，这一哲学思想同样体现在经脉的分类上。依据经脉循行的位置与特性，它们被划分为阴阳两类，外侧为阳，内侧为阴；身前为阴，身后为阳。在此基础上，十二条经脉又被细分为手三阴经、手三阳经、足三阴经、足三阳经四大类，每类再依阴阳之气的盛衰细分为少阴、厥阴、太阴（阴经）以及太阳、少阳、阳明（阳经），这一分类体系也为临床诊断和治疗提供了重要依据。

太阴、少阴、厥阴在阴经中依次代表阴气由重至轻的位置，而太阳、阳明、少阳则在阳经中体现了阳气由盛至衰的变化。这种细致的划分，不仅有助于我们更精确地理解经脉的循行路径与功能特性，也为通过针灸、推拿等中医手段调节人体阴阳平衡、促进健康提供了理论基础。

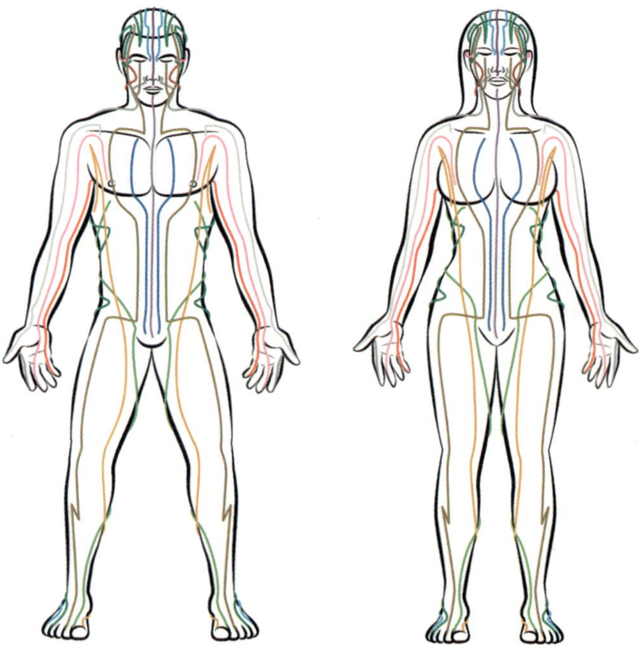

◆奇经八脉

奇经八脉，是人体经络系统中一组特殊而重要的存在。它们之所以得名，是因为这八条经脉——督脉、任脉、冲脉、带脉、阴维脉、阳维脉、阴跷脉、阳跷脉——具有与正经截然不同的走行路径，显得“离经叛道”，却又在人体机能中发挥着不可或缺的作用。这八条经脉既不直属于脏腑，也无表里配合关系，因此被冠以“奇经”之名。

其中，督脉、任脉、冲脉三条经脉同源而异流，犹如“一源三岐”，各自延伸，方向迥异。督脉行于腰背正中，上至头面；任脉行于胸腹正中，上达颏部；冲脉则与足少阴肾经并行，环绕口唇。其余五脉则各有其独特的循行路径，交织成网，遍布全身。

奇经八脉在人体中扮演着“蓄水池”的角色，对十二经脉的气血进行统摄与协调。当十二经脉及脏腑气血充盈时，奇经八脉蓄积多余气血；当人体功能活动需要时，它们又能渗灌供应气血，确保机体平衡。此外，冲脉、带脉、阴维脉、阳维脉、阴跷脉、阳跷脉的腧穴，全都寄附于十二经与任、督二脉之中，只有任、督二脉各有其所属腧穴，因此又与十二经并称为“十四经”，进一步体现了奇经八脉在经络系统中的重要地位。

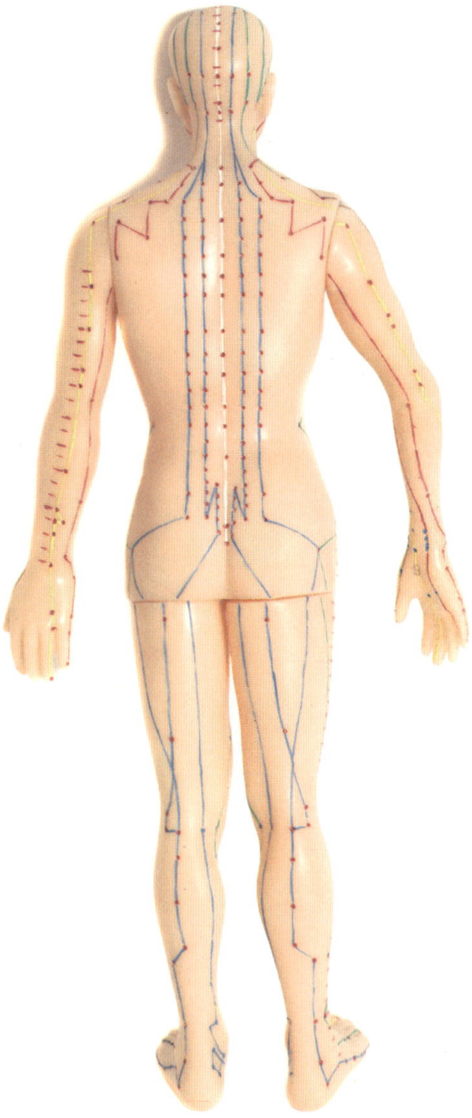

找准身体的穴位

人体穴位虽然多如牛毛，但探寻它们并非无章可循。一般而言，穴位偏好隐匿于骨头的凹陷处或肌肉、肌腱的缝隙间，通过指尖的细腻触感，在大致区域耐心摸索，往往能精准定位。另一些穴位则位于骨头或肌肉的凸起之处，前者直观可触，后者则需通过绷紧肌肉来辨识。当体表标记不明显时，则需在大致位置上施力按压，按对了会有特殊的感觉反馈，诸如酸痛、麻痒乃至电击感。

寻找穴位时，掌握“同身寸”的度量法十分重要，它依据个体差异灵活定义长度单位，使得定位更加个性化且准确。利用手指宽度或并拢长度作为参照，迅速缩小搜索范围，提高定位效率。

这个“寸”并非传统意义上的衡量尺度，它不是固定值，而是随个体差异而变化。身材较高大的人，“1 寸”相应较长；反之，身材较矮小的人，“1 寸”则相对较短。中医常以拇指中间关节的横向宽度，或是中指中节弯曲时内侧两端横纹间的距离，作为“1 寸”的标准。将食指、中指、无名指三指并拢，以中指第一节横纹为基准，这三指的横向跨度即为“2 寸”；同理，四指并拢时的总横向长度则为“3 寸”。运用这样的度量方法，能迅速而准确地定位穴位。

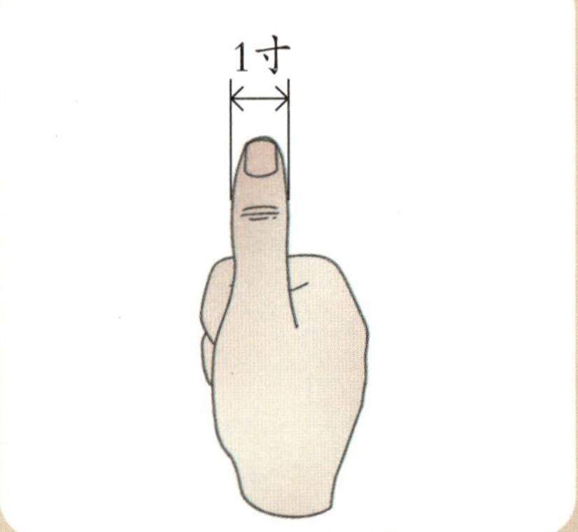

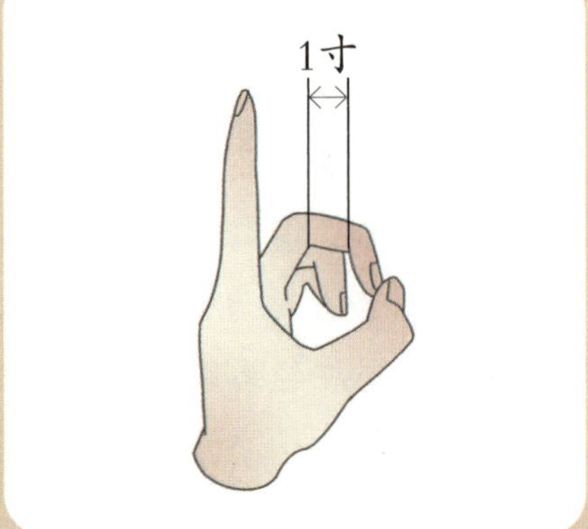

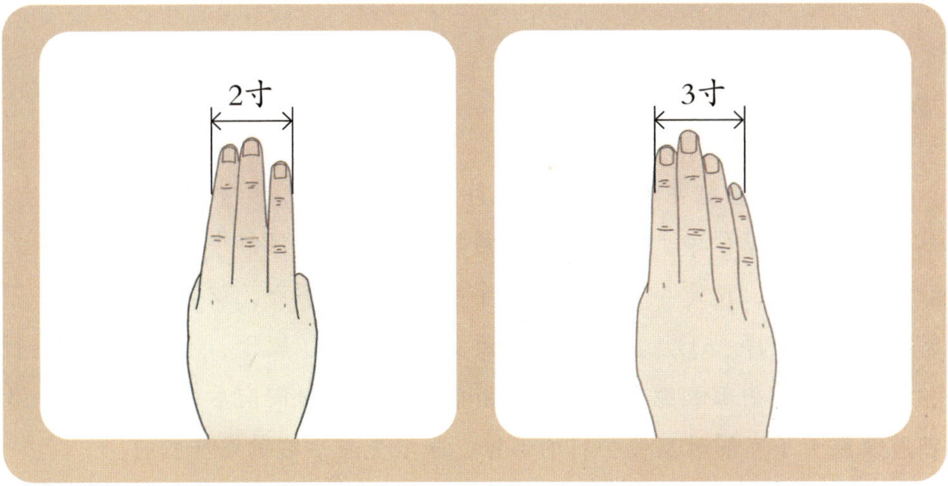

中医的“宁失其穴，勿失其经”，强调了经脉走向的重要性。它是说即便穴位定位略有偏差，只要经脉路径无误，治疗效果依然可期。因此，自我保健没必要将所有的穴位都记下来，只要掌握经脉分布走行，记住几个关键穴位即可。

身体不同部位拍打穴位的技巧和功效各异：头面颈肩部穴位，宜用拳轮轻叩的手法或用弹法，不能太用力。小腹拍打以补虚为主时，采用轻柔手法，用缓和的力度，平稳的节律。疏通经络时，宜用力拍打，偏于泻法。腹股沟作为气血要冲，拍打可助气血畅通，对泌尿生殖健康尤为有益；四肢肌肉多，拍打非常安全，可以重点运用拍打疗法；躯干穴位循经拍打，后背较高的部位因位置特殊，宜采用反手拳背叩击手法，或者是“靠背”方式撞击刺激，例如撞墙或撞树。

此外，穴位功效亦有规律可循：阳经穴位多起到局部治疗的作用，阴经穴位可以循经远传，治疗远端病症，或者是内脏疾病。治疗时可根据此规律，针对症状选择合适的经络与穴位，虽非绝对，但确有指导意义。总之，找准身体的穴位，结合正确手法，方能发挥中医穴位疗法的最大效用。

拍打疗法的操作方法

◆拍打顺序：从上往下

准确地说，拍打并没有固定的顺序，它是随意的，依据个人的习惯而定。然而，在实际操作中，为了防止遗漏某些部位，确保每个部位都能得到充分放松与调理，设定一定的拍打顺序很有必要。下面，就为大家介绍一下常用的拍打顺序：①从上往下，按照头颈、上肢、躯干、下肢的顺序进行拍打；②拍打头部和躯干时，按照由前向侧，再由侧向后的拍打路径；③四肢及躯干不宜同时双侧拍打的部位，采取先左后右的顺序拍打。

遵循这样的拍打顺序，不仅能帮我们照顾到身体的每一个部位，而且还蕴含着一定的医学意义。首先，头部作为诸阳之会，是手足三阳经汇聚的地方，因此先拍打头部可以最大限度地振奋阳气，为后续拍打做好铺垫，同时也能起到提神醒脑、集中精神的作用。

此外，人体阴阳二气的分布特点是阳气在上、阴气在下，因此拍打顺序从上到下符合人体自然的生理规律，有助于清阳上升、浊阴下降，促进气血的循环与平衡。先左后右的顺序则与人体正气左升右降的生理机制相契合，通过先拍打左侧来引领气机的正常升发，再拍打右侧来促进气机的顺畅下降，从而达到调和阴阳、疏通经络的目的。

◆拍打方法

头颈的拍打方法

准备工作

①取坐姿或站姿，保持头部端正、身体挺直以及精神集中。

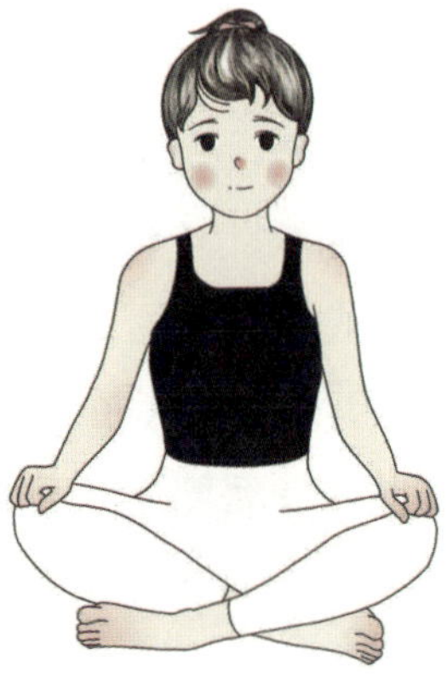

取坐姿，挺直腰身

②轻晃脖子，促进头颈部的经络气血流通。接着，脖子挺直并向上延伸，有种被轻轻拔高的感觉，想象头顶能触及天空。

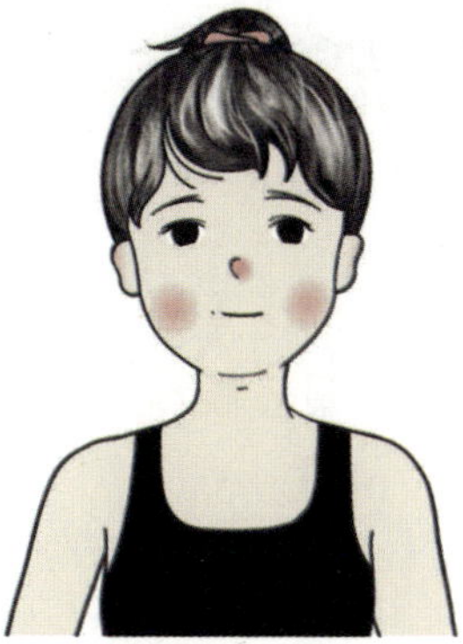
脖子挺直并向上延伸

③将双手搓热，以激发掌心的气血。随后，按照从下往上，再由前至后的顺序，用适中且均匀的力度分别轻轻搓揉面部和头顶。

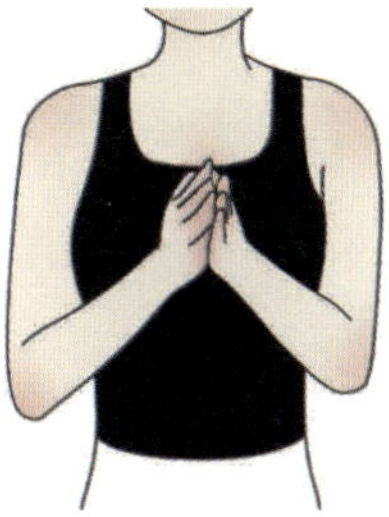
双手搓热

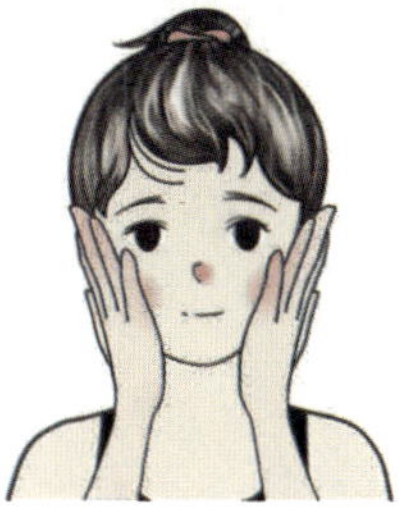
从下往上搓面部

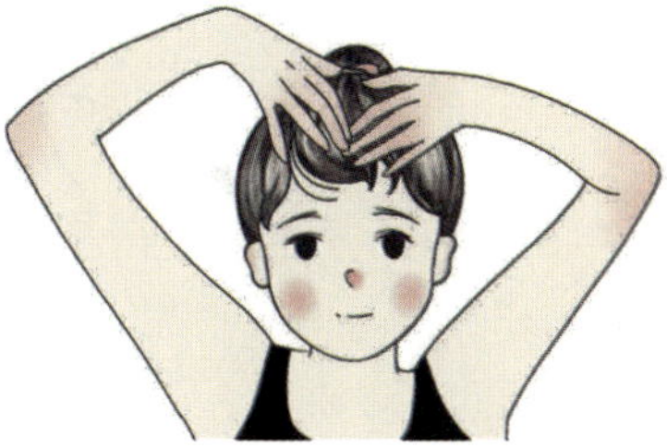
从前到后搓头顶

④搓脸时，展开两手拇指，用拇指的指腹搓揉脸部侧面，同时也要照顾到耳朵区域，依次揉耳门、听宫、听会这三个穴位。至后脑时，重点按揉风池、风府穴。

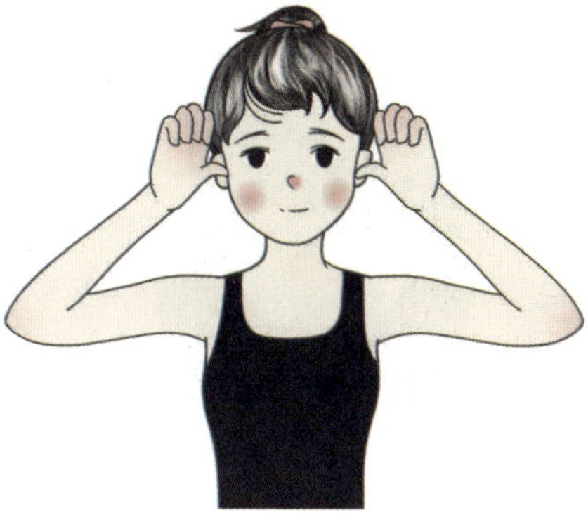
双手拇指按揉耳门穴

头面部的拍打法

掌拍法

①完成搓洗步骤后，轻轻拍打脸部，特别是腮部区域，并逐渐加大拍打力度，直至感到轻微疼痛。足阳明胃经主要沿着腮部循行，拍打腮部能促进胃气和降。

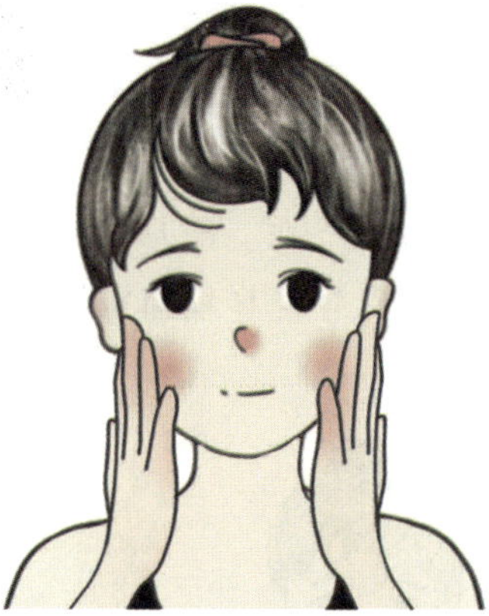

手掌拍打腮部

②用手掌心拍打头顶百会穴，力度以不造成头晕为标准。坚持拍打百会穴，能使精神旺盛、思维活跃。

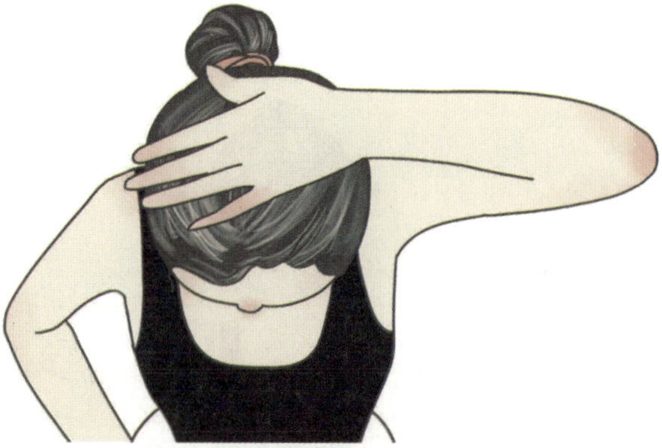

手掌心拍打头顶百会穴

拳头叩击法和弹击法

①前额部位最适宜采用拳眼叩击。双手轻轻握拳，轮流用双拳拳眼轻叩前额，同时微微闭眼，感受头部的轻微震动，力度需适中，避免引起头晕感。（拳眼，即当你握拳时，位于拇指一侧、虎口前方的部位）

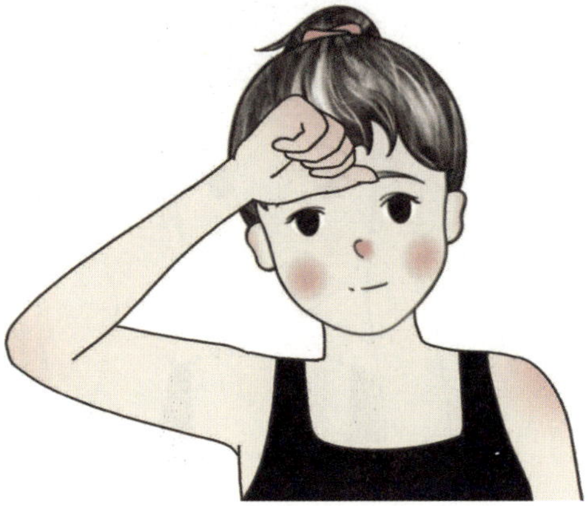

拳眼叩击前额

②下颌部位最适宜采用拳面叩击。叩击时，应轻轻咬合牙齿，力度轻柔。按照正确的手法持续叩击一会儿，口腔内的唾液会逐渐增多，待唾液积聚满口后，缓缓咽下，这有助于气血的滋润与调和。（拳面，拳的最前端，面积较大且表面平整）

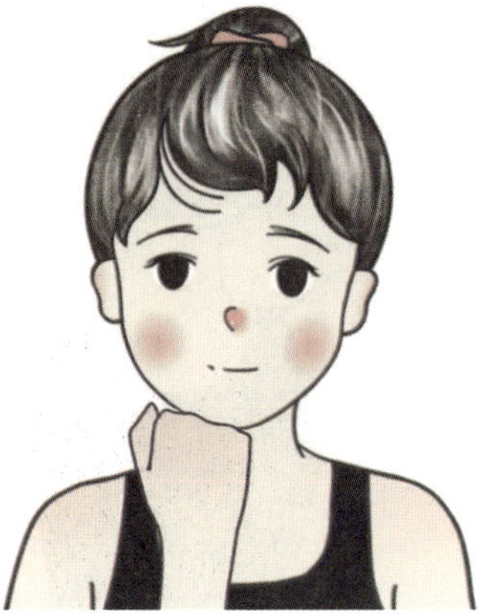

拳面叩击下颌

③用拳轮轻叩耳前的区域。握拳用拳轮轻叩耳前区域（含颊车、听宫、听会、耳门等穴），左右手交替，力度轻柔。叩击时出现轻微耳鸣属正常现象，会自行消退。（拳轮，指握拳时由小指弯曲所围成的部分）

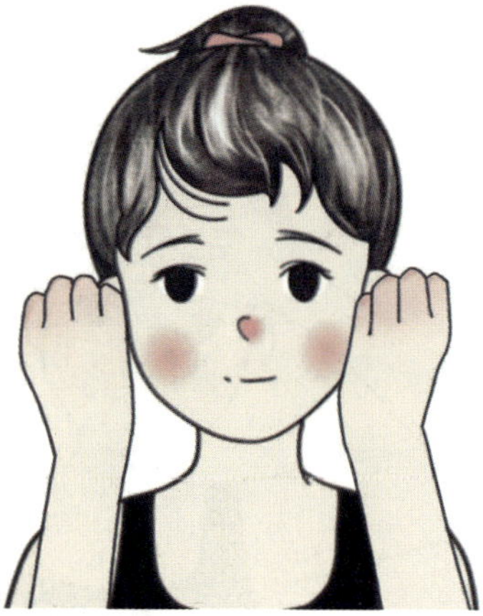

用左右拳轮叩击耳前部位

④头面部穴位适合采用弹击法，即小面积拍打法。头面部关键穴位有头维、阳白及脑后天柱、玉枕、风池等。弹击风池穴时，手掌捂耳，食指叠放在中指之上，食指和中指相对用力，在中指向上的同时食指指腹向下弹出，轻轻弹击穴位，可双侧或交替进行，闭眼感受声响。手法正确可促进唾液分泌，唾液满口后建议分三次慢咽唾液以滋养身心。

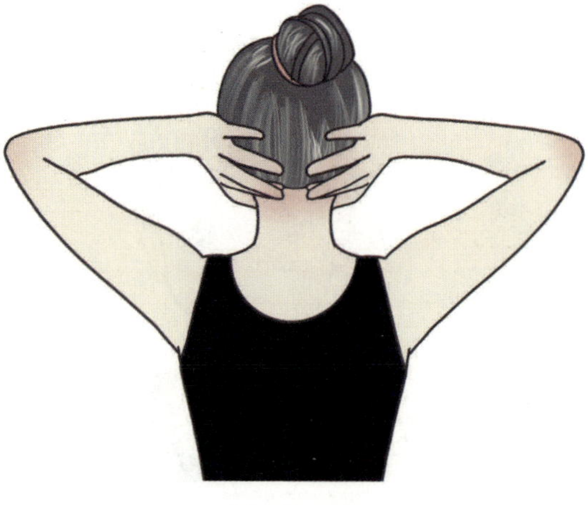

弹击风池穴

颈项部的拍打法

①低头显露后颈，双手拍打至皮肤微热。由于颈部主要由骨骼和韧带构成，肌肉较少，因此拍打感类似击鼓的感觉，脑部伴有震荡效应。

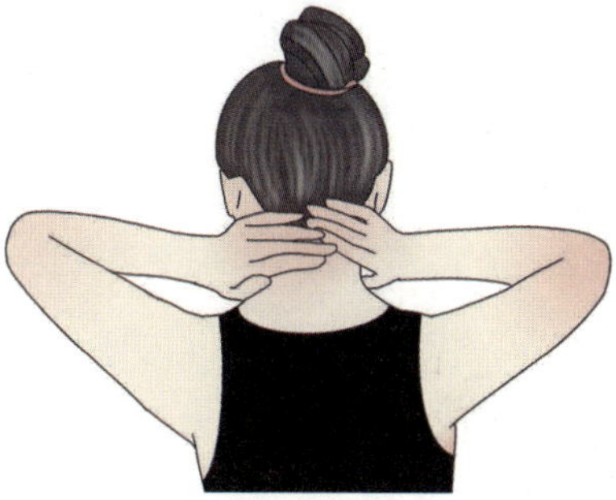

双手掌心拍打颈骨

②颈侧部位，可用双手交替拍打，先用右手叩打左侧颈部，然后再用左手叩打右侧颈部。

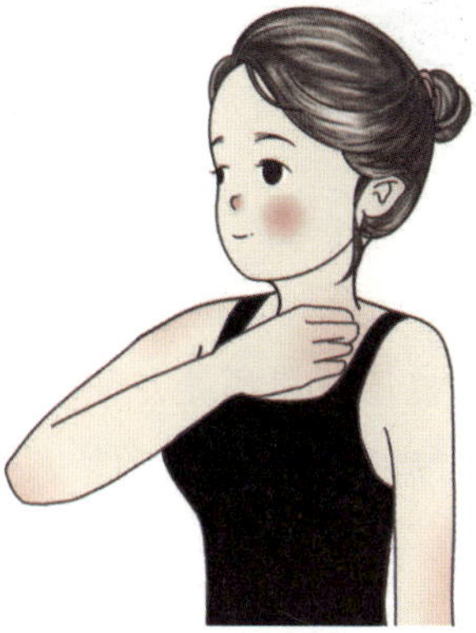

用右手叩打左侧颈部

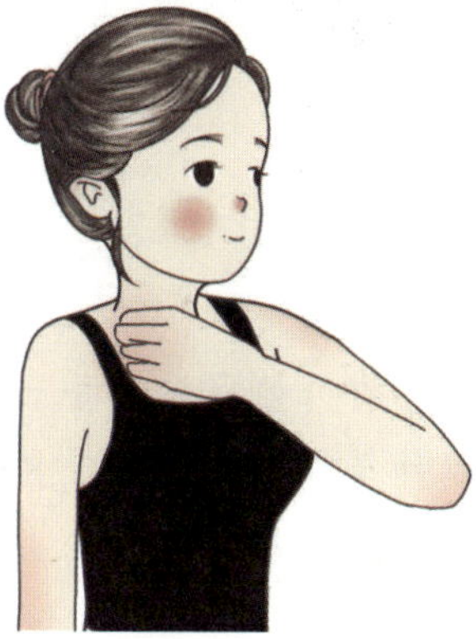

用左手叩打右侧颈部

③颈部正中间是任脉的循行路线，宜采用轻弹法。

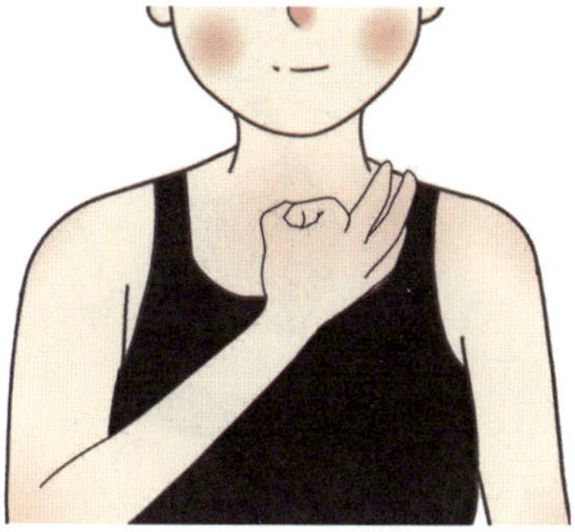

轻弹颈前正中的任脉

上肢的拍打方法

①手臂内侧的拍打方向，应当是从肩膀一路向下延伸到手部。这是因为手臂内侧循行着手三阴经，该经络的走向是从胸部起始，经过肩部，最终通达手部。

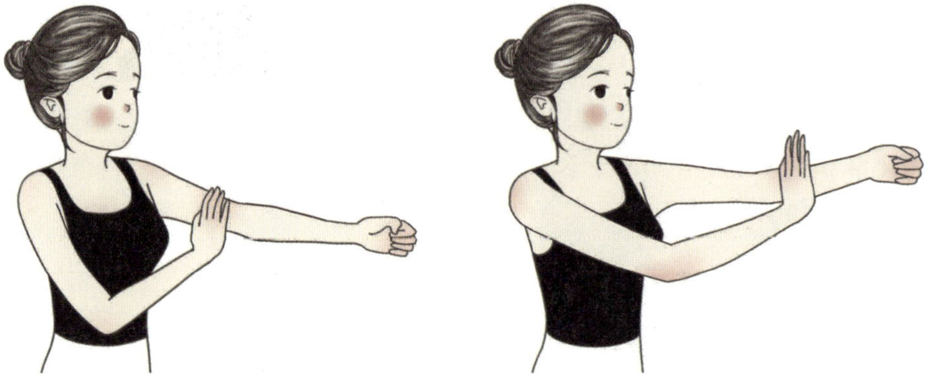

循手三阴经拍打手臂内侧

②手臂外侧区域是手三阳经的所在之处，其正常循行路径是从手部起始，一直延伸至肩部。因此，拍打时，应遵循从手部向肩部的顺序进行。

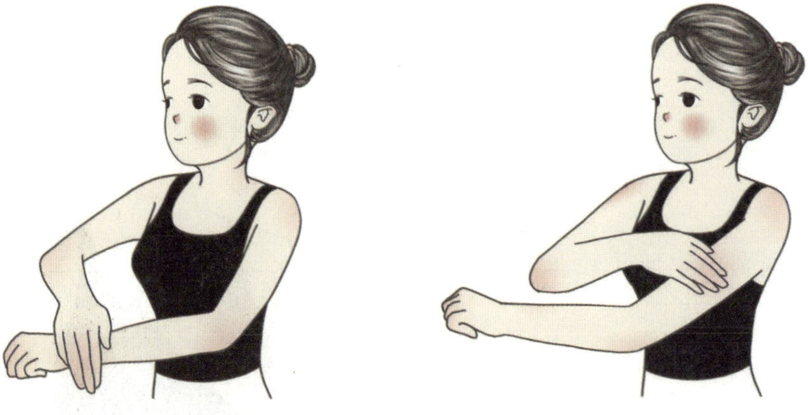

循手三阳经拍打手臂外侧

③肩膀靠后的位置，宜采用双手抱肩的姿势拍打，右手掌心扣在左肩上，左手掌心扣在右肩上，力度适中，也可用甩手拍打的方法。

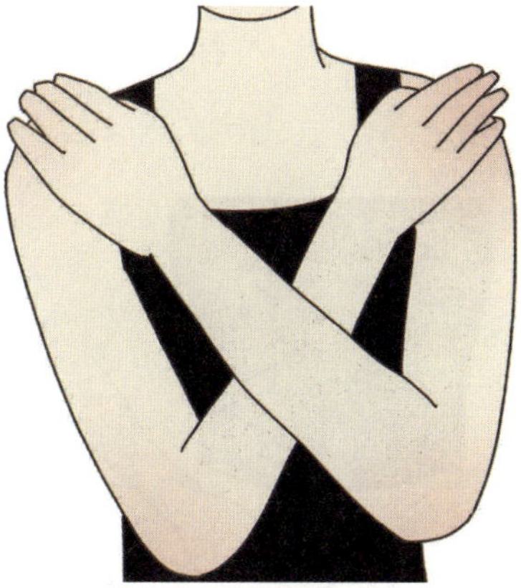

双手抱肩

④一只手向上伸直，另一只手的手背轻拍腋下，之后换另一只手重复此操作。

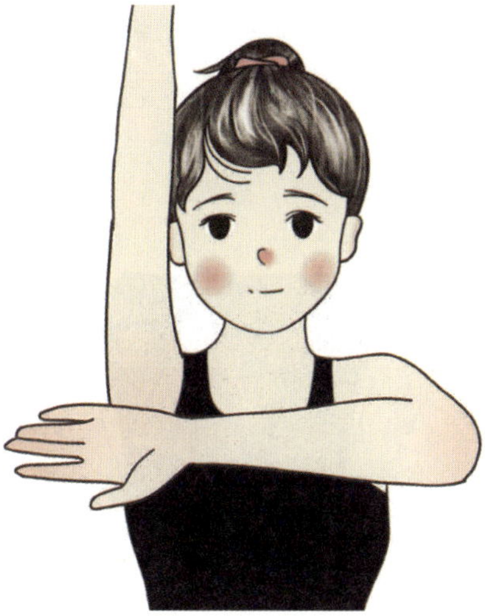

手背拍腋窝

躯干的拍打方法

①胸部的肌肉较为结实，适宜用力拍打，要注意的是，女子的乳房不能用力拍打。

②腹部脂肪较多，适宜用力拍打。拍打腹部时，肠腑受到刺激，会增强肠蠕动，能治疗和缓解便秘。

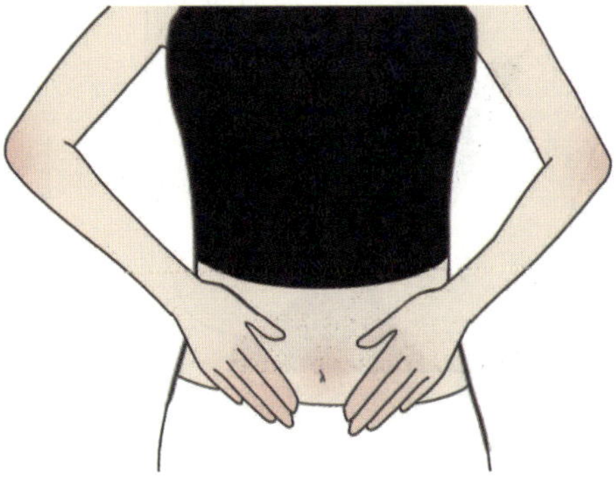

用力拍打腹部

③小腹部与肾气相通，丹田位于小腹区域内。小腹部适宜轻拍，轻拍能振奋肾气，固护精气。拍打时，小腹部有发热感。

④胸腹部位中线的任脉对人体至关重要。拍打时可按任脉走行方向上下来回拍打，力度应适中，且应尽量回避鸠尾穴。

⑤带脉环腰而行，宜用左右手拳轮来回叩击的方式进行按摩，力度可适当加大。

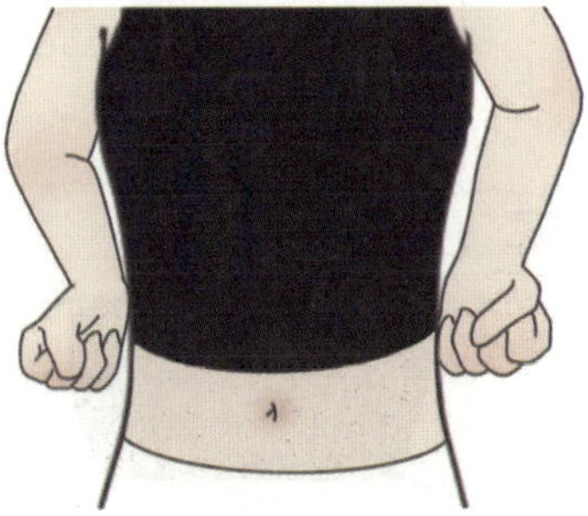

用拳轮用力叩击带脉

⑥顺势拍打身体侧面的穴位，主要是章门、京门两穴。拍打这两个穴位，可以调畅气机。

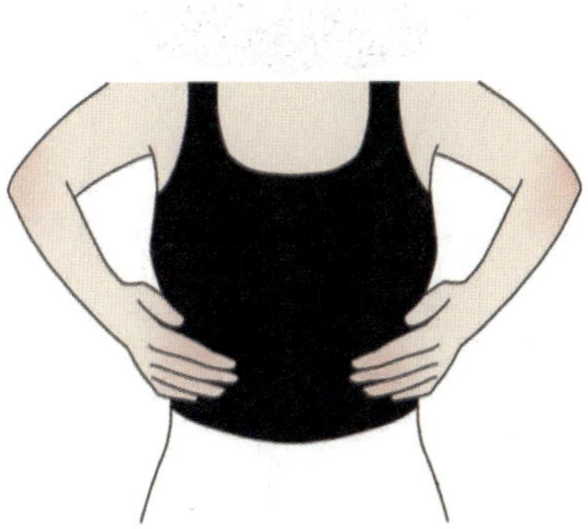

掌拍章门穴

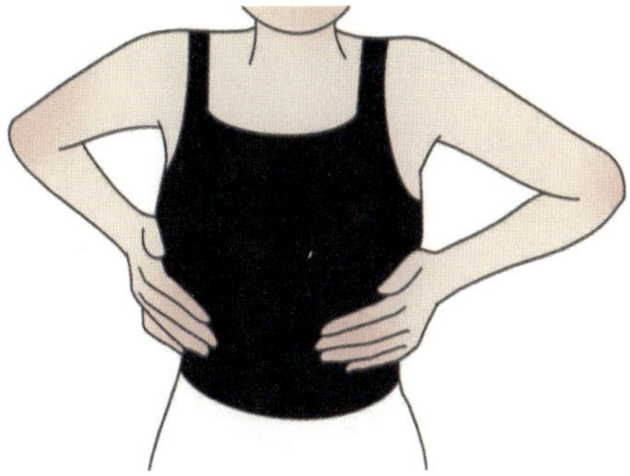

掌拍京门穴

⑦运用振翅法，拍打大包穴。拍打时，将手臂弯曲，模仿鸟儿拍打翅膀一样拍打体侧，力度适中，以微感胀痛为宜。

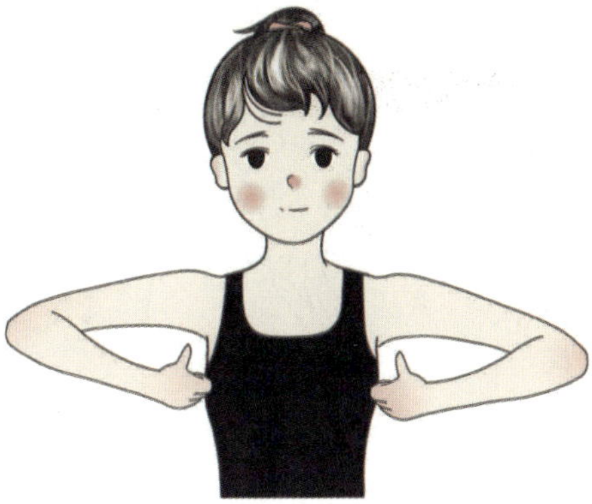

振翅法拍击体侧大包穴

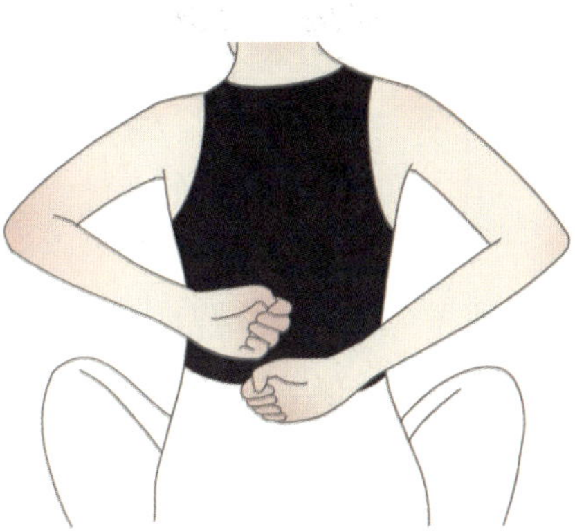

弯腰拍打督脉

⑧利用撞墙或者撞树法拍打后背，力度适中，以微感胀痛为宜。后背主要有两条经脉，一条是督脉，位于正中线，总督一身之阳；另一条经脉是足太阳膀胱经，有抵御风寒之邪的功效。也可弯腰拍打督脉、膀胱经上的穴位，拍打时一定要注意保暖防风。

下肢的拍打方法

①自然站立，双手用力拍打环跳穴，拍打时臀部的肉会震颤。

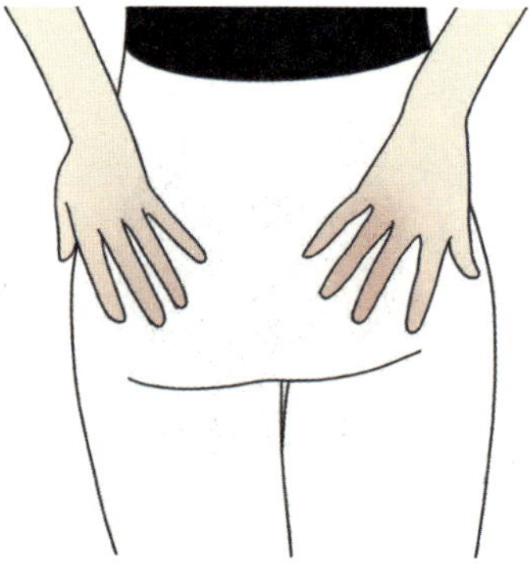

双手用力拍打环跳穴

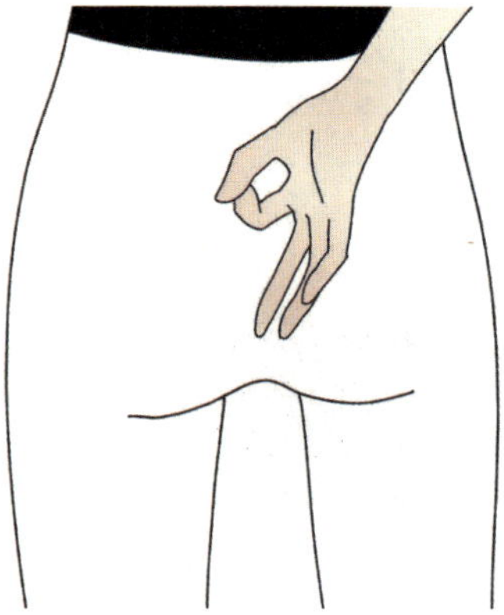

食指弹击长强穴

②臀部中间后正中线最末端的位置是长强穴，可用食指或中指弹击，力度适中为宜。

③双腿站直，五指张开拍打大腿，力度适中为宜。

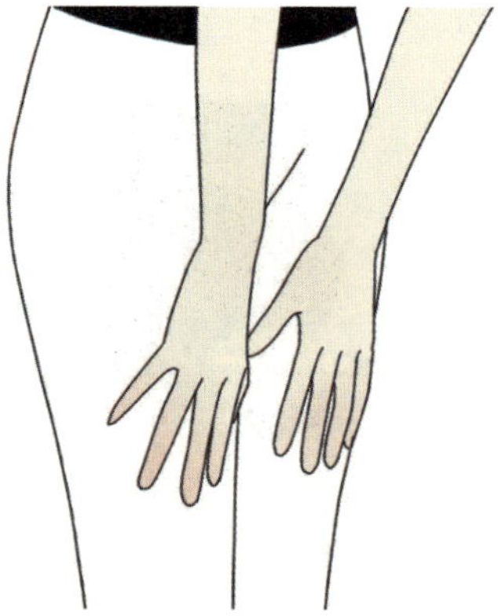

五指张开拍打大腿

④手掌用力拍打胯部，手掌覆盖股四头肌、腹股沟、两胯，可稍微用力拍打，以微感胀痛为宜。

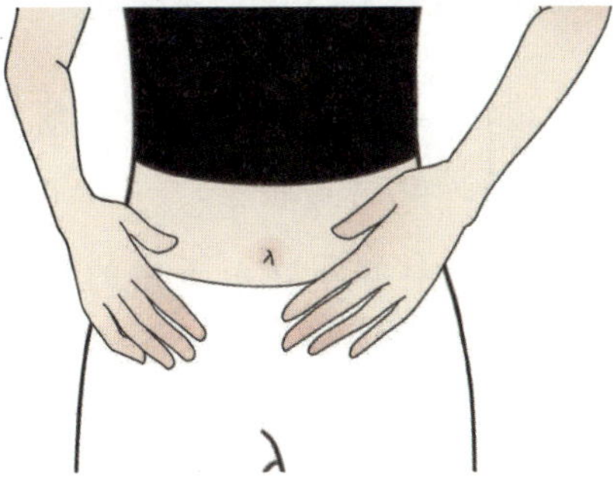

手掌拍打胯部

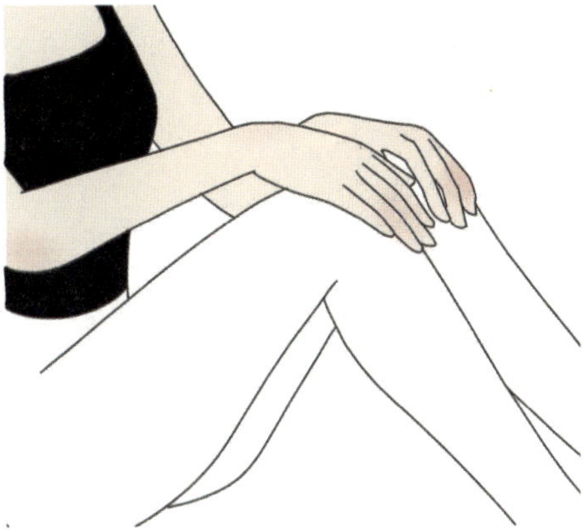

掌心拍打髌骨

⑤取坐姿，屈腿使膝盖凸出，用掌心拍打髌骨，拍打时需使手掌呈碗状，力度适中为宜。

⑥取站姿或坐姿，拍打足三里穴，顺带拍打小腿外侧的肌肉，力度适中，以出现酸痛感为宜。

⑦取坐姿，将一条腿的脚掌搭在另一条腿的小腿上，脚掌心朝外，用手背拍打足心。

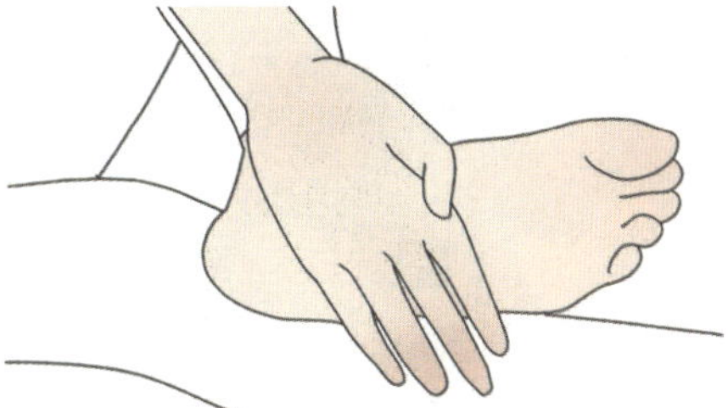

用手背拍打足心

◆拍打的时间和频率

拍打养生法，尽管看似随意，实则要想获得更佳的养生效果，需掌握正确拍打时间与频率：

①拍打养生在一天中的任何时候都可以进行。

②身体健康、追求日常保健的人群，每次拍打头部、肩部、腋窝、肘部、膝部等部位1~5分钟，每天进行1~2次，可以疏通经络、促进气血运行。当然，多次拍打亦无不可。

③若处于亚健康状态，身体某些功能有所下降，除了拍打上述部位外，还应在病灶处适当延长拍打时间，每次5~30分钟，每日1~2次，有助于改善局部功能，促进身体功能恢复。

④已出现明显不适或病灶者，如膝盖疼痛、肩周炎、颈椎病、头痛、失眠等患者，应重点拍打相关部位半小时以上，每天1~2次，拍打次数无限制。

⑤大病初愈或患有严重疾病者，如肩周炎导致手臂无法高举、行动不便，以及牛皮癣、心脏病、高血压、糖尿病、癌症等患者，建议从头至脚全面拍打，特别是双肘、双膝及病灶部位，每次可拍打1小时以上，每天1~3次。视病情可做调整。

⑥拍打几次后，再次拍打皮肤却不易出痧，并不意味着拍打失去了效果。此时，仍应坚持定期拍打，视之为日常保健的一部分。因为无论是否出痧，只要拍打就能疏通经络，发挥保健与治疗作用。

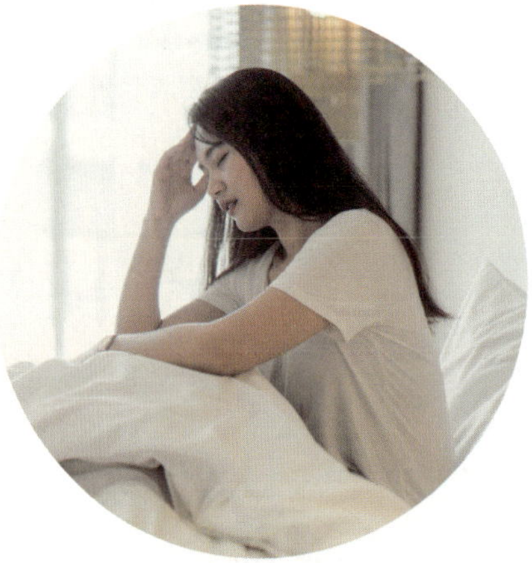

⑦拍打的时间和频率并非一成不变，而是因人而异。无论是否出痧、健康与否，都可以每天进行拍打，一次无法完成可分多次进行。拍打养生无副作用，若遇到严重疲劳反应，可适当休息后再继续，确保拍打过程既有效又安全。

拍打的注意事项

◆拍打的注意事宜

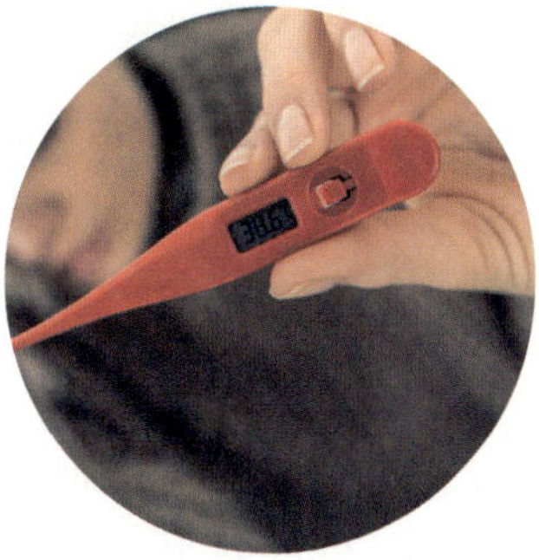

拍打疗法并非人人适宜，每个人的身体状况不同，适宜的养生方式也随之而异。因此，在进行拍打养生时，必须严格遵守一系列注意事项：

①拍打时，室内温度应保持在25~30℃，以避免因温度过低而受凉，或温度过高引发大量出汗，从而影响拍打效果。

②在拍打前，受术者需适当休息，确保情绪稳定，并排空大小便，脱去外衣，为拍打做好准备。

③一般而言，拍打开始时宜轻，随后逐渐加重。对于儿童和年老体弱者，手法应更为轻柔；而对于年轻体壮者，则可适当加重手法。对于痹证、痿证及感觉功能迟钝者，手法亦需适当加重。肩部、背部和腰部宜轻拍，骶部则需重拍；四肢肌肉丰满处手法可重，而关节及肌肉较薄处则需轻柔。

④在某些情况下，拍打疗法并不适宜。例如，当出现昏迷症状，或身体有急性创伤、严重感染时，应避免拍打，以免加重症状。

⑤在拍打过程中，若受术者出现心慌、心悸、发热、炎症、出血、疮疖等症状，应立即停止拍打，并及时就医。若受术者在拍打时表现出烦躁不安、面色发白、冷汗淋漓或脉搏过快等异常反应，也应立即停止拍打，让受术者平卧，并饮用温热的糖水或盐水以缓解症状。

⑥拍打后，若体内积滞严重，可热敷或用药酒轻揉，忌冷水。若同一部位痧未消退，应避免带痧拍打，可待瘀滞消失后再拍打。

⑦在拍打过程中及拍打后，还需注意避风保暖。不可用电扇或空调直吹，以免风寒之邪通过开泄的汗孔侵入体内，引发新的疾病。同时，拍打前后可适量饮用热水，补充水分，防止头晕疲劳。

⑧洗浴应在拍打结束3小时后进行，避免使用凉水。

◆这些人须慎用拍打疗法

①疼痛过敏体质者。

②患有出血性疾病的人，如血小板减少、白血病、过敏性紫癜等。

③恶性肿瘤、结核病患者，骨质疏松患者，还有原因不明的肿块患者。

④骨折、新扭伤、脱臼未恢复者，以及皮肤有开放性损伤的人。

⑤孕妇和月经期妇女。

⑥皮肤局部有化脓、感染，或者皮肤外伤伴有明显炎症、红肿、渗液溃烂的人。

⑦急性传染病患者。

⑧发热患者，以及精神病患者。

⑨有严重的心、肺、肝、肾等重要脏器损害的人，以及严重糖尿病患者。

⑩过饥、过饱以及酒后神志不清的人。

⑪年老体弱、病重、病后极度衰弱的人。

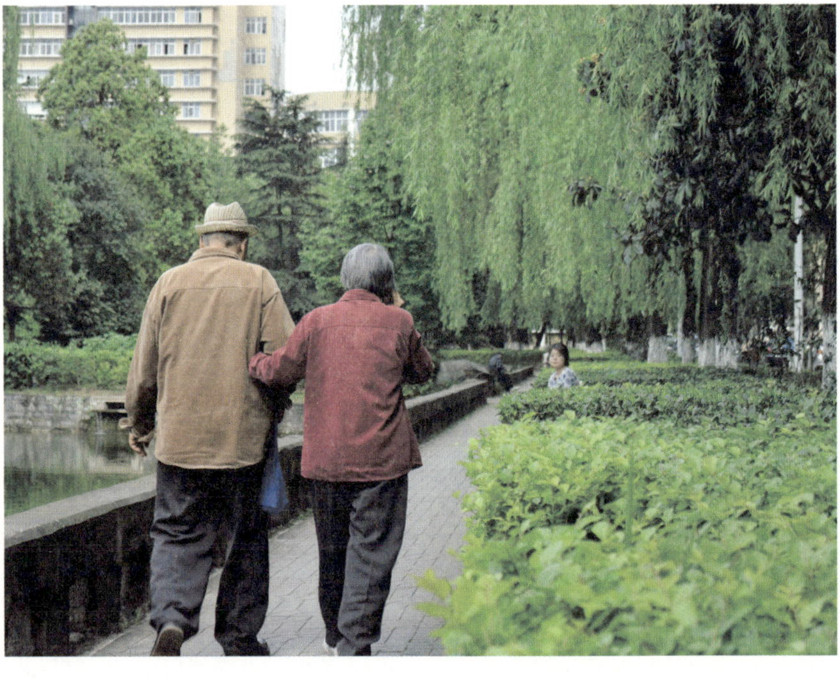

◆身体拍打后的症状

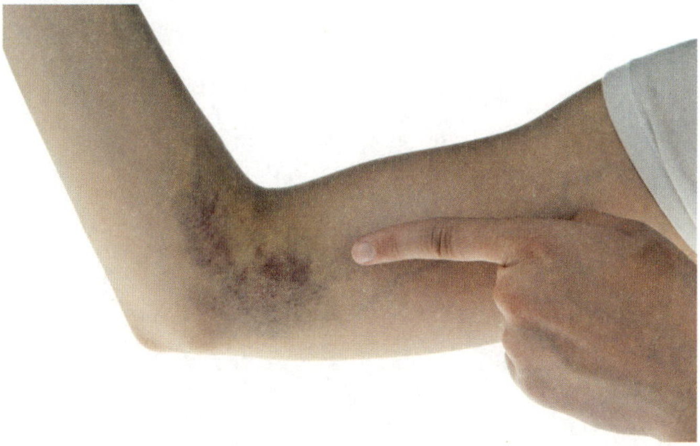

拍打后，身体可能会出现一系列症状，这是拍打对身体产生刺激并激活体内气血的正常反应。这些症状包括痛、麻、酸、胀、肿、痒等感觉，并可能出现大小便变化、打嗝放屁、长痘出疹等现象。这些表现说明身体正在排毒，经络穴位等正在被打通，是拍打养生见效的重要标志。

从中医角度看，这些症状被称为“气冲病灶”。当气机运行到有明显病变的经络时，由于经络处于停滞或堵塞状态（如气滞血瘀、痰凝、湿聚等），会形成冲击力和阻滞力的对抗，导致身体出现明显的反应，如疼痛、发热等，这是身体在自我修复和排毒的表现。

气冲病灶的过程长短不一，取决于个人所积聚的能量量级、疾病的性质、严重程度及病变部位的多少。因此，不必过分担心这些症状的出现，它们是身体在积极应对拍打刺激并努力恢复健康的表现。

此外，拍打后出现瘀青也是正常现象。这是拍打养生法为了刺激体内气血流通而使用一定力度拍打身体的结果。刚开始拍打时，皮肤可能会出现红色、青紫或伴有黑色包块的瘀斑。一旦出现这种情况，不建议继续拍打。因为过度拍打可能会加重局部组织损伤，增加感染风险，反而不利于身体恢复。正常情况下，这些瘀斑会在2~4天自行恢复。因此，在拍打养生过程中，应保持耐心并应坚持锻炼，相信身体的自我修复能力。

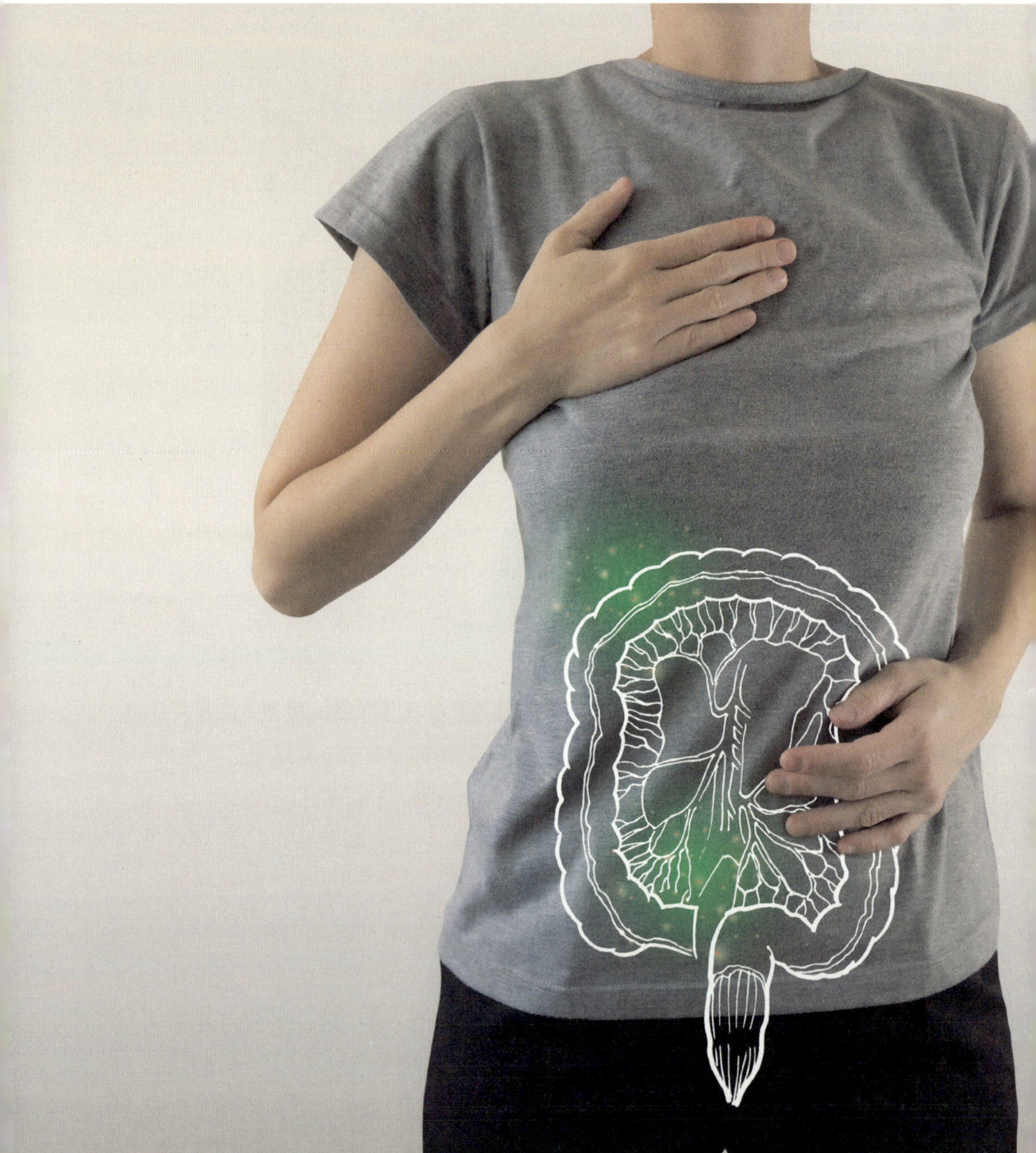

第六章

简单入门级拍打操，放松全身

本章介绍的拍打操，简单易学、操作方便，即便是初学者也能迅速上手，体验到全身轻松、压力释放的感受。这套拍打操不受场地限制，无论是在家中、办公室，还是在户外，都能轻松进行。通过简单的拍打动作，不仅能够促进血液循环，加速新陈代谢，还能有效缓解肌肉僵硬和疼痛，帮助大脑释放紧张情绪，收到全身放松的效果。

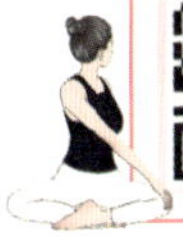

拍打上下左右前后，疏通全身经脉

拍打头面部

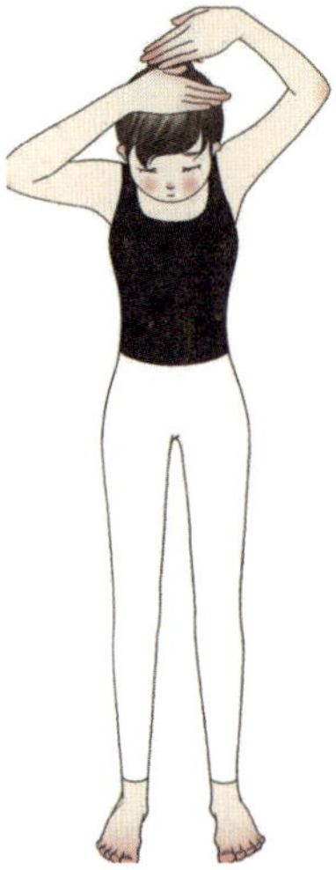

①轻拍头前后部，从头部前额轻拍到百会穴直至头后颈处风府穴。

②轻拍头部两侧，从头部前额两侧拍打至头后风池穴。

③从上往下轻拍，同时可按揉、摩擦头面部穴位。拍打头面部避免用力，一定要轻柔缓慢。

功效：促进头面部血液循环，具有疏通经络、缓解疲劳的效果。

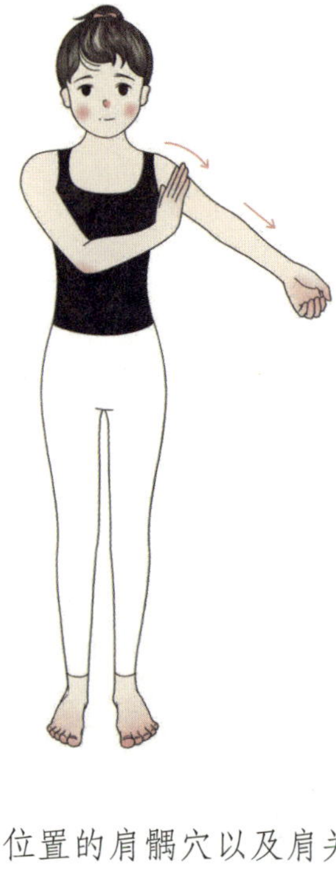

拍打上肢

①手掌沿着三阴经与三阳经的循行路径，上下拍打20~30次，左右交换重复此动作。

②合谷穴、内关穴以及曲池穴等重要穴位，可适当增加拍打力度。

功效：促进上肢血液循环，平衡体内阴阳之气。

拍打肩髃、肩关节周围

①手掌轻拍手臂外侧，特别是位于三角肌中心位置的肩髃穴以及肩关节周边的臑穴。

②左右手臂轮流进行，每侧拍打20~30次。

功效：促进肩部气血流通，有效预防并缓解肩周炎症状。

拍打肺俞穴、大椎穴

①手掌拍打背部第三胸椎旁开 1.5 寸处的肺俞穴，以及第七颈椎棘突下方的大椎穴。

②左右手轮流进行，每个穴位拍打 20~30 次。

功效： 通过拍打，能有效促进背部气血流通，确保气机顺畅，进而增强上呼吸道的免疫力，对预防肺部疾病及感冒具有一定的积极作用。

拍打天宗穴

①手掌以适当的力度拍打肩胛骨后方中部的天宗穴。

②左右手交替进行，每侧拍打 20~30 次。

功效： 找准穴位并施以适当力度拍打，能感到肩背部乃至上肢有一种电流般的麻酥感，这对于预防和缓解肩背痛具有良好的效果。

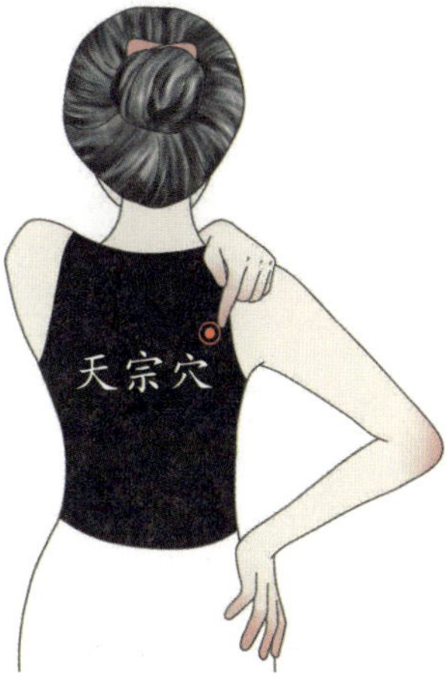

拍打肩井穴、秉风穴

①手掌拍打肩部正上方的肩井穴，以及位于天宗穴正上方、肩胛骨冈窝处的秉风穴。

②左右手轮流进行，每个穴位拍打 20~30 次。

功效： 促进肩背部气血流通，有助于预防和缓解肩背及肩颈部位的疼痛症状。

拍打气海穴、命门穴

①采用双手对拍的方式，一手轻拍腹部正中，另一手则拍打腰部正中，两手相对并同时用力，拍打 30~40 次。

②此过程中，不仅要拍打气海穴与命门穴，还应涵盖腹部的神阙穴、关元穴、中极穴、天枢穴，以及腰部的阳关穴。

③每次拍打的瞬间应注意呼气，以防内脏受损，并能进一步提升舒筋活络的功效。

功效：能促进腰腹部气血的流通，收到舒筋活络的效果，并且有助于调节消化系统、泌尿生殖系统以及内分泌系统的功能。

拍打脊柱与脊柱两侧

①采用手背交替拍打的方式，从骶部起始，沿脊柱及其两侧区域依次向上拍打，直至手背无法继续上升，随后再缓缓向下拍打，直至回到骶部。

②完成一次上下拍打的动作为一轮，建议进行 10~20 轮，每日练习 1~3 次。

③在此过程中，可配合腰身扭动以带动双臂运动。拍打时务必使双臂充分甩开，以产生较大的爆发力。

功效：能有效促进气血流通，对于肩周炎、腰肌劳损、腰腿疼痛以及颈椎病等，具有良好的预防和缓解作用。

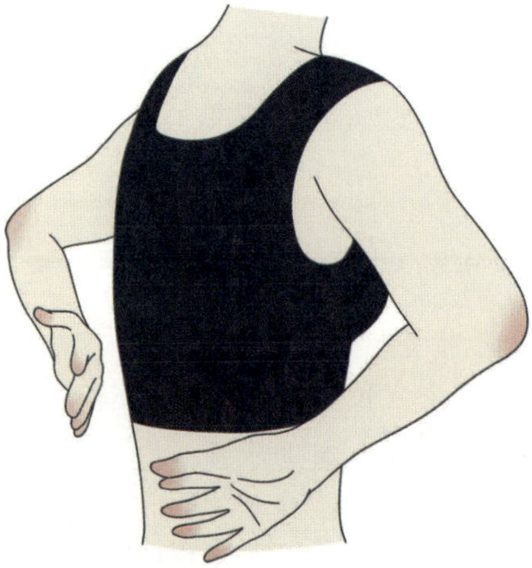

拍打臀部与大小腿外侧

①双手紧握成拳，用拳头的掌侧面以适当的力度对臀部以及大腿和小腿进行拍打。

②拍打时，两侧同时进行，从环跳穴开始，由上至下，再由下至上，沿着小腿外侧面的前、中、后位置依次循环拍打，整个循环拍打一遍即可。

功效：人体的大小腿外侧面主要循行着足三阳经脉，具体包括足阳明胃经、足少阳胆经和足太阳膀胱经。上述拍打方法正是针对这三条经络进行拍打，对于腰腿痛等下肢疾病具有良好的预防和缓解效果。

拍打大小腿内侧

①双手紧握成拳，用拳的小鱼际部位拍打。

②拍打时，两侧同时进行，从箕门穴开始，由上至下，再由下至上，沿着小腿内侧的前、中、后部位依次循环拍打，整个循环拍打一遍即可。

③在拍打的过程中，还可重点拍打血海穴、阴陵泉穴、三阴交穴以及蠡沟穴。

功效：人体的大小腿内侧主要分布着足三阴经脉，具体包括足太阴脾经、足厥阴肝经和足少阴肾经。通过对这三条经脉进行拍打，可以发挥健脾、补益肝肾的作用，从而有效预防和缓解下肢疾病。

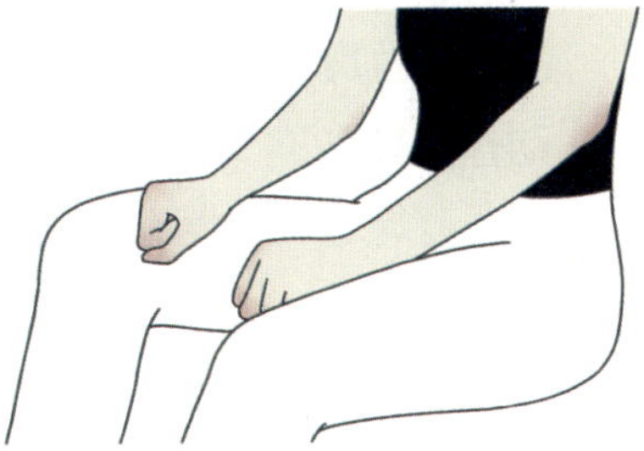

拍打大小腿内侧

拍打前胸

①用右掌轻拍左胸，同时左掌拍打右胸。

②拍打之前，应先深吸一口气，拍打的节奏可稍快，并遵循从上至下的顺序。

③拍打的同时应配合发出“啊——”的声音，以此帮助深呼气。

功效：促进胸部气血流通，对预防心肺疾病具有积极作用。

拍打几分钟，从头到脚都放松

◆一分钟拍打功，放松身体

操作方法：

站立或坐位，用两手轻轻拍打自己的身体，按照以下顺序进行：

①两手拍面部8拍，再拍头部8拍。

②拍脖子、后背各8拍。

③拍腰部8拍。

④拍臀部及两大腿外侧8拍。

⑤拍两小腿外侧8拍，再拍两小腿内侧8拍。

⑥拍两大腿内侧8拍。

⑦拍腹部8拍。

⑧拍胸部8拍。

⑨用右手拍左上臂内侧8拍，再拍左前臂内侧、外侧及左上臂外侧各8拍。

⑩换左手拍右上臂内侧8拍，再拍右前臂内侧、外侧及右上臂外侧各8拍。

⑪两手拍胸部8拍，最后拍腹部8拍。

动作要领：

①拍打时，两手尽量放松，运用腕力，用力要适中，避免过度用力导致受伤。

②严格按照上述顺序进行拍打，不要随意更改。

③如果能配合音乐进行拍打，跟着音乐的节奏和韵律，效果会更加显著。

拍打各部位的功效：

拍打头颈部：激发脑部活力，使人愉悦，精神舒缓；还能有效缓解头痛、头晕症状，并改善脑部血液供应不足的症状。对于中老年人而言，还具有促进大脑健康、增强记忆力的作用。

拍打胸背部：刺激胸背部皮肤和皮下组织，可以促进体内血液循环，进而增强内分泌系统和提升整体免疫力；还有助于预防和治疗各种呼吸道及心血管疾病，或减轻其相关症状。此外，还能在一定程度上延缓中老年人肌肉的萎缩过程。

拍打四肢和关节：适度放松肌肉和关节，能有效预防并缓解四肢及关节的各种不适症状。

拍打腰腹部：有效防治腰痛、腰酸、便秘、腹胀和消化不良等病症。

◆拍打手部，调理五脏

中医认为，人的手掌上分布着心经、肺经与心包经这三大重要经络。通过拍打手掌，能够激发这三条经络的活力，进而调和五脏六腑的功能，为心肺注入新的活力，并增强免疫力。

人的手背上隐藏着大肠、小肠和三焦这三大经络，它们分别掌管着人体的呼吸、血液循环、消化以及排泄系统。时常拍打手背，就如同为这些系统打通了“任督二脉”，确保它们运行无阻。

而手指，这个我们日常生活中使用最为频繁的器官，其指尖的末梢神经异常丰富，是全身经脉交会的枢纽。通过拍打手指，不仅能够促进全身经脉的畅通，达到强筋健体的效果，还能加强手与大脑之间的联系，让思维更加敏捷，延缓大脑的衰老过程。

【操作方法】

①双手掌心及手指相互对应，模拟鼓掌的动作，连续不断地拍打 5 分钟。

②拍手背。先用左手拍打右手背 2 分钟，然后换右手拍打左手背，同样持续 2 分钟。如此左右交替进行 3 次。

③拍手指尖。两手五指张开并稍微弯曲，使指尖相互对应，拍打 3~5 分钟。

可根据个人实际情况，适当延长或缩短拍打时间。

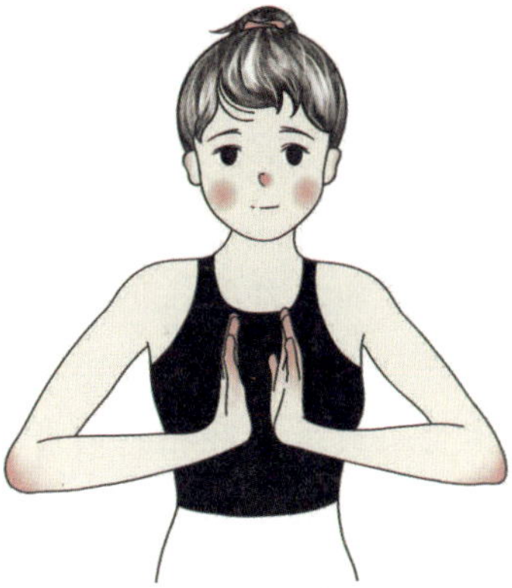

拍打手掌

◆拍打头部，提神醒脑

中医认为，拍打头部不仅能够提神醒脑，使人精神焕发，还能有效缓解头痛、脑涨及眩晕等不适感。选择在中午休息时段或夜晚临睡前拍打头部，还能发挥健脑益智的功效，有助于预防高血压、脑栓塞以及失眠等现代生活常见的健康问题。

【操作方法】

①双脚分开与肩同宽，自然站立。

②用两手掌心，从头顶开始，轻拍头部。一只手向前拍打到前额部位，而另一只手则向后拍打到颈后的大椎穴（即第七颈椎棘突下方）。

③从头顶出发，向头部的两侧拍打，直至太阳穴，重复 10 次。

④用左手掌心拍打头顶中央的百会穴（即两耳尖连线的中点处），持续拍打 100 次。

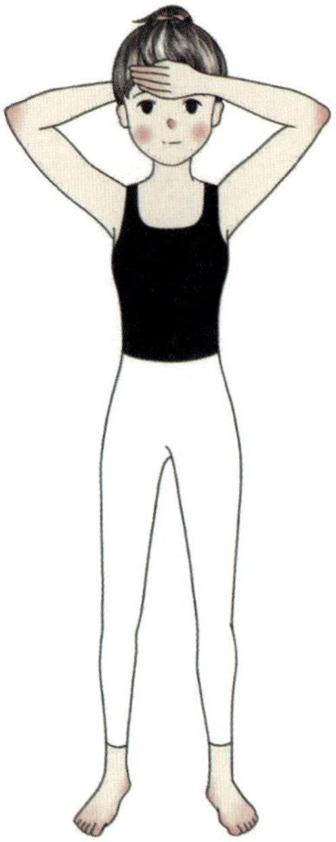

拍打头部

◆拍打胸背部，促进新陈代谢

拍打胸背部，能提升局部组织的温度，进而加速血液与淋巴液的循环以及新陈代谢过程，有助于缓解呼吸系统及心血管疾病的相关症状。

【操作方法】

①身体自然站立，冬季时建议脱掉棉衣。

②双手呈半握拳状，用左手拍打右胸，随后用右手拍打左胸，顺序由上至下，再由下至上，左右胸部各拍打 200 次。拍打胸上部时，可适当加大力度，但向下拍打时力量应逐渐减小。

③双手半握拳，左手伸至头后，轻轻拍打右背部；右手则拍打左背部，背部每侧拍打 100 次。

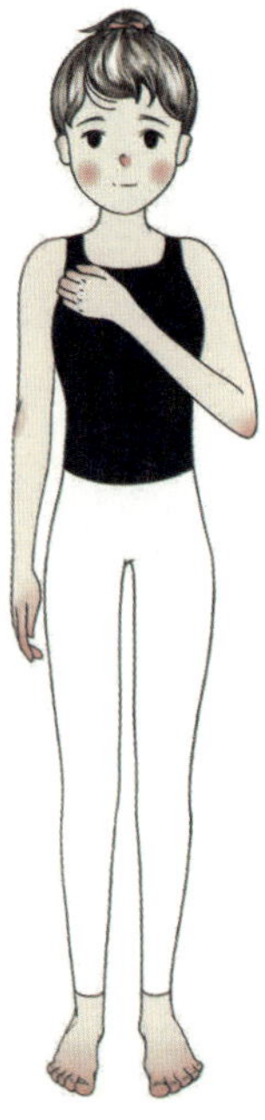

拍打胸部

◆拍打腹部，消减腰腹部赘肉

拍打腹部是一种有效的减脂方法，能减少腰腹部的赘肉。此外，腰部做旋转摆动练习同样有效，这种运动不仅能够促进腹部脂肪的消耗，还有助于预防腰部肥胖的发生。将拍打腹部与腰部旋转摆动练习相结合，可以更有效地消除腰腹部的赘肉，收到更佳的减脂效果。

【操作方法】

①站立，双手自然下垂。身体向左侧旋转摆动，同时双手也随身体的旋转而摆动。右手掌轻拍腹部左侧，而左手背则轻拍腰后部右侧，重复100次。

②身体向右侧旋转摆动，双手跟随身体的旋转而摆动。左手掌拍打腹部右侧，右手背则拍打腰后部左侧，重复100次。若时间允许，可重复做多次。

③拍打的力度，可根据个人的承受能力来调整。

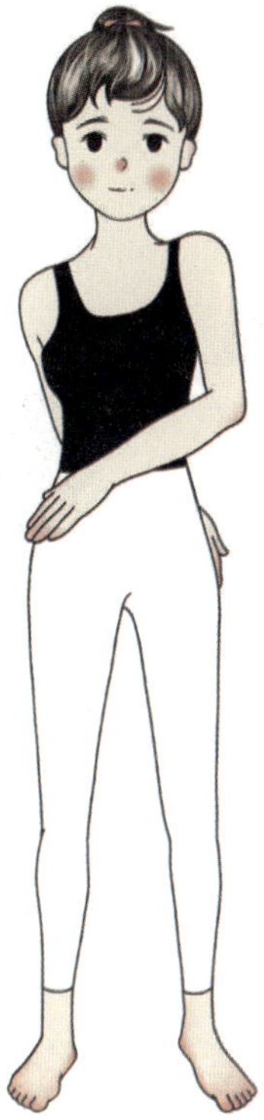

拍打腹部

◆拍打下肢，防治腿部疾病

适当拍打下肢，能有效促进双腿的血液循环，舒展与放松双腿，从而预防腿部疾病的发生。特别是那些水湿型肥胖的人，他们更容易遭遇下肢水肿的困扰，并可能伴随腰痛和膝痛等症状。

【操作方法】

①站立，双脚分开与肩同宽，双手自然下垂于身体两侧。

②上半身向下弯曲直至90º，背部应尽可能保持平直。

③用双掌或双拳，拍打大腿外侧，从大腿根部一直拍打至膝盖部。然后，拍打大腿正面及内侧。

④用双掌或双拳，拍打小腿外侧及后侧，从小腿上部一直拍打至脚踝附近。然后，拍打小腿内侧及正面。

⑤上述每个拍打动作持续进行3分钟。

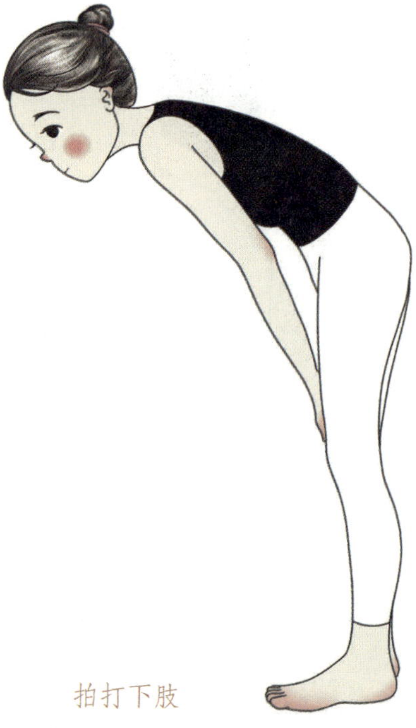

拍打下肢

拍打养生，保健强身

◆养心安神

经穴及部位

心经

起于腋下极泉穴，沿着手臂的内侧后边缘蜿蜒前行，穿越腕部，最终抵达小指内侧的末端，即少冲穴。

心包经

起于胸中，沿胸浅出肋部，当腋下3寸处（天池穴），环绕肩部后转折向手臂内侧，沿着手臂的中线一路延伸，直至中指指尖的末端——中冲穴。

任脉

位于人体前正中线，起于小腹内，下出会阴部，向上经前正中线到达咽喉部，通过鼻翼两旁，进入眼眶下。

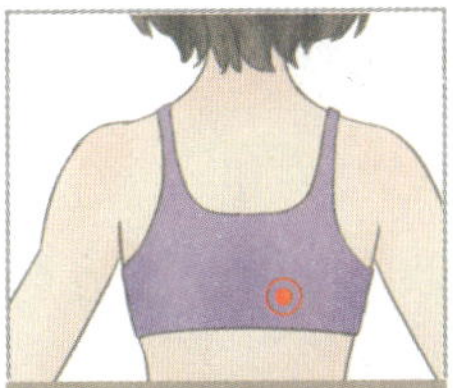

膈俞穴

位于背部，第七胸椎棘突下，后正中线旁开1.5寸。

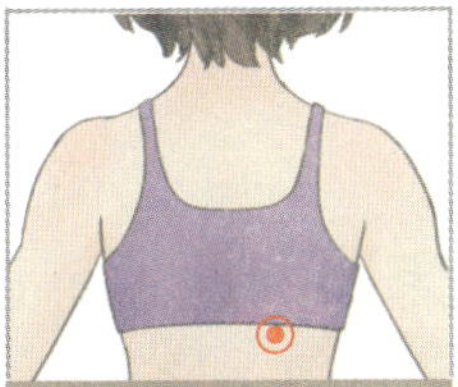

肝俞穴

位于背部，第九胸椎棘突下，后正中线旁开1.5寸。

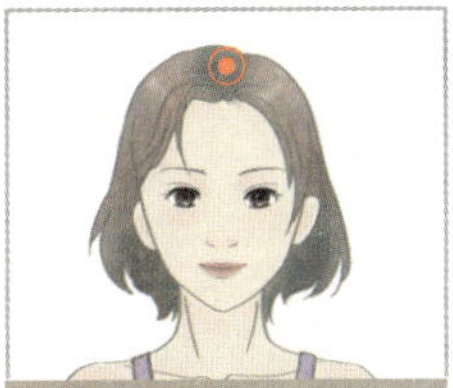

百会穴

位于头部，当前发际正中直上5寸，或两耳尖连线的中点处。

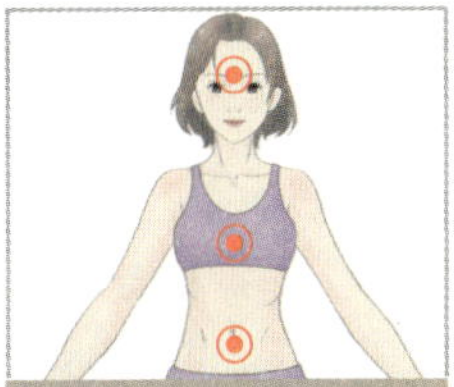

丹田

上丹田位于两眉间，中丹田位于心窝，下丹田位于脐下3寸。

具体操作方法

①取坐姿，自然甩动左臂数次至手臂发胀，随后拍掌并逐渐加力至掌心疼痛，接着用右手拍打左臂内侧从手腕至肩部再至左胸外侧（即心经、心包经的循行方向），每个区域拍打约30次。同法拍打右侧。最后甩动双臂数次，之后双臂相抱于胸前，低头闭目深长呼吸10次。

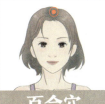

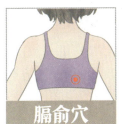

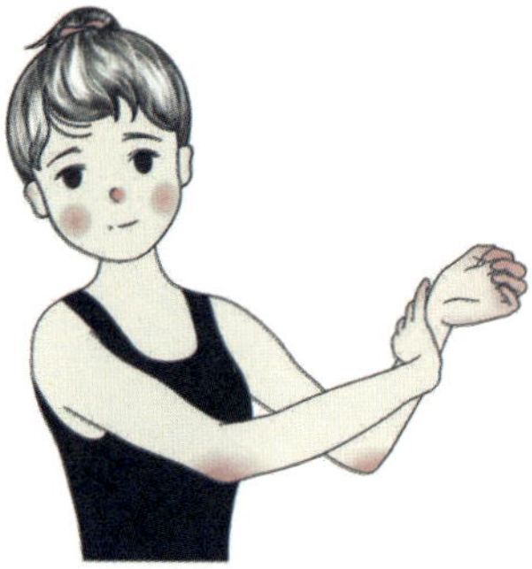

拍心经、心包经

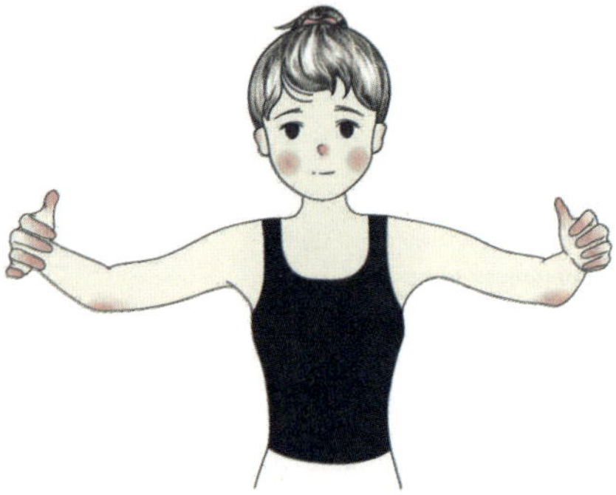

甩双臂

②双手握拳，用拳轮沿身体前正中线从上至下叩击，无须考虑具体穴位，每处叩击 10 次后适度下移，力度适中。

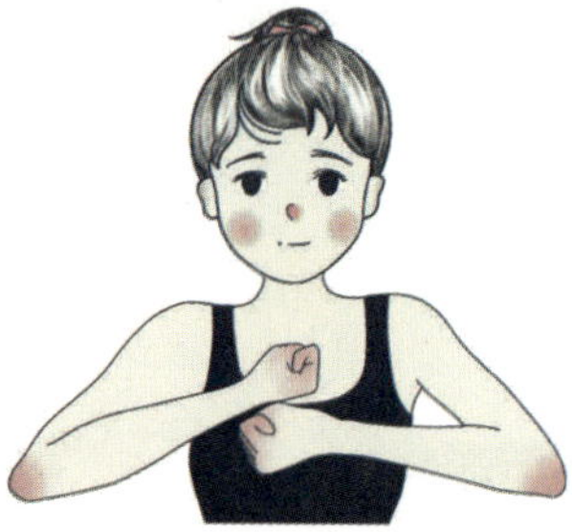

拳轮叩击任脉

③施术者用手掌或空心拳拍打被施术者膈俞穴、肝俞穴，逐渐加重力度至皮肤发热微痛。每日多次，每次拍打 3~5 组，保证早中晚各一次最佳。

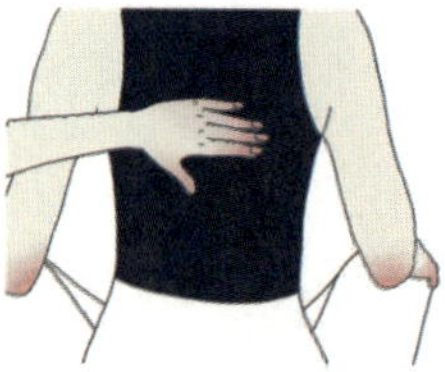

手掌拍打膈俞穴

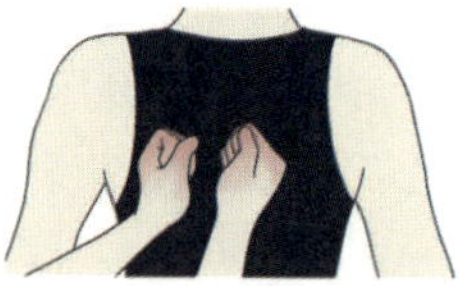

空心拳叩击膈俞穴

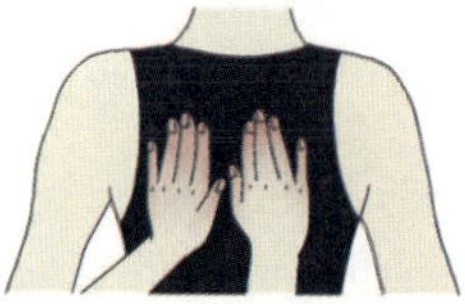

手掌拍打肝俞穴

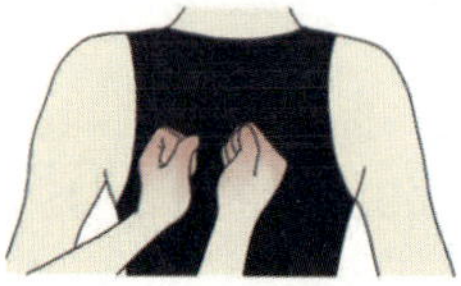

空心拳叩击肝俞穴

④取坐姿，摇动脖子，双手交替以平掌拍打百会穴 30 次，力度渐增至感觉轻微疼痛；休息片刻，双手握拳以拳心交替叩击百会穴 50 次，震颤感强。其间可微微闭目，结束后双手交叠放在头顶，体会气血平复至宁静平和。

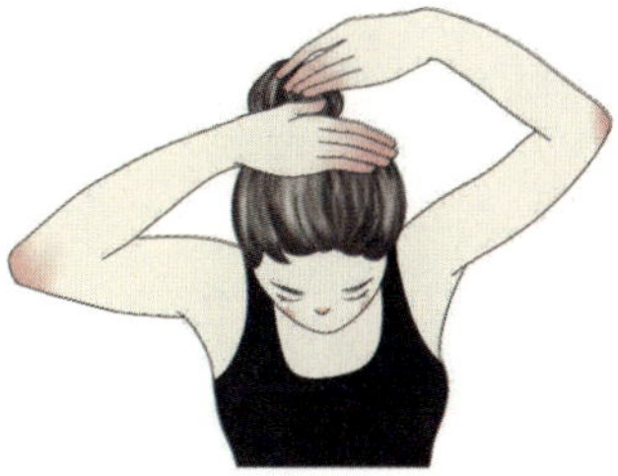

掌心拍打百会穴

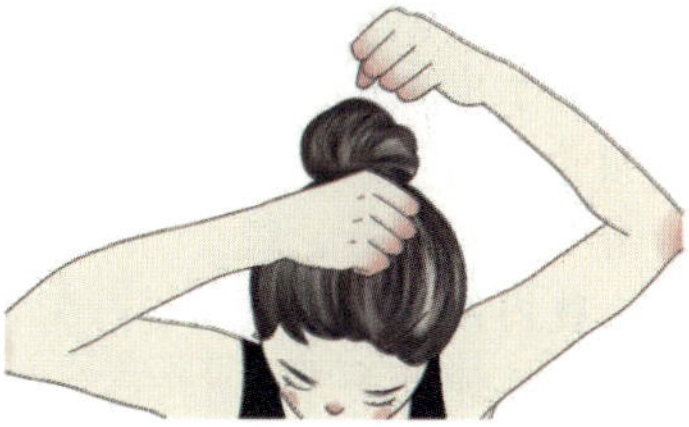

拳心叩击百会穴

⑤取坐姿，深呼吸 5 次并微微闭目，先以空心掌轻轻拍击上丹田至皮肤微麻，休息片刻改以空心拳叩击中丹田 100 次，力量渐增至感觉微痛，再休息，最后用平掌拍打下丹田至内外发热。

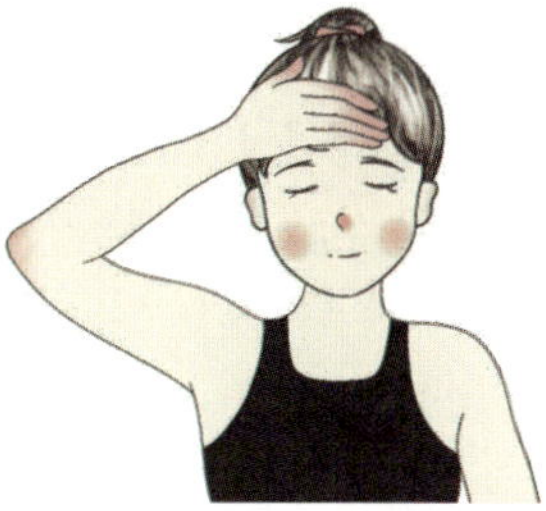

掌拍上丹田

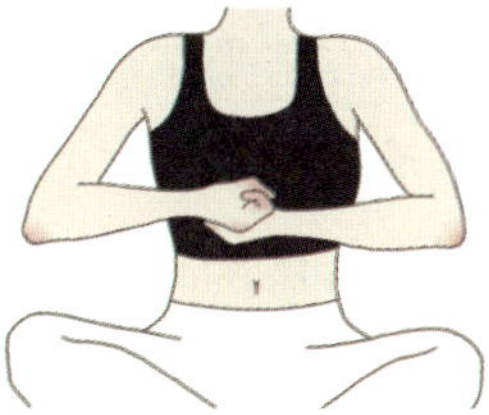

拳击中丹田

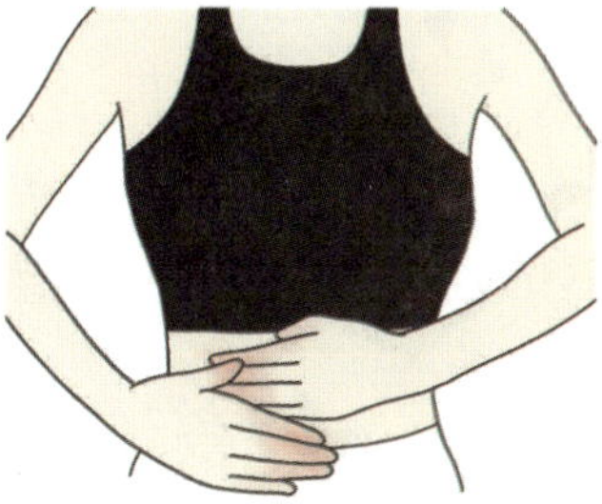

掌拍下丹田

◆益肺固肾

经穴及部位

肺经

起于中府穴（位于锁骨外侧下端），沿肩部内侧下行，经过上肢内侧前缘（桡侧），延伸至手掌大鱼际，最终止于少商穴（拇指桡侧末端）。

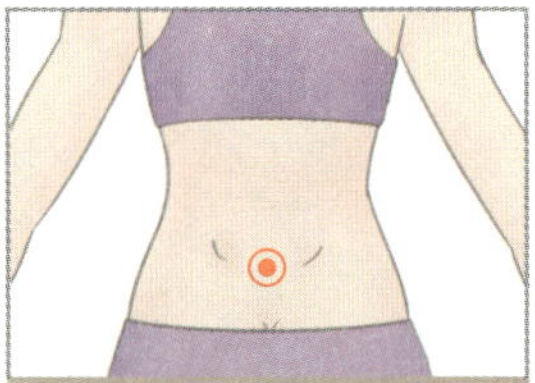

命门穴

位于腰部，后正中线上，当第二腰椎棘突下凹陷中。

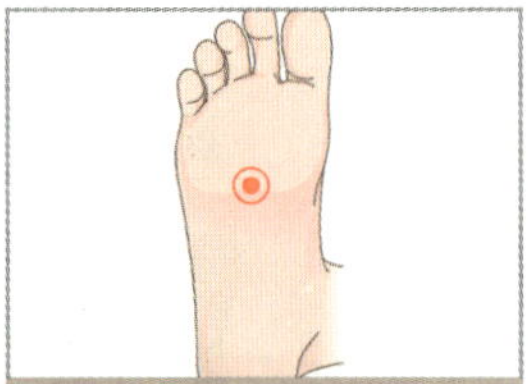

涌泉穴

位于足底二、三趾趾缝纹头端与足跟连线的前1/3与后2/3交点上。

具体操作方法

①盘腿坐姿，闭目深呼吸10次并想象空气深入下腹通达全身，休息片刻，分别以右手平掌轻轻拍打左臂上缘（肺经的循行路线），至手臂酸痛再向下移动反复拍打10次（注意手法不要过重）。同法拍打右臂。最后放松休息并深吸气想象空气在小腹盘转至微热。

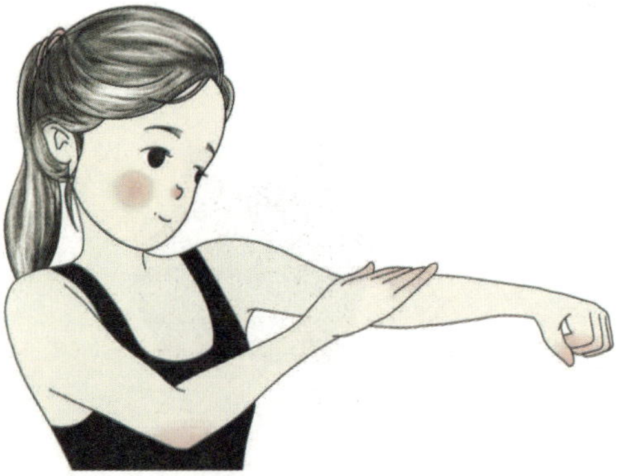

掌拍左臂肺经

②盘腿坐姿，右手放在小腹丹田、左手放在命门穴，掌心贴住皮肤，平掌慢拍，力道渐增，想象腰腹处的气流因拍打震荡而发热，共拍100次。

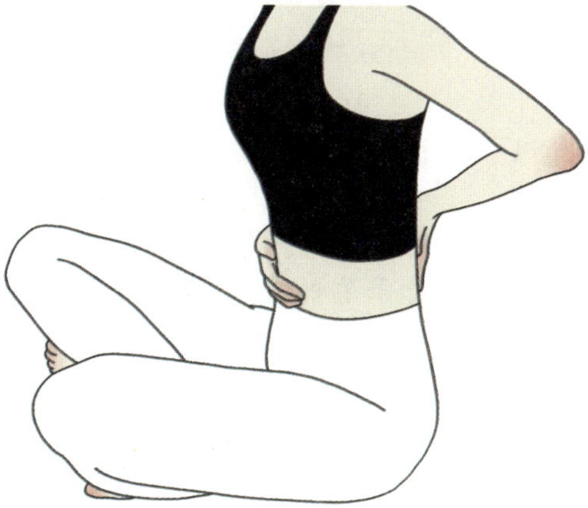

右手拍丹田，左手拍命门穴

③盘腿打坐，以五指尖叩击足底涌泉穴100次后，双手掌心覆足心并想象小腹部似有热流向足心涌流，体内热能充沛、呼吸顺畅，稍息后微仰头发长声“松”至气尽，重复10次。

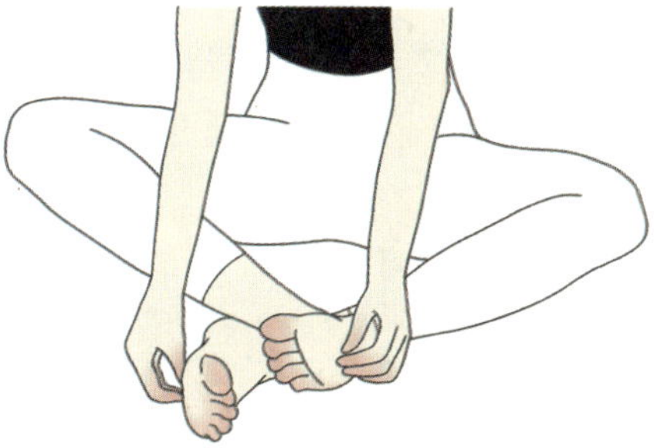

双手五指尖叩击双足涌泉穴

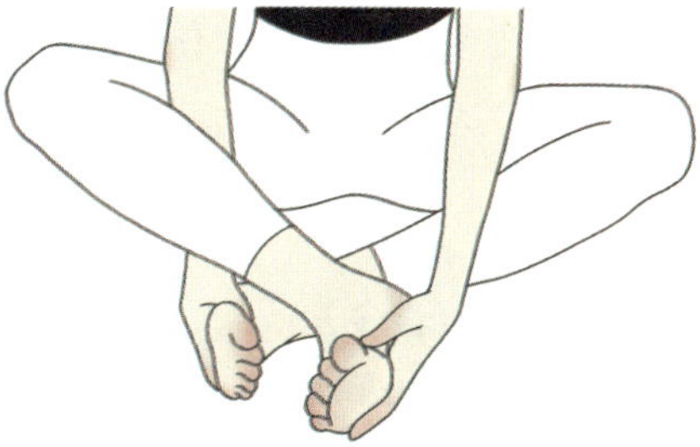

双手掌心分别盖住双足足心

◆益气养血

经穴及部位

心经

起于腋下极泉穴，沿着手臂的内侧后边缘蜿蜒前行，穿越腕部，最终抵达小指内侧的末端，即少冲穴。

心包经

起于胸中，沿胸浅出肋部，当腋下3寸处（天池穴），环绕肩部后转折向手臂内侧，沿着手臂的中线一路延伸，直至中指指尖的末端——中冲穴。

脾经

起始于足大趾内侧（尺侧）的隐白穴，沿着经络依次经过大都穴、太白穴、商丘穴、三阴交穴、地机穴、血海穴，最终到达大包穴。

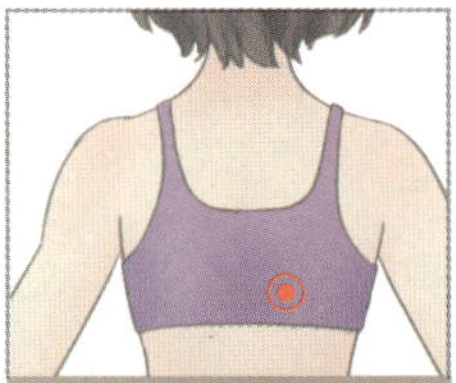

膈俞穴

位于背部，第七胸椎棘突下，旁开1.5寸。

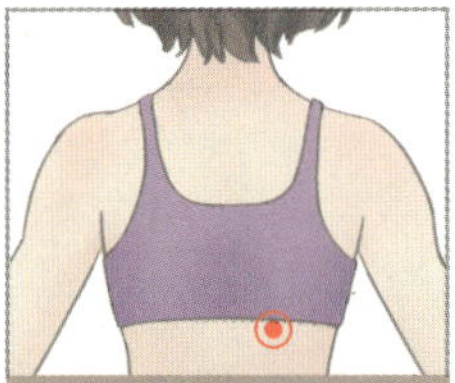

肝俞穴

位于背部，第九胸椎棘突下，旁开1.5寸。

具体操作方法

①取坐姿，伸左臂，右手平掌拍打左臂内侧（心经、心包经的循行路线），从肩至手，每个部位感酸痛时移位，反复5次；再换右臂同样操作。

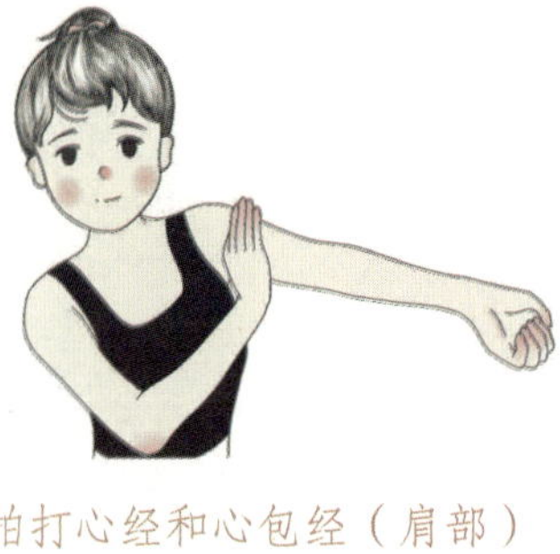

拍打心经和心包经（肩部）

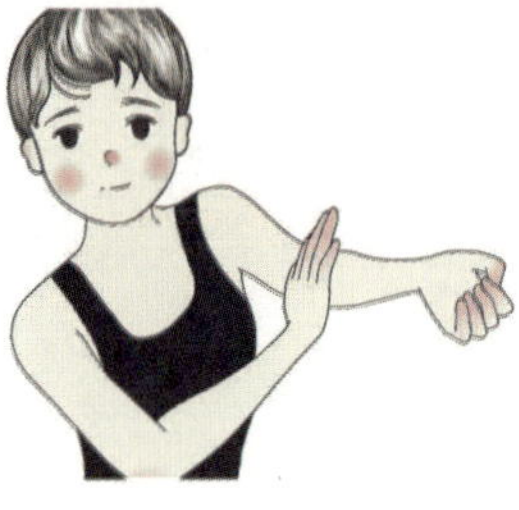

拍打心经和心包经（肘部）

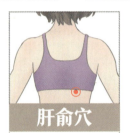

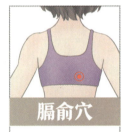

②双腿分开坐好，俯身双手平掌拍打左腿内侧脾经，由腹股沟至足，每个部位感酸胀微痛时移位，时间长短、次数无限制，再换右腿同样操作。

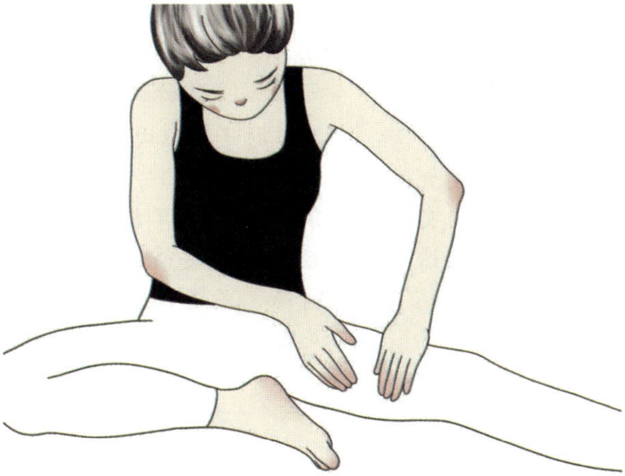

掌拍脾经

③被施术者俯卧，施术者将五指并拢用指尖叩击其背部的膈俞、脾俞穴，逐渐加力至感轻度酸痛，次数不限，直至穴位微微发热。

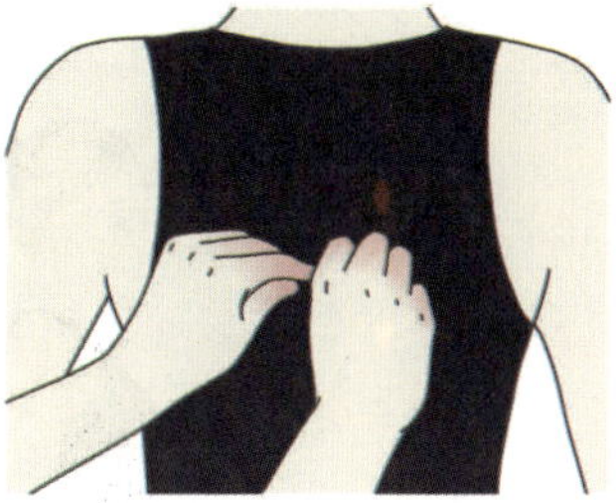

五指尖叩击膈俞穴

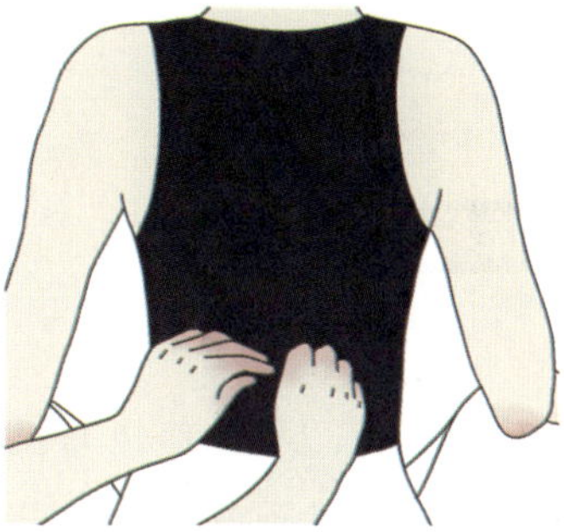

五指尖叩击脾俞穴

◆健脾养胃

经穴及部位

脾经

起始于足大趾内侧（尺侧）的隐白穴，沿着经络依次经过大都穴、太白穴、商丘穴、三阴交穴、地机穴、血海穴，最终到达大包穴。

胃经

起于承泣穴（位于眼眶下缘，目下4分处），经鼻外、唇角、下颌角，上耳前、发角，再下行经颈、胸腹第二侧线，下肢外侧前缘、足背，止于厉兑穴（第二足趾外侧端）。

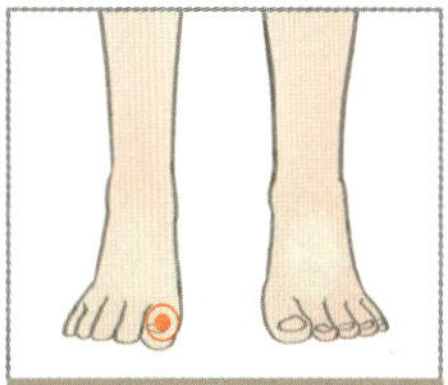

隐白穴

位于足大趾末节内侧，距趾甲角0.1寸。

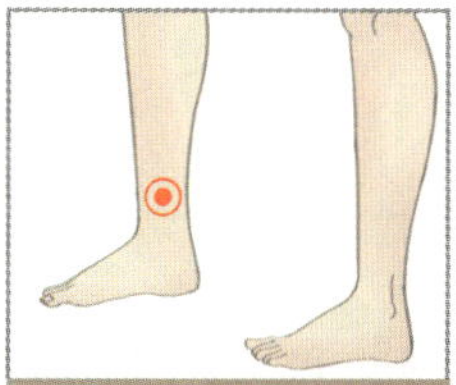

三阴交穴

位于小腿内侧，当足内踝尖上3寸，胫骨内侧缘后方。

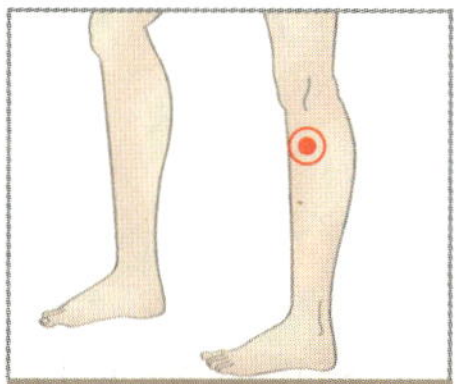

足三里穴

位于小腿前外侧，当犊鼻下3寸，距胫骨前缘一横指（中指）。

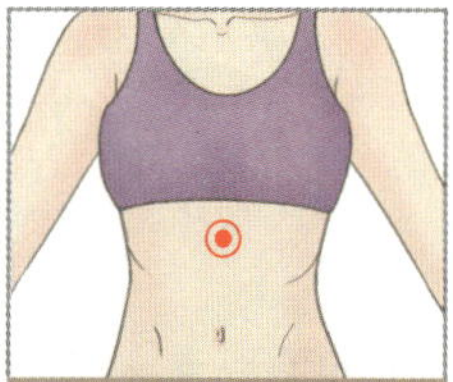

胃脘

身体上腹部，胸骨剑突下方，脐部上方位置。

具体操作方法

①取坐姿，双腿前伸并挺直身子，双手支撑于身后，做几次深呼吸后，轻伸双腿绷直脚背，再用力勾脚以拉抻腿部肌肉。

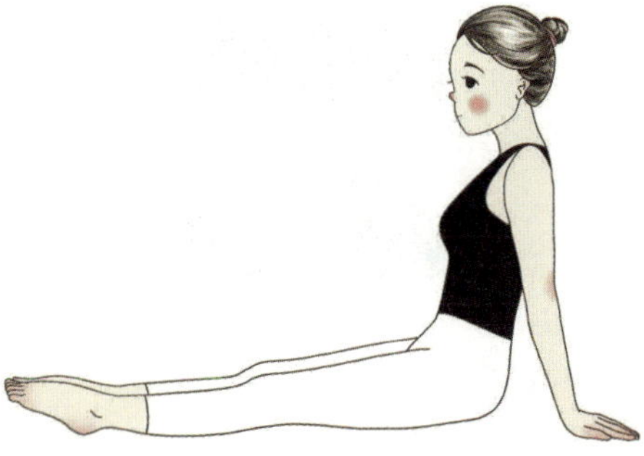

坐姿手撑地绷脚

②将右脚置于左腿上，用左手中指弹击隐白穴 10 次至有酸胀感，再用左手拳轮叩击右脚内侧 100 次。

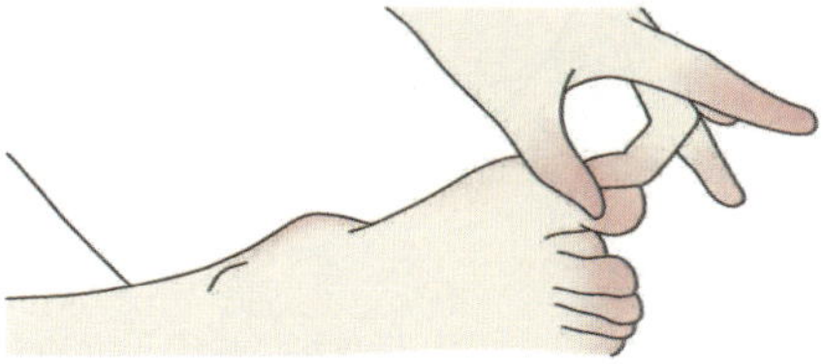

中指用力弹击隐白穴

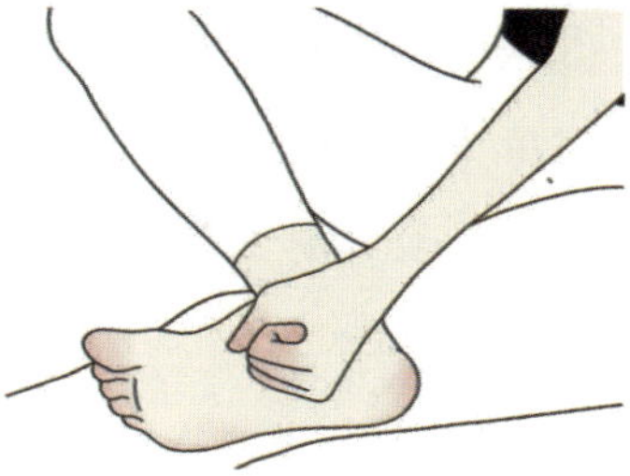

拳轮叩击脚内侧

③用左手拳轮叩击右侧三阴交穴 100 次，之后双手空心拳交替叩击小腿内侧至皮肤发红发热；换左腿重复上述操作。

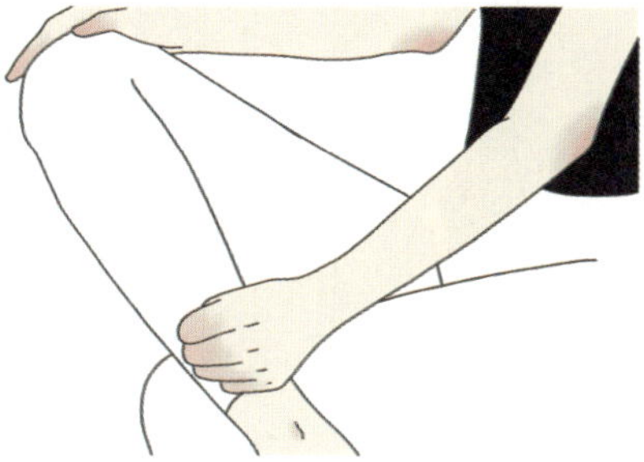

拳轮叩击三阴交穴

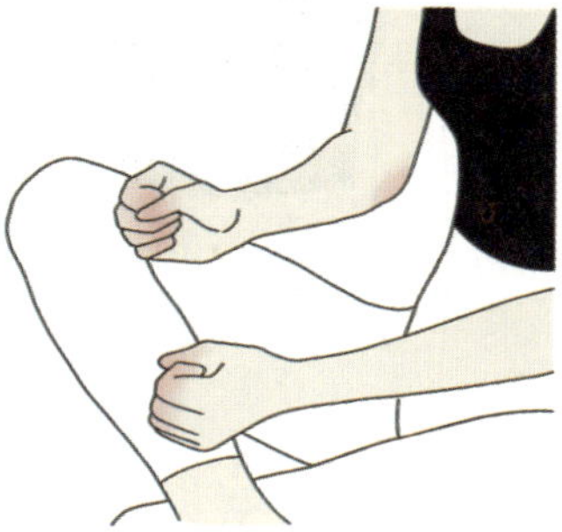

拳轮叩击小腿内侧

④坐起，用振翅法内振两侧大包穴约 50 次，再仰卧平掌拍打大腿内侧及腹股沟区至发热。

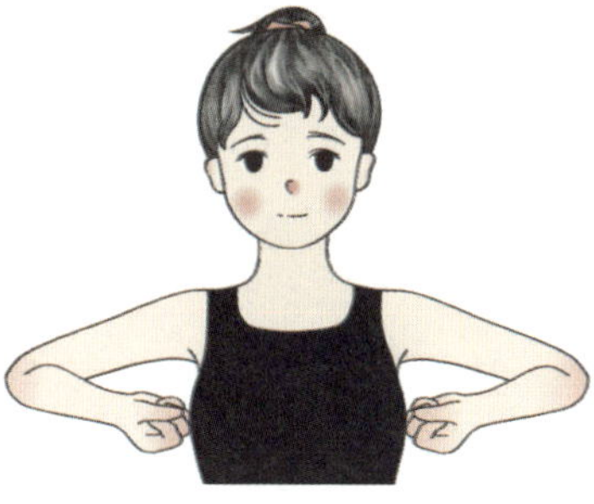

振翅法拍击体侧大包穴

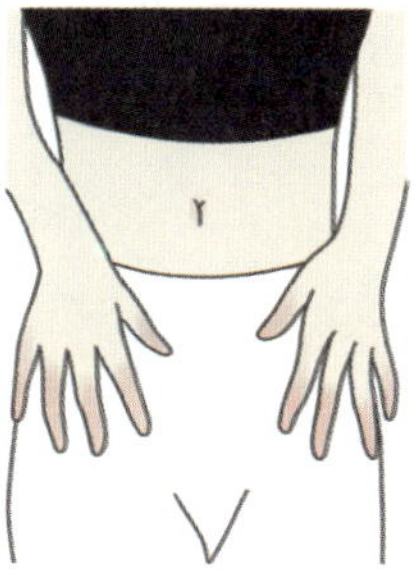

拍打腹股沟区

⑤取仰卧姿势，双手平掌交替拍打脐旁大腹（带脉位置），力度先轻后重，至可耐受为度，可拍打36、72或108次。

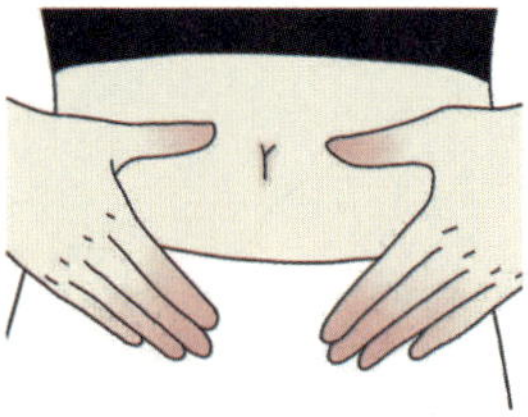
掌拍脐旁带脉

⑥握拳用拳心叩击胃脘区并回避剑突，力度递增。坐在椅子上，俯身用拳轮叩击两侧足三里穴各20次，至出现酸胀感。

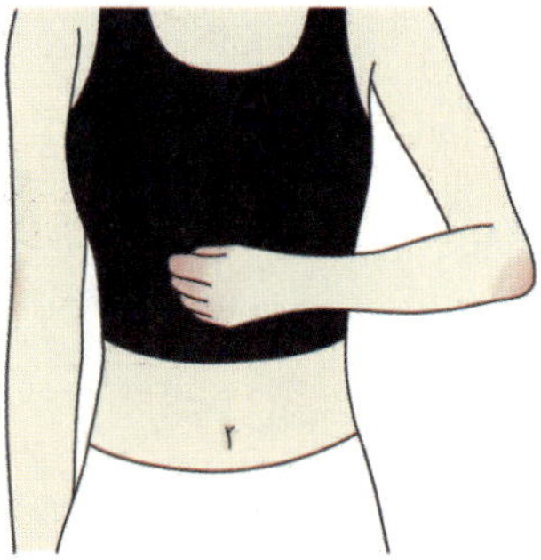
拳心叩击胃脘区

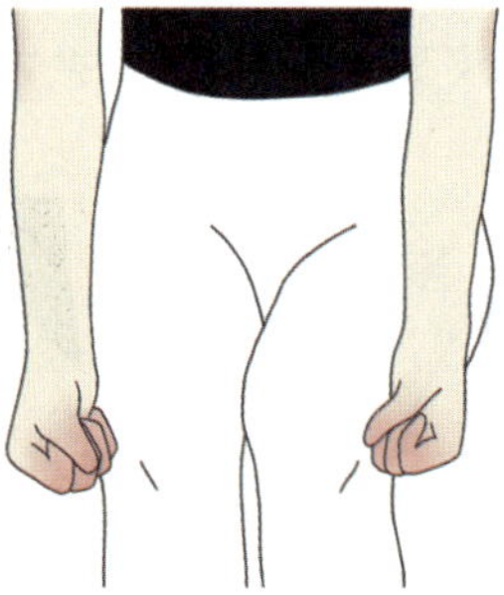
拳轮叩击足三里穴

⑦坐位，双腿屈曲并拢环抱小腿、头埋膝间，两脚上勾小腿绷紧深呼吸10次，最后抖动双腿放松肌肉。

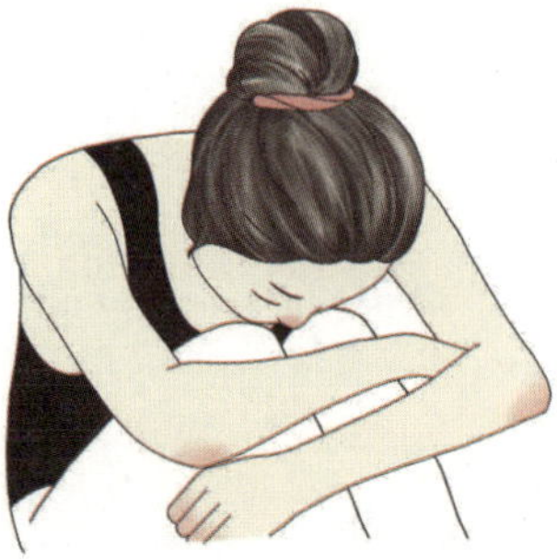
抱膝低头

◆清热泻火

中医认为，“火”不仅仅是一种直观的感受，它更是一种内在属性的体现，囊括了口腔溃疡、舌尖起刺、咽喉干痛、心烦难眠、多梦易躁、舌苔黄腻、面色潮红、晨起眼屎增多、尿黄尿痛、性情急躁、便秘伴灼热感及口臭等一系列复杂症状。根据症状特点，中医又将上火分为肝火、心火、胃火、肺火、阴虚有热等。

中医讲究辨证施治，认为实火当清，虚火当养。实火，即真正由过盛阳气引起的火热，适用清热泻火之法；而虚火，则多源于阴液不足，应以滋养阴津为主。若误将虚火当作实火来处理，滥用清热泻火药，不仅无法根治火热，还可能伤及胃阳、肝阳，造成“寒伤阳”的负面后果，表面上看似症状缓解，实则损耗了身体的根本。无论是实火还是虚火，拍打都能在适当的刺激下帮助泻火，且不会伤及人体阳气，体现了中医“以人为本，调和阴阳”的治疗理念。

肝火

肝火旺盛一般表现：脾气急躁易怒、双眼充血发红、舌头两侧呈现红色，并伴有如同轰鸣般的耳鸣。

经穴及部位

肝经

起始于脚大趾末节外侧的大敦穴，上行经过足背部，沿腿内侧继续上行，穿越腹部，最终抵达乳房下方的期门穴。

胆经

起于瞳子髎穴(位于目外角)，经耳上，绕三条弧线后，下颈，至缺盆穴，沿胸腹侧线下行，经下肢外侧、足背外侧，止于足窍阴穴（第四足趾外侧端）。

具体操作方法

①站立踮脚颤动20次，放松全身，足跟撞地致身体震颤。双手握空心拳，左右交替叩击胸口并发出“咚咚”声，伴随呼气想象排出体内火热，重复10次。

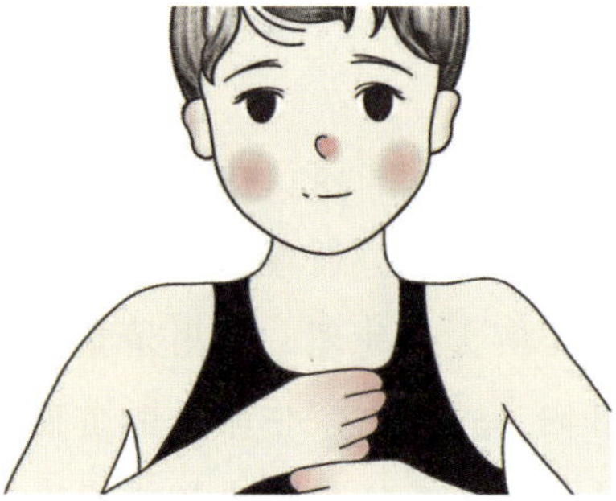

拳心叩击胸口

②用空心拳的拳轮轻叩肝经期门穴、章门穴及胆经日月穴，力度由轻渐重，以可忍受为度，想象体内火热随拍打散去，每穴100次。

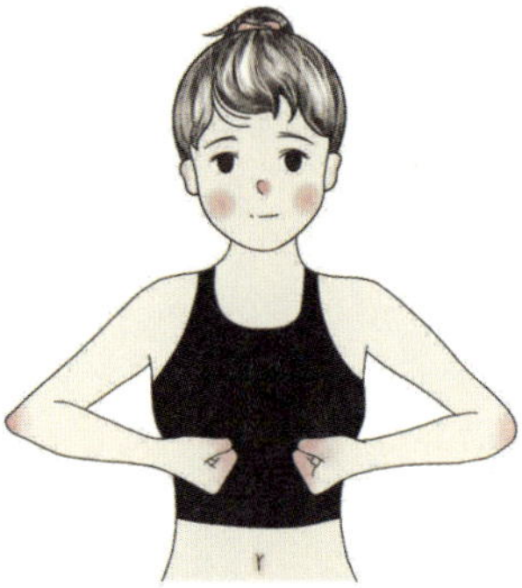

拳轮叩击期门穴

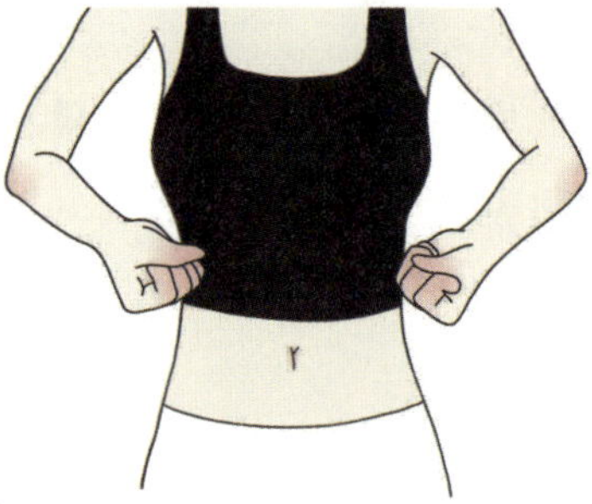

拳轮叩击章门穴

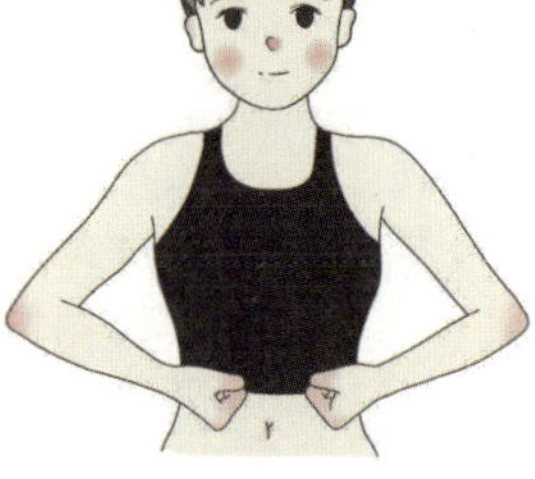

拳轮叩击日月穴

③休息并调息，屈臂如振翅状拍打身体两侧，缓慢呼吸，力度以能耐受为度，共100次。

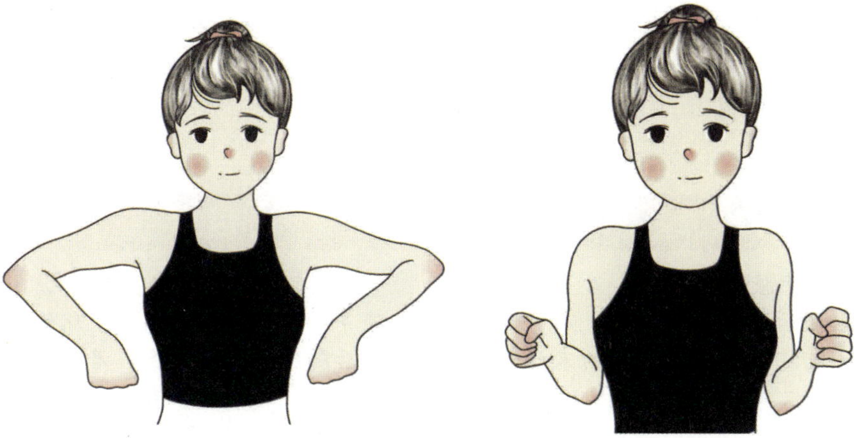

振翅法拍打身体两侧

④休息片刻，五指尖轻叩耳周至发热，俯卧，由家人用平掌由上至下用力拍打后背至发红，时间长短、次数均不限。

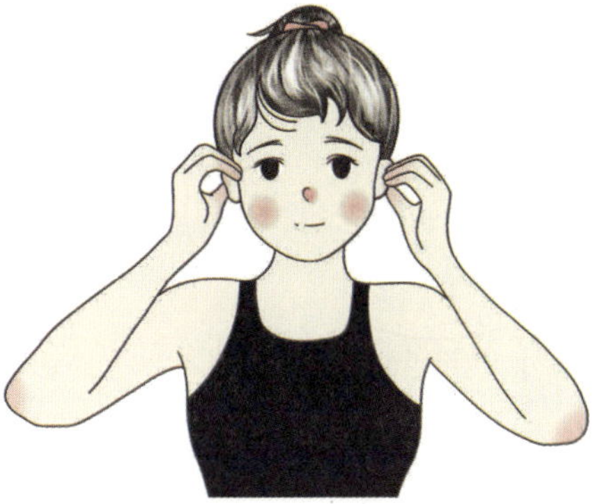

五指尖叩击耳周

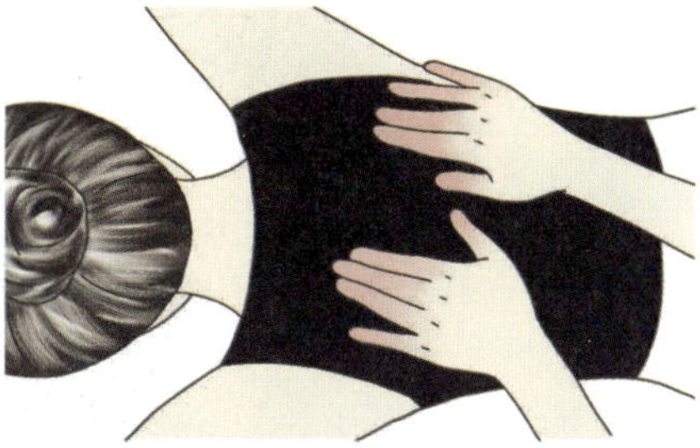

掌拍肩颈

心火

心火旺盛一般表现：失眠多梦、心烦意乱、舌尖赤红并伴有起刺现象。

经穴及部位

心经

起于腋下极泉穴，沿着手臂的内侧后边缘蜿蜒前行，穿越腕部，最终抵达小指内侧的末端，即少冲穴。

心包经

起于胸中，沿胸浅出肋部，当腋下3寸处（天池穴），环绕肩部后转折向手臂内侧，沿着手臂的中线一路延伸，直至中指指尖的末端——中冲穴。

具体操作方法

①盘腿打坐，微微闭目，缓缓呼吸10次后，甩动双臂并拍打心经和心包经循行的左臂内侧，直至酸麻，再换右臂同样操作。

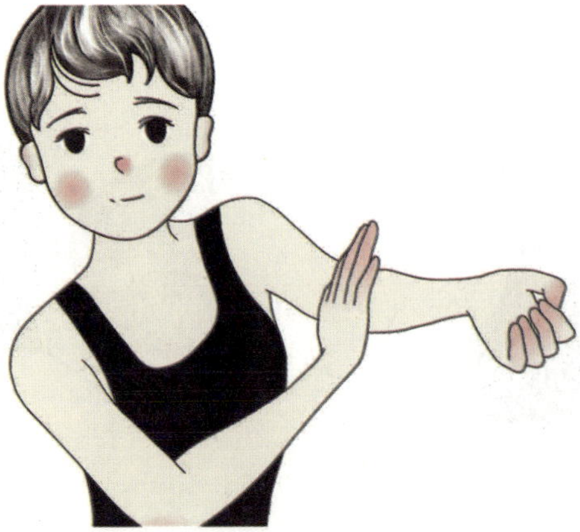

拍打心经和心包经（肘部）

②甩动手臂并稍作休息。接着，深吸一口气屏息，用右手五指尖重叩左手劳宫穴至屏不住气，反复做 10 次后换左手操作。

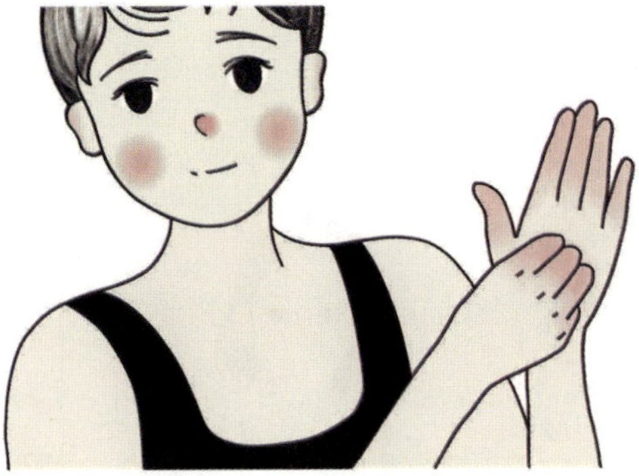

五指尖叩击劳宫穴

③甩动手腕放松手部。

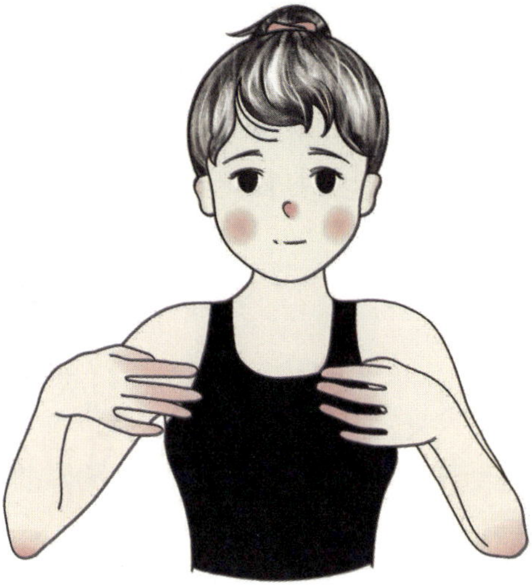

甩两手腕

胃火

胃火旺盛一般表现：胃脘部灼热疼痛、口气重、舌红苔黄以及口腔溃疡等症状。

经穴及部位

胃经

起于承泣穴（位于眼眶下缘，目下4分处），经鼻外、唇角、下颌角，上耳前、发角，再下行经颈、胸腹第二侧线，下肢外侧前缘、足背，止于厉兑穴（第二足趾外侧端）。

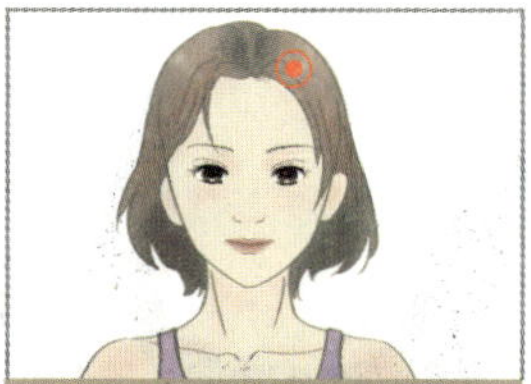

头维穴

位于头侧部，当额角发际上0.5寸，头正中线旁4.5寸。

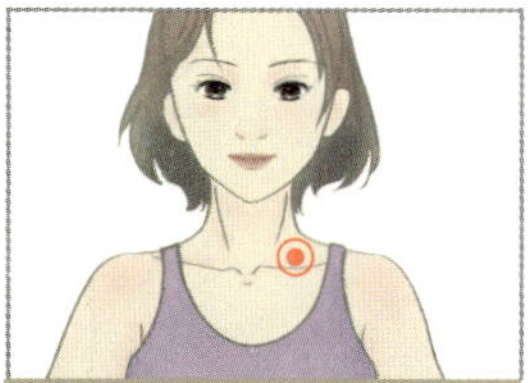

缺盆穴

位于锁骨上窝中央，距前正中线4寸。

具体操作方法

①站立并缓缓摇动脖子至极限，先顺后逆各转10圈；双手平掌拍打两侧头维穴处100次，再微闭双目拍打颧腮至发红发热。

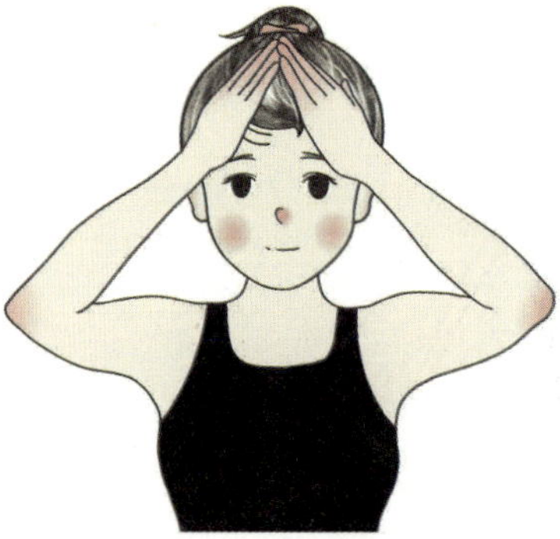

掌拍头维穴

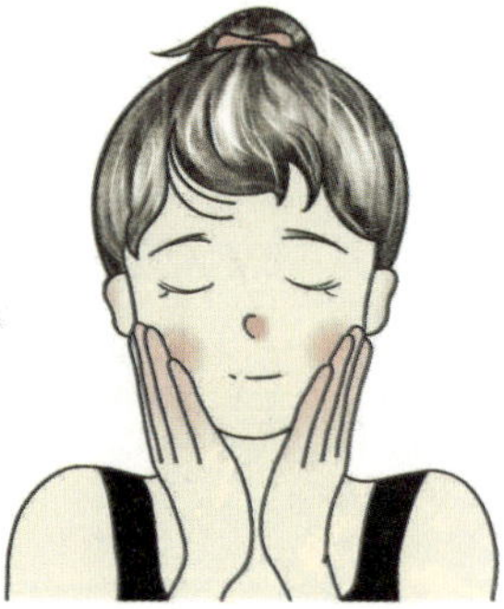

掌拍颧腮

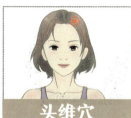

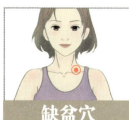

②以双手食指和中指叩击缺盆穴，力量递增至能耐受为度，反复10次；随后五指指尖叩击胸腹部胃经循行路线至酸胀疼痛，再移至腹部。

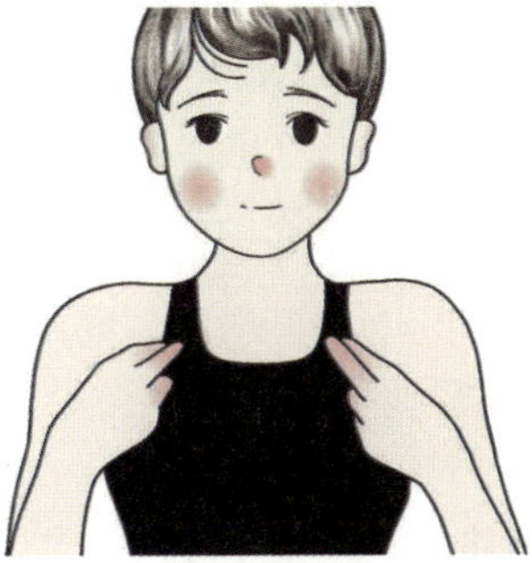

两指指尖叩击缺盆穴

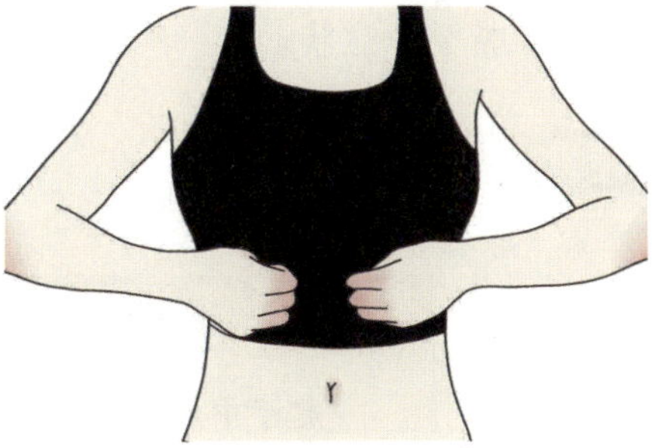

五指指尖叩击胸腹部胃经循行路线

③坐姿，双手平掌拍打双腿前侧胃经，拍至皮肤红热后下移拍打，直至足踝。

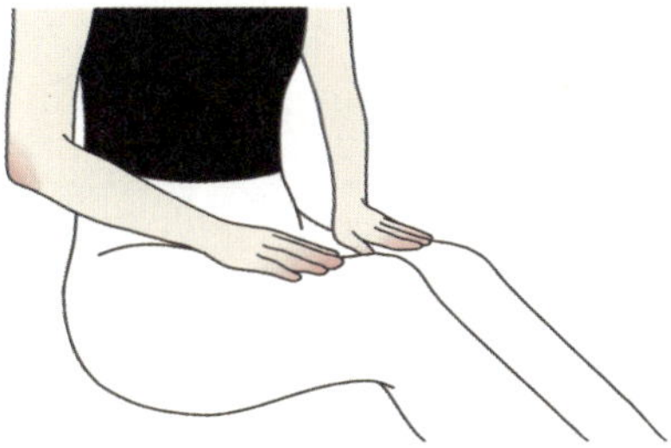

掌拍大腿前侧胃经

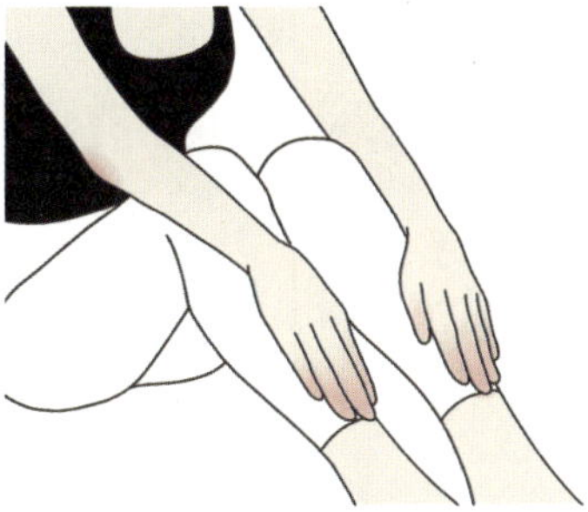

掌拍小腿前侧胃经

④稍作休息，踮脚震荡全身，最后闭目深呼吸，呼气时想象热气排出，吸气时想象冰雪融化，雾气消散。

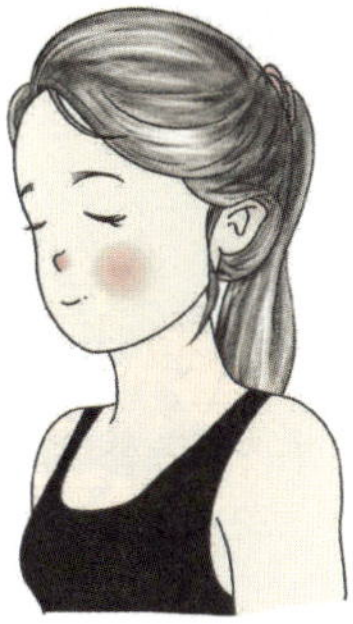

闭目深呼吸

肺火

肺火旺盛一般表现：面部痤疮、呼吸急促、咳嗽并带有黄痰、咽喉疼痛以及声音嘶哑等症状。

经穴及部位

肺经

起于中府穴（位于锁骨外侧下端），沿肩部内侧下行，经过上肢内侧前缘（桡侧），延伸至手掌大鱼际，最终止于少商穴（拇指桡侧末端）。

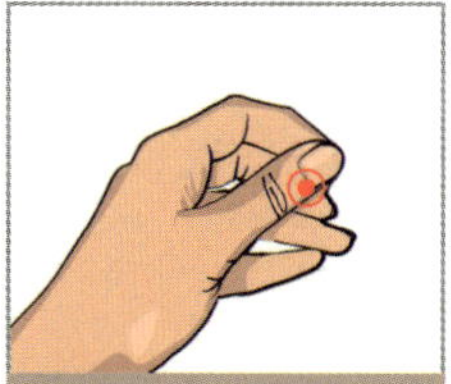

少商穴

位于手拇指末节桡侧，距指甲角 0.1 寸。

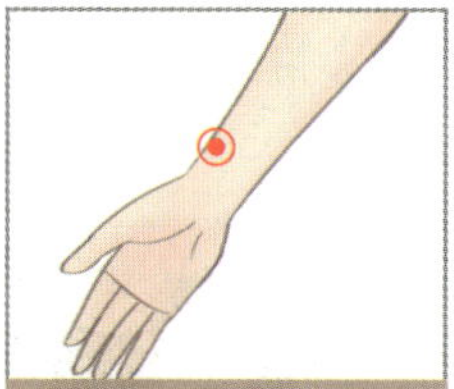

列缺穴

位于前臂桡侧缘，桡骨茎突上方，腕横纹上 1.5 寸。

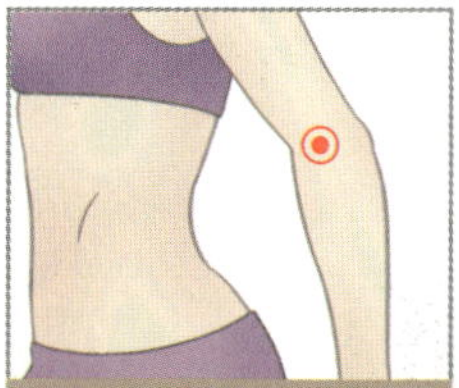

曲池穴

位于肘横纹外侧端，屈肘，当尺泽与肱骨外上髁连线的中点。

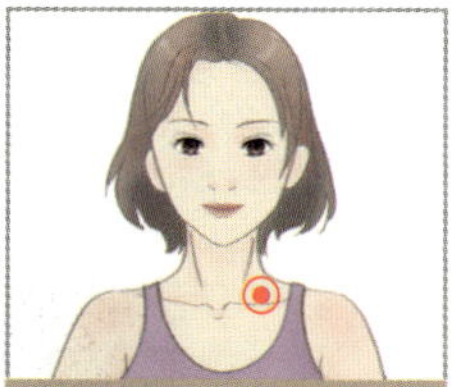

缺盆穴

位于锁骨上窝中央，距前正中线 4 寸。

具体操作方法

①站立并缓慢深呼吸 10 次，甩动手臂，右手用平掌拍打左臂前缘至有酸胀发麻感，左右臂交替拍打 10 次。

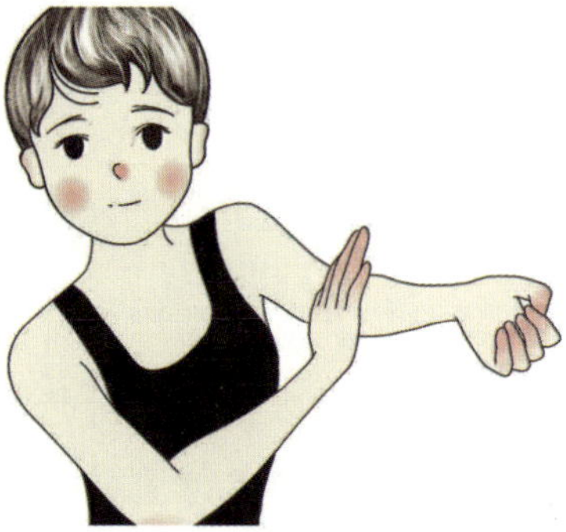

掌拍肘部肺经

②用中指弹击少商穴，以及用手刀砍击列缺穴，至出现酸胀疼痛感，两手交替进行。

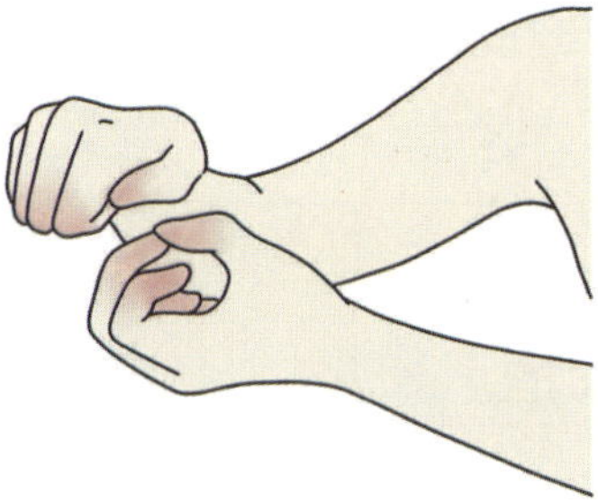

中指弹击少商穴

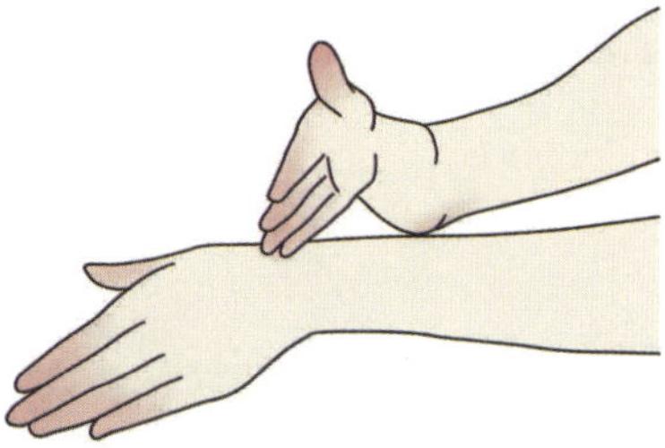

手刀砍击列缺穴

③屈臂，右手五指聚拢，用五指尖叩击左臂曲池穴 100 次，两手交替进行。

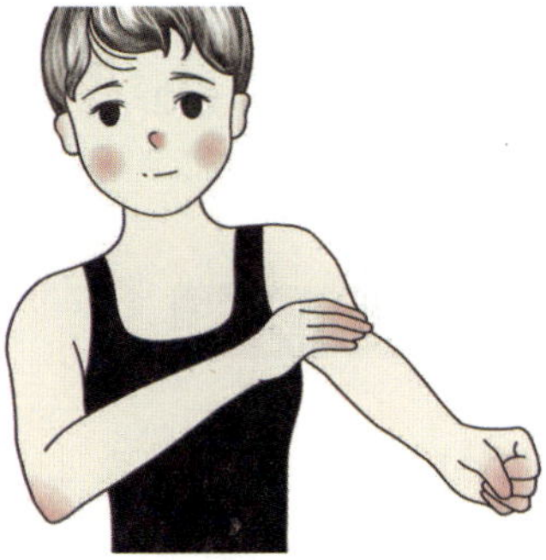

五指尖叩击曲池穴

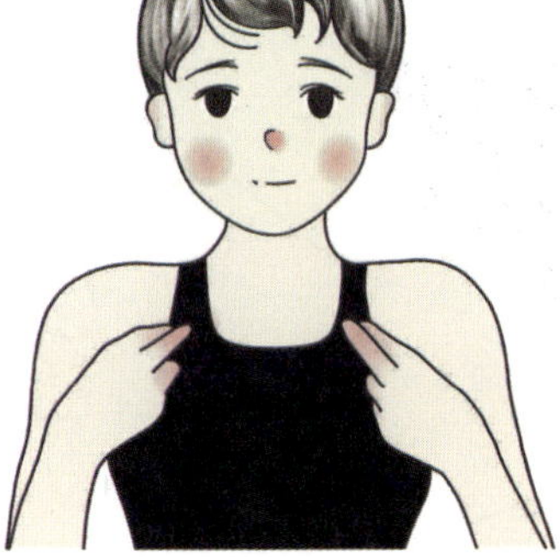

食、中两指指尖叩击缺盆穴

④休息片刻，双手食、中两指并拢深吸气屏住，叩击缺盆穴，力量递增至能耐受为度，反复 10 次，每次至不能坚持时吐气。

阴虚有热

阴虚有热一般表现：口干口渴、眼目干涩及皮肤干燥等症状。

经穴及部位

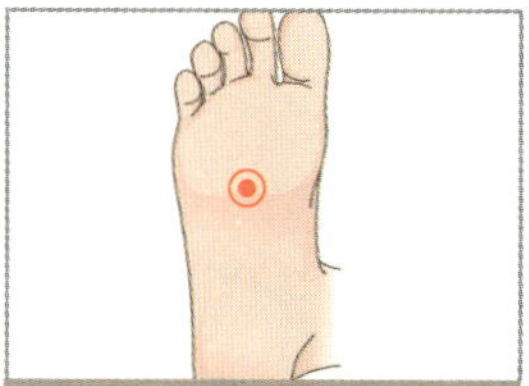

涌泉穴

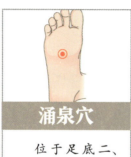

位于足底二、三趾趾缝纹头端与足跟连线的前1/3与后2/3交点上。

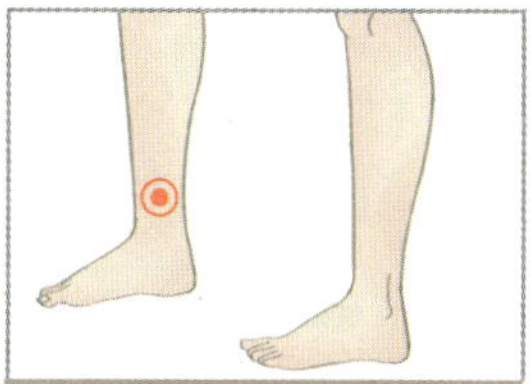

三阴交穴

位于小腿内侧，当足内踝尖上3寸，胫骨内侧缘后方。

具体操作方法

①盘腿打坐，呼吸10次，将左脚置于右腿上，反复屈伸左脚脚趾10次。

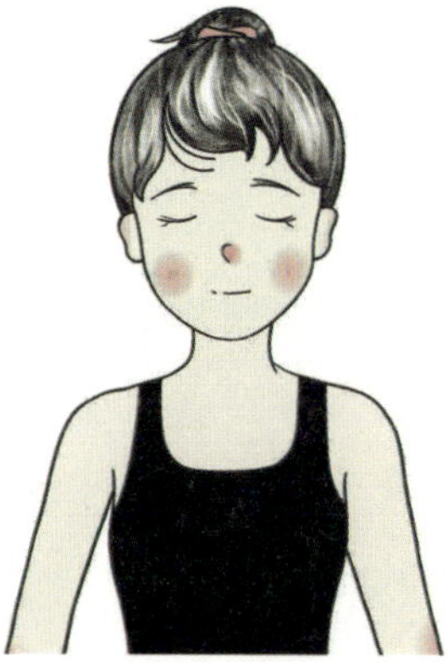

闭目呼吸

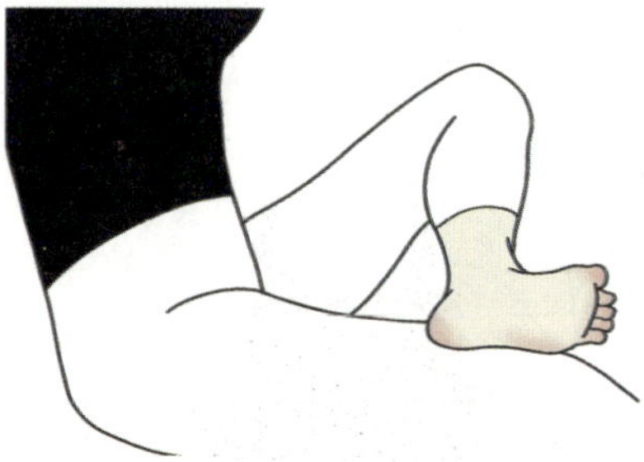

屈伸脚趾

②右手五指聚拢，用指尖叩击左右脚涌泉穴各50次，同时想象有蓝色清凉水液在皮下滋生，之后闭目休息，想象水液在足心缓缓流动。

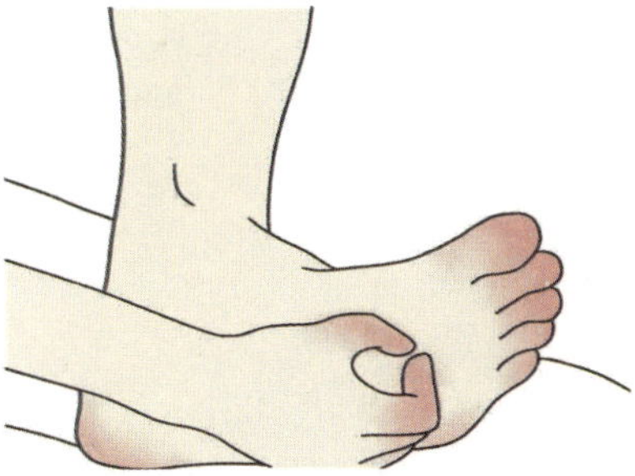

五指尖叩击涌泉穴

③空心拳叩击左右腿三阴交穴各50次，想象有蓝色清凉液体生成流动。

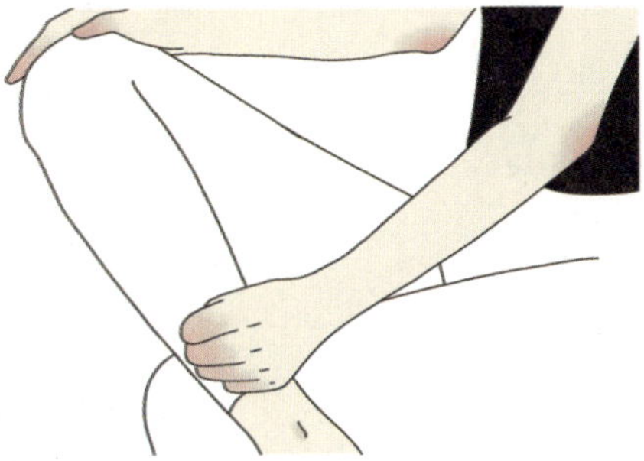

叩击三阴交穴

④休息片刻，轻轻拍打小腿内侧，同时想象有蓝色水液汇聚并沿小腿来回流动。在此过程中，若口中生津，可用舌头搅动并缓缓咽下，意想将津液送至小腹丹田盘旋。

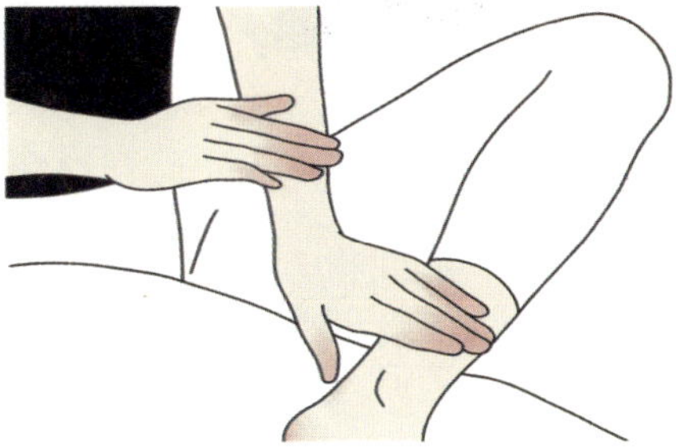

拍打小腿内侧

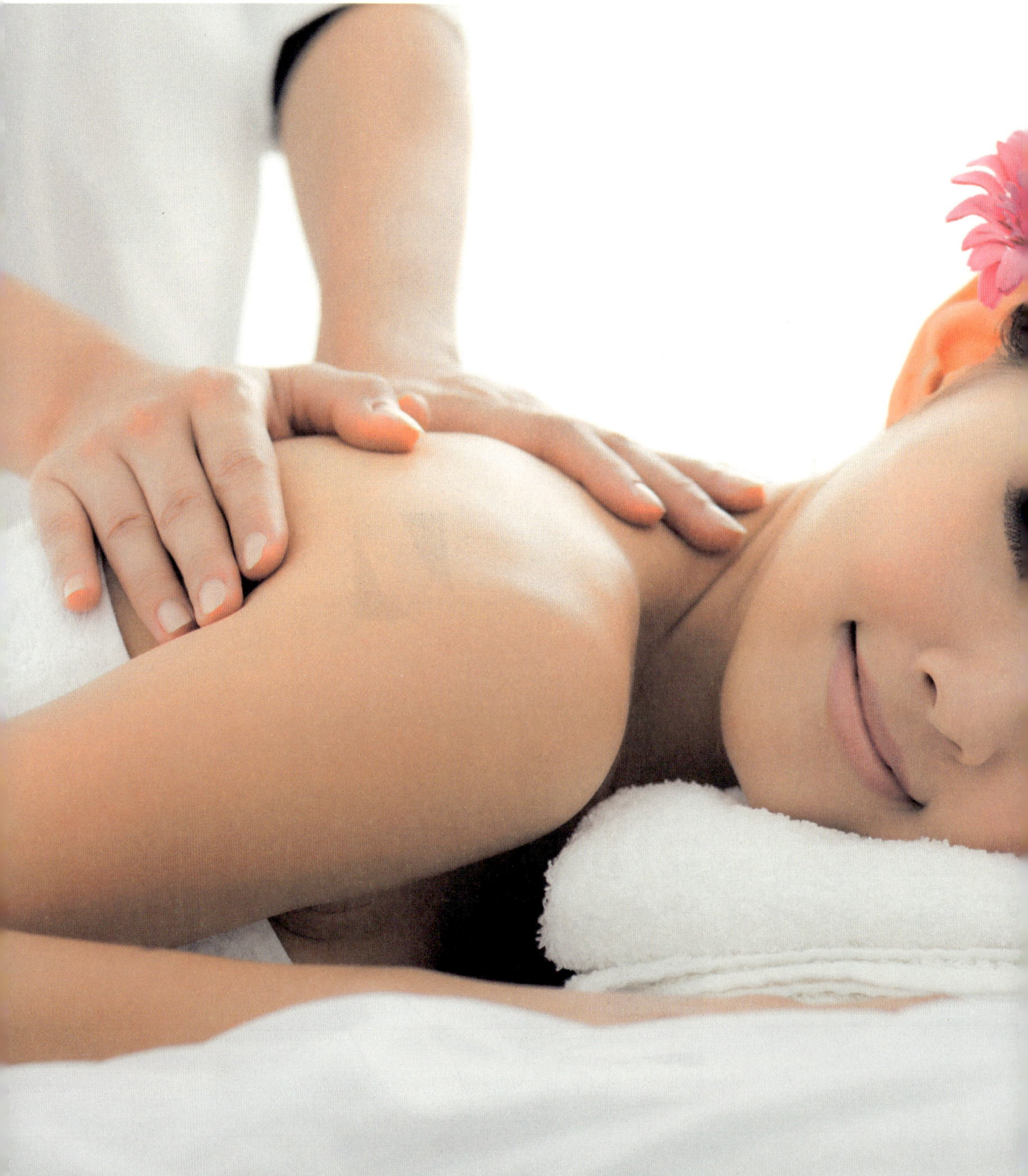

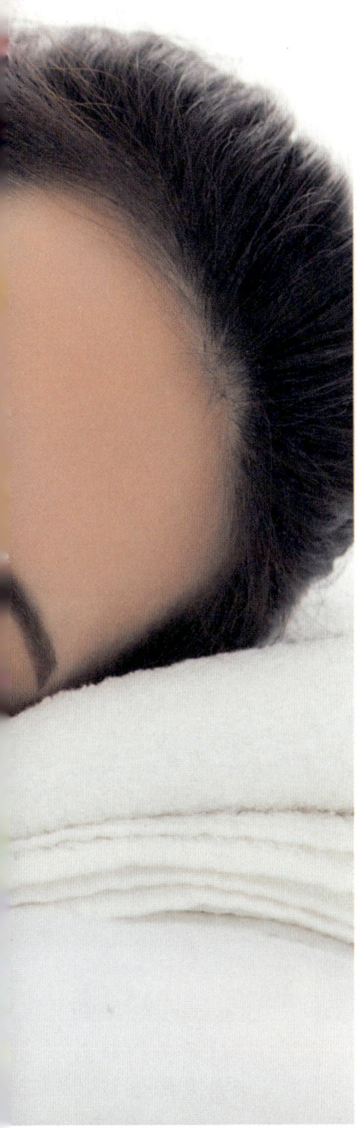

第七章

常见病症的拍打疗法

拍打疗法，融合了中医的经络理论和气血学说，通过对外在肌肤的适度刺激，激发人体内在的自我修复和调节能力。在拍打的过程中，我们不仅能够感受到肌肤的温热和舒适，更能体会到气血在体内的顺畅流动，仿佛一股暖流在全身游走，带走病痛与疲惫，带来健康与活力。本章，我们将学习如何通过简单的拍打动作，达到祛病延年的目的。

感冒头痛

感冒常伴随头痛，外感邪气往往首攻头部。经络之气受阻，可通过拍打得以疏通，自然而然地向疼痛之处施以援手。百会、风池、风府，以及头维、阳白、太阳穴，这些穴位如同守护头部的“勇士”，对于缓解头痛有益。若偏头痛起于少阳经脉，胆经与三焦经的多个穴位便是缓解头痛的关键所在。列缺穴能驱散外来风寒，与合谷穴相配，效果更为显著，而曲池穴则擅长清除体内外的热邪，三穴并用，头痛自消。

感冒头痛的证型多样，令人难以准确辨识。在此，提供一个简便易行的方法：疼痛之处，便是拍打之点，即拍打“阿是穴”。此外，一些特定的穴位对于止头痛有着确切的疗效，应作为拍打的重点对象。

经穴及部位

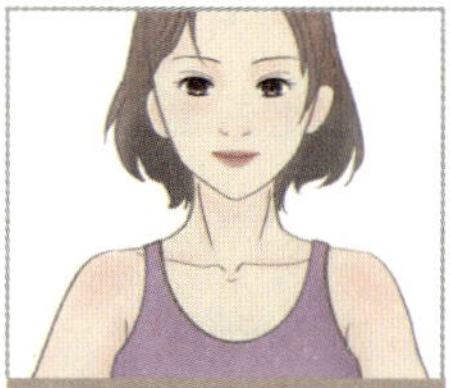

阿是穴

没有固定位置，按压病灶区域时，反应比较剧烈的部位。

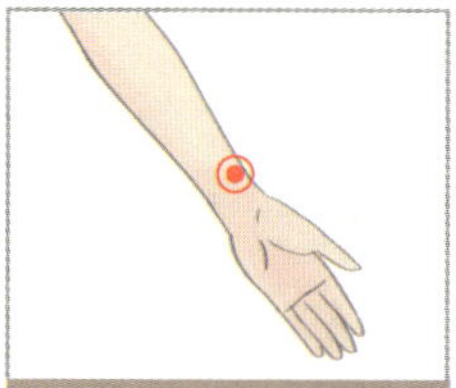

列缺穴

位于前臂桡侧缘，桡骨茎突上方，腕横纹上1.5寸。

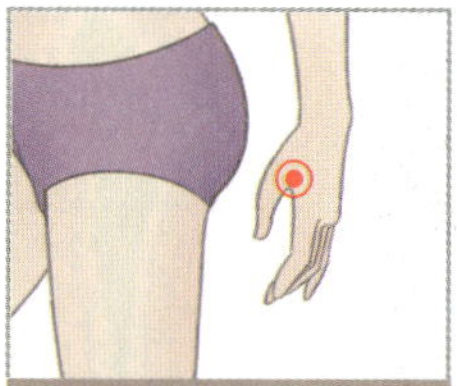

合谷穴

位于手背，第一、二掌骨间，当第二掌骨桡侧的中点处。

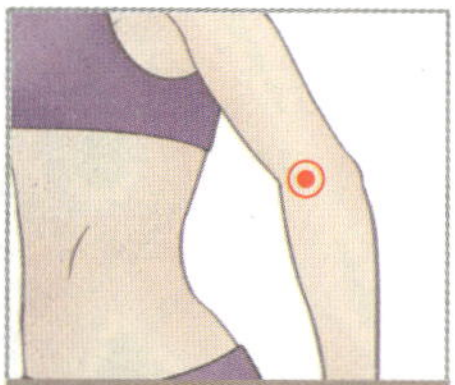

曲池穴

位于肘横纹外侧端，屈肘，当尺泽与肱骨外上髁连线的中点。

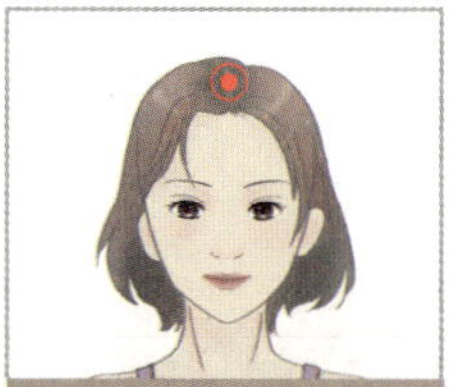

百会穴

位于头部，当前发际正中直上5寸，或两耳尖连线的中点处。

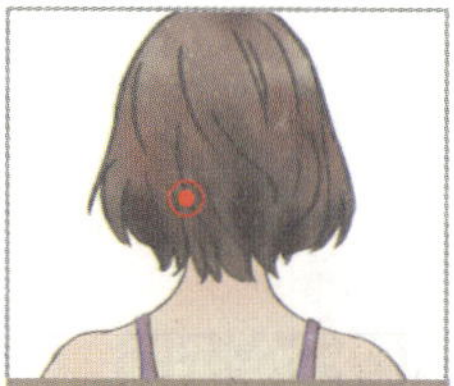

风池穴

位于项部，当枕骨之下，胸锁乳突肌与斜方肌上端之间的凹陷处。

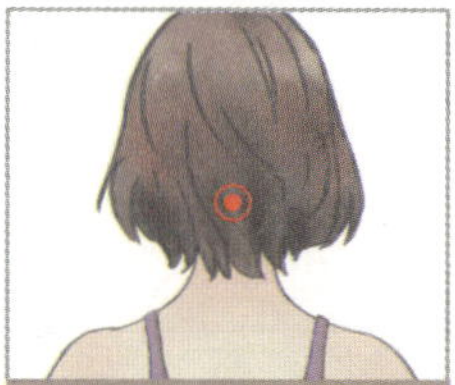

风府穴

位于项部，枕外隆凸直下，两侧斜方肌之间凹陷中。

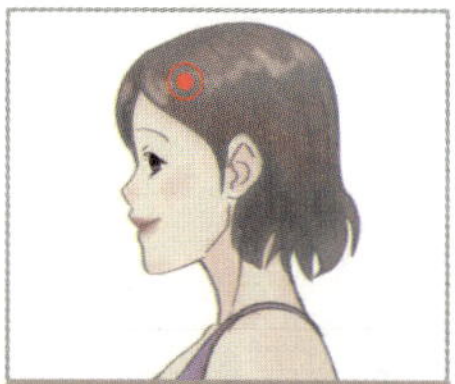

头维穴

位于头侧部，当额角发际上0.5寸，头正中线旁4.5寸。

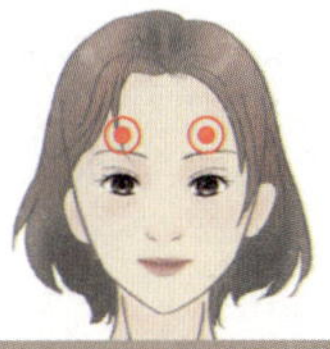

阳白穴

位于前额部，瞳孔直上，眉毛上方 1 寸处。

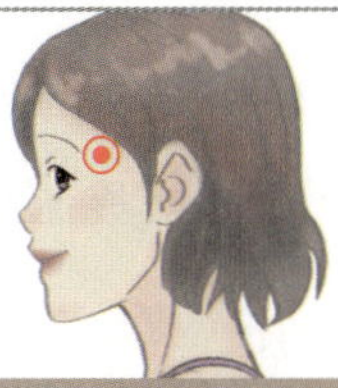

太阳穴

位于眉梢与外眼角连线之间，向后约一横指的凹陷处。

具体操作方法

①站位，先轻轻摇晃头颈数次，随后针对疼痛区域进行拍打，力度由轻至重，至能耐受为度，拍打次数不拘，直至头痛缓解。

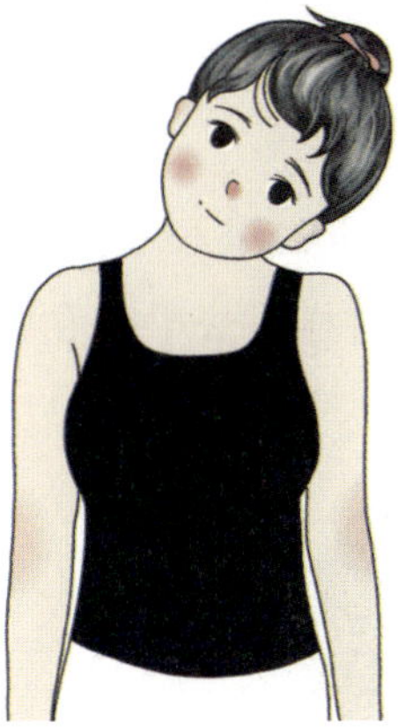

站立摇头

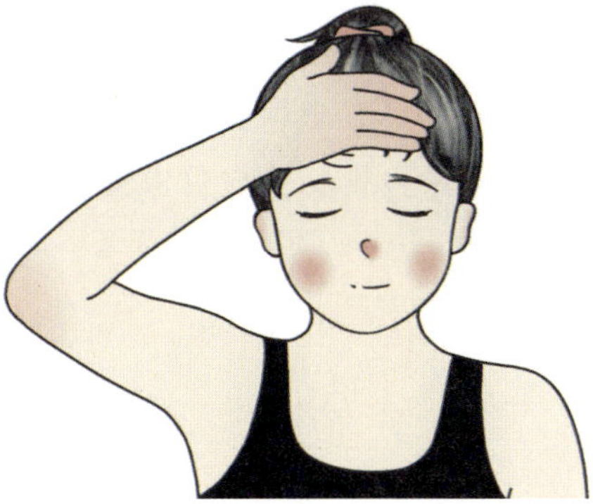

拍打疼痛部位

②甩臂数次后，右手呈刀状由轻至重砍左手列缺穴 50 次（或至头痛缓解），力度以有微痛感为宜。过程中放松手腕，以促进血液循环，可能伴有出汗。同法手刀砍右手列缺穴。

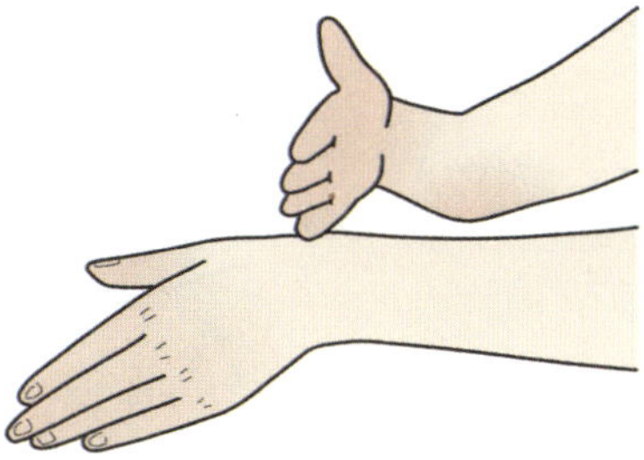

手刀砍列缺穴

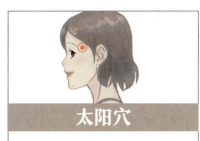

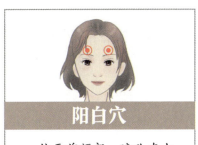

③右手握空心拳，利用食指关节叩击左侧合谷穴50次，力度由轻至重，并深入皮下，以产生酸胀疼痛感为宜。之后，换左手同法叩击右侧合谷穴。

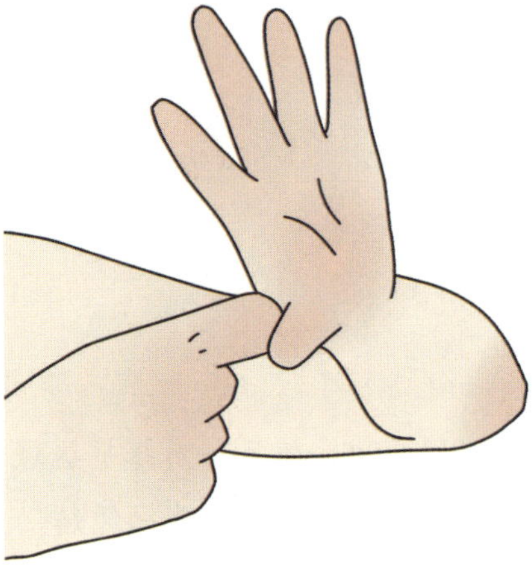

食指关节叩击合谷穴

④屈臂，右手拇指、食指和中指聚拢，以三指指尖深入叩击左臂曲池穴50次，确保力量直达穴位深处。完成后，换左手以同样手法叩击右臂曲池穴。

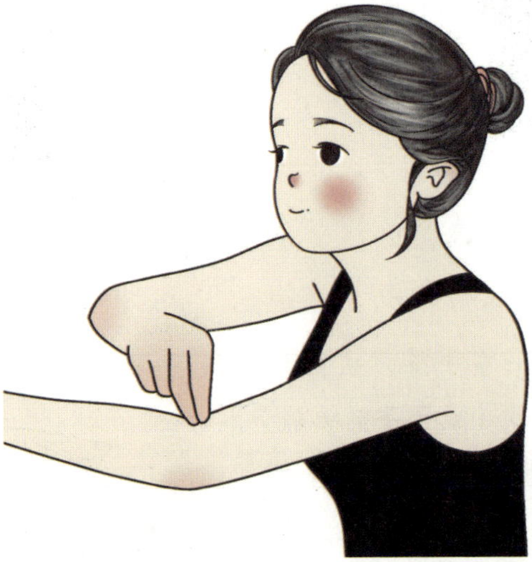

以拇指、食指和中指指尖叩击曲池穴

⑤坐位，头正直，双手轮流拍打百会穴 50 次，力度适中，以感觉轻微疼痛为宜，有助于缓解头部不适。

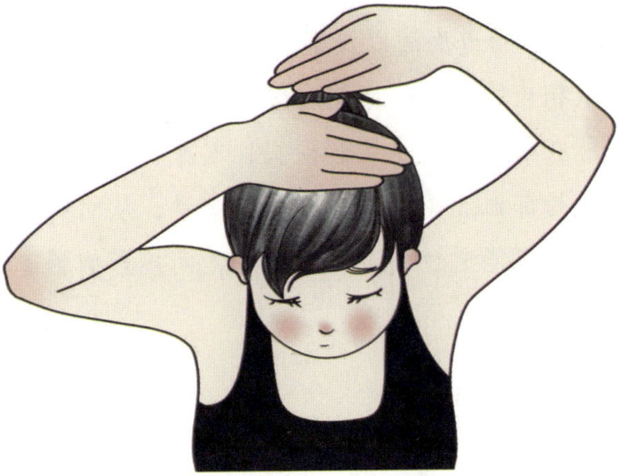

拍打百会穴

⑥双手握空心拳，用拇指关节轻轻叩击头维穴和阳白穴，力度应轻柔，每个穴位叩击 50 次。

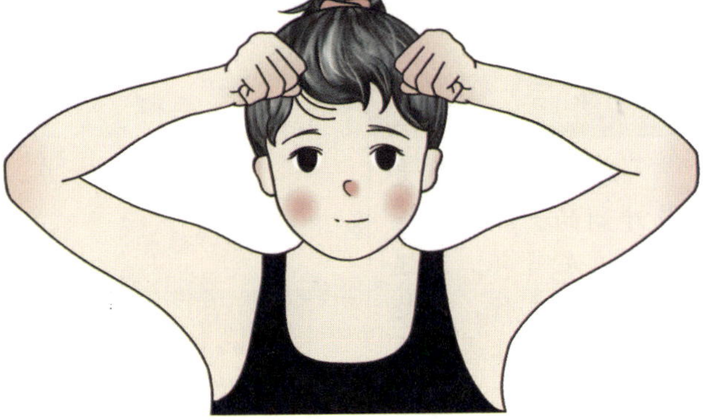

拇指关节叩击头维穴

便秘

便秘是指排便次数减少、粪便干硬或排便困难，通常需要费力才能排出少量粪便。产生便秘的原因较多，包括饮食缺乏纤维素、水分摄入不足、生活压力大、缺乏运动、肠道疾病以及某些药物的副作用等。故只有对症下药，针对具体原因采取相应的措施，才能有效缓解便秘症状。

拍打之所以能在一定程度上缓解便秘，其原理在于通过适度拍打腹部或腰背部，可以促进局部血液循环，增强肠道蠕动，从而有助于肠道内粪便的移动。此外，拍打还可能通过刺激神经系统，间接影响肠道功能，促进排便反射的形成。

经穴及部位

大肠经

起于商阳穴（位于食指桡侧末端），经手背、上肢外侧前线（桡侧缘），上肩，循颈、面颊，入下齿中，交人中穴，最终止于对侧的迎香穴（鼻翼旁5分处）。

胃经

起于承泣穴（位于眼眶下缘，目下4分处），经鼻外、唇角、下颌角，上耳前、发角，再下行经颈、胸腹第二侧线，下肢外侧前缘、足背，止于厉兑穴（第二足趾外侧端）

肺经

起于中府穴（位于锁骨外侧下端），沿肩部内侧下行，经过上肢内侧前缘（桡侧），延伸至手掌大鱼际，最终止于少商穴（拇指桡侧末端）。

肝经

起始于脚大趾末节外侧的大敦穴，上行经过足背部，沿腿内侧继续上行，穿越腹部，最终抵达乳房下方的期门穴。

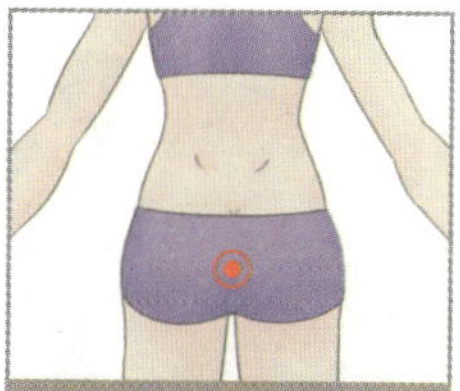

长强穴

位于尾骨下，当尾骨端与肛门连线的中点处。

具体操作方法

1. 拍打大肠经、肺经

①取坐姿，伸展左臂，右手掌用力拍打左小臂上侧（即大肠经与肺经的经过区域）。

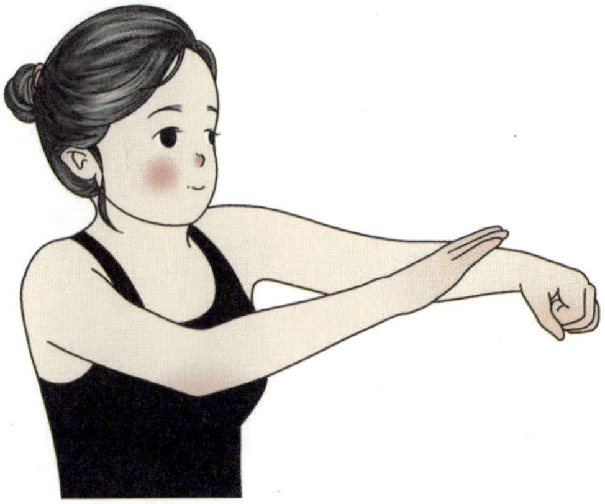

掌拍左小臂上缘(大肠经和肺经区域)

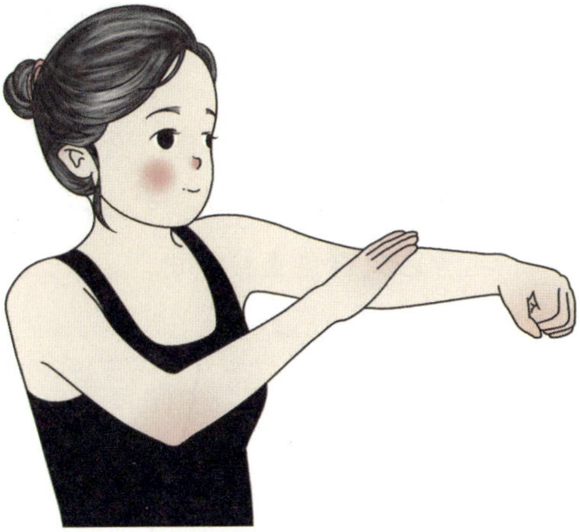

掌拍左臂肘部上缘（大肠经和肺经区域）

②从手部向肩部拍打，每个区域的拍打时长和次数可根据个人情况灵活调整，直至感受到轻微的酸胀感后再向上移动。

③拍打到肩头后，再反向拍回至手部，方法与之前相同。如此循环多次，至手臂产生轻微的酸胀或疼痛感为止。随后，用相同方法拍打另一侧手臂。

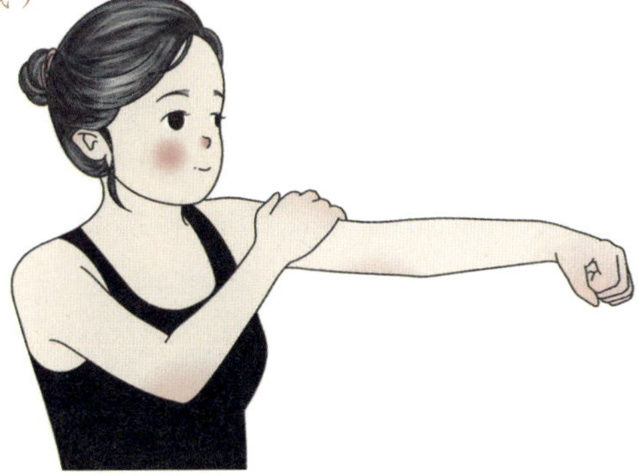

掌拍左肩部上缘(大肠经和肺经区域)

2. 拍打胃经、肝经

①取坐姿，双手握成空心拳状，轻轻叩击胸部两侧（即胃经的经过区域）。

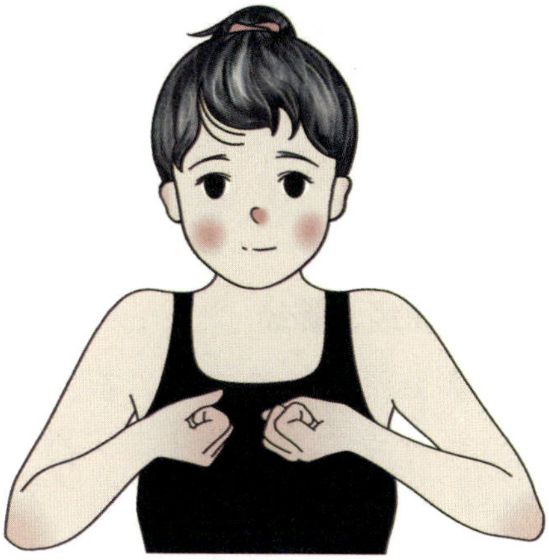

双拳叩打胸部两侧

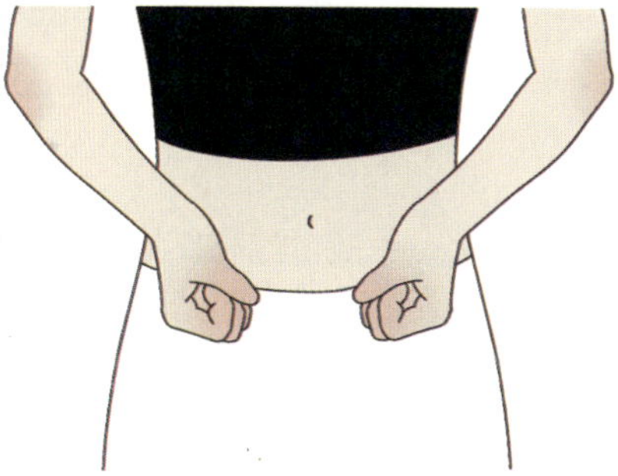

双拳叩打小腹两侧

②沿乳房直线向下叩击至小腹，位置稍偏内侧。叩击力度与时长依个人感受调整，至局部微酸胀或疼痛后下移。女性注意：乳房区域避免直接叩击。

③站立，多次抬起脚跟，放下脚跟时，稍用力让全身随之轻微震颤。

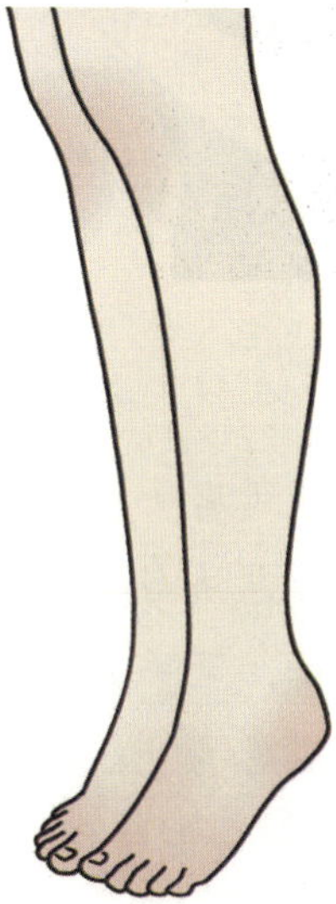

抬起脚跟

④身体前倾，双腿分开，双手平掌自上而下拍打左腿外侧胃经、内侧肝经至足踝，力度至局部有酸胀或疼痛感时下移，时长、次数不限。右腿同法操作。

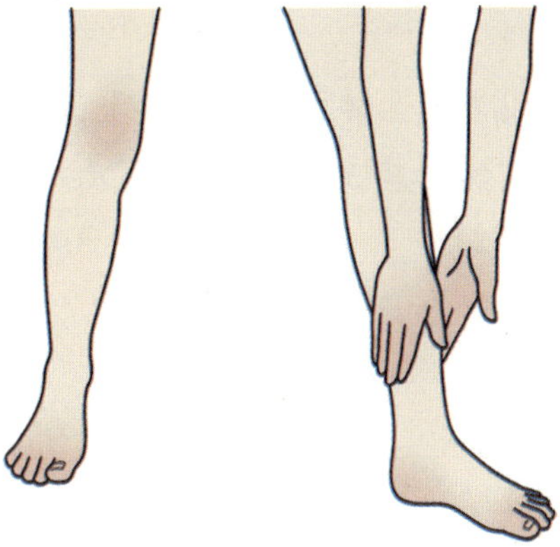
拍打左腿外侧胃经、内侧肝经

3. 拍打腹部

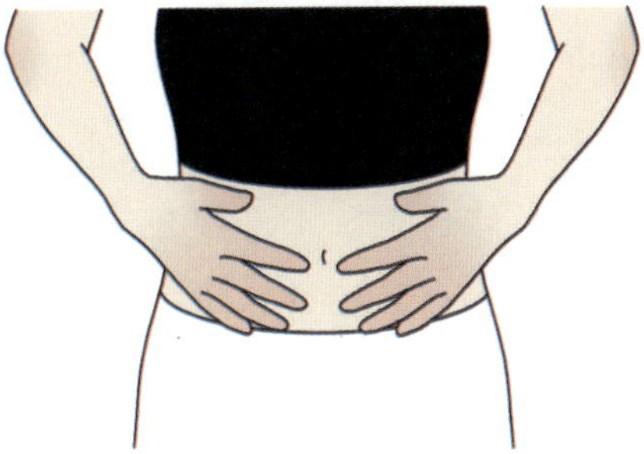
掌拍大腹

深呼吸数次后，吸气时让腹部自然凸起（注意避免过度用力），同时双手成平掌，轻轻拍打腹部区域，逐渐加大拍打力度，直至能感受到腹部脂肪的震动。

4. 拍打长强穴

①晨起，饮三大杯温水（加蜂蜜更佳），随后跪俯于床上，臀部上抬，用反手空心拳凸出的拇指关节轻击长强穴 50 次，逐渐加力，直至穴位处发胀有沉坠感。

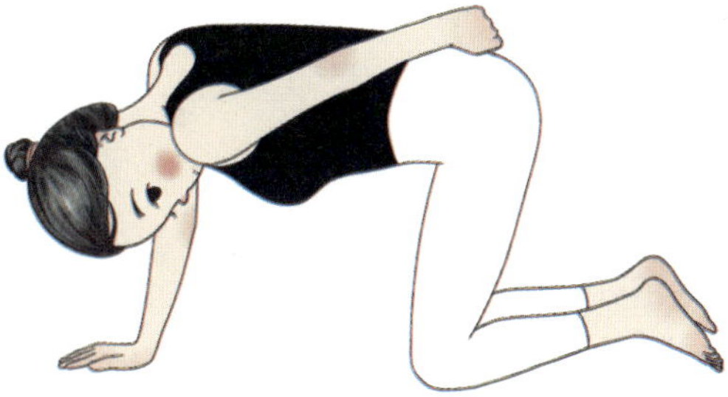
拇指关节叩击长强穴

②盘腿坐姿，双手置膝上，进行深呼吸练习：轻吸重呼，共20次。

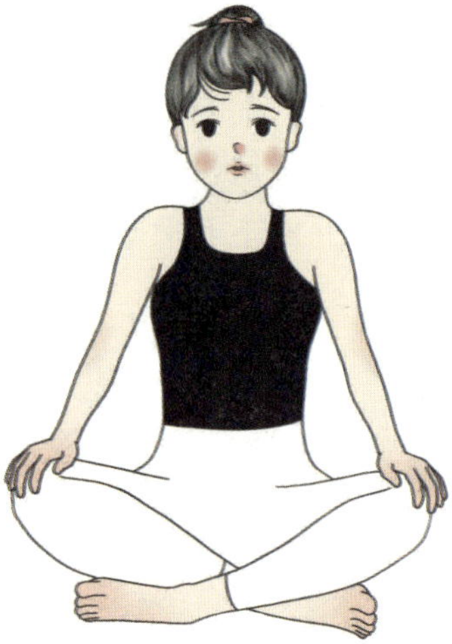

练习轻吸重呼

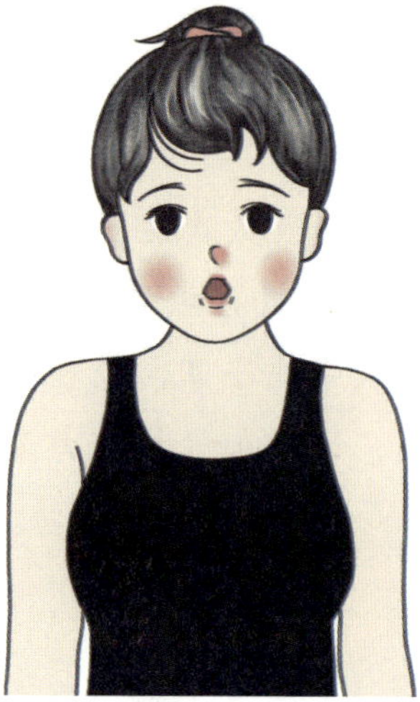

以韵母“ong”结束呼吸练习

③环境适宜时，休息片刻后进行“发声想象”：轻吸气，重呼气并发出“ong”韵尾的声音（如“松静通洞”），想象身体在震动排污，共20次。

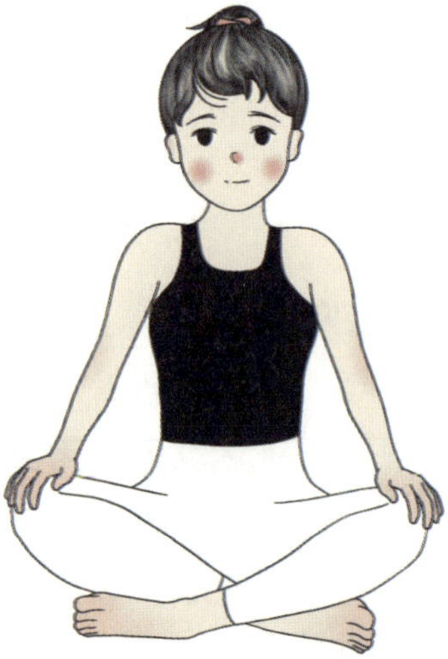

休息收腹

④休息片刻，提肛收腹，坚持几秒后放松，重复20次，集中注意力，以增强便意感。

颈椎不适

颈椎不适，通常表现为颈部疼痛、僵硬、活动受限，严重时还可能伴有头痛、手麻、肩背疼痛等症状。颈椎不适主要是由于长时间保持不良姿势（如低头看手机、平板电脑时间过久）、颈椎退行性变（自然老化现象）、颈部外伤、颈椎间盘突出或骨质增生等因素引起的。

拍打颈部及周围区域，可以刺激颈部的肌肉、血管和神经，促进血液循环，加速炎症物质的代谢和排出，从而减轻颈部肌肉的紧张和疼痛。拍打产生的震动效应还能促进软组织的松弛，有助于缓解颈椎关节的僵硬感。同时，拍打过程中的轻微疼痛刺激，可以激活神经系统的自我调节机制，提高颈椎区域的痛阈，使人对疼痛的感受降低。

经穴及部位

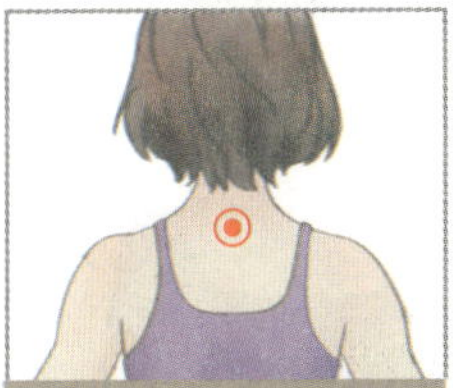

大椎穴

位于后正中线上，第七颈椎棘突下凹陷中。

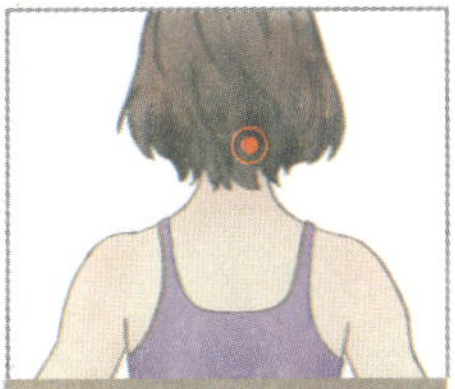

天柱穴

位于颈后区，横平第二颈椎棘突上际，斜方肌外缘凹陷中。

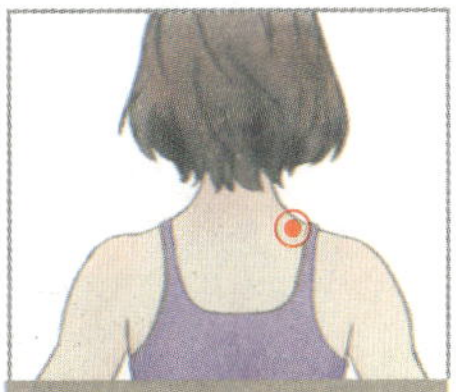

肩井穴

位于肩上，前直乳中，当大椎与肩峰端连线的中点上。

具体操作方法

①用按摩槌敲打大椎、天柱和肩井穴，每次敲打持续 2~3 分钟。每天早、中、晚各进行 1 次。

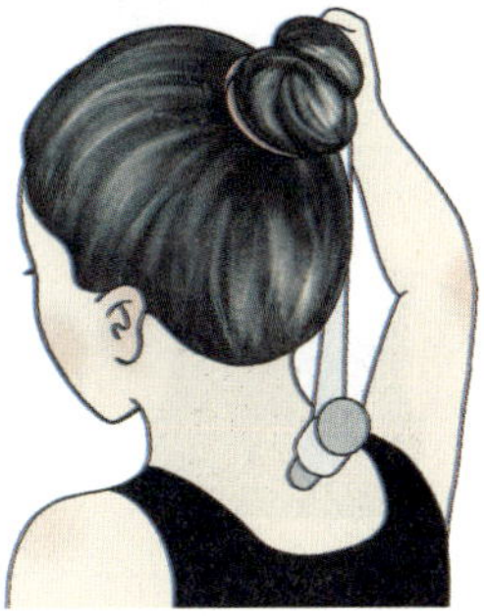

用按摩槌敲打大椎穴

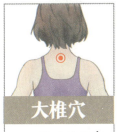

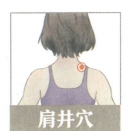

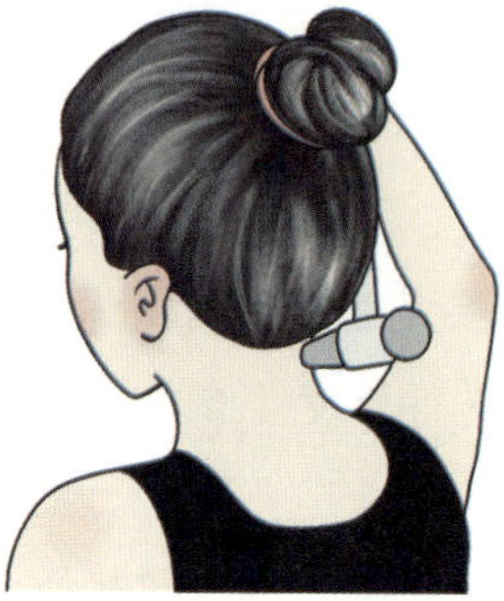

用按摩槌敲打天柱穴

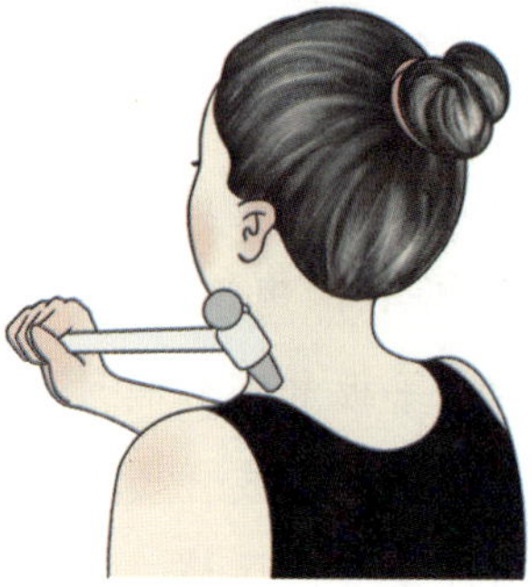

用按摩槌敲打肩井穴

②两手握成空心拳，轮流叩击大椎和天柱穴，直至穴位处开始发胀、发热，甚至微微发红。

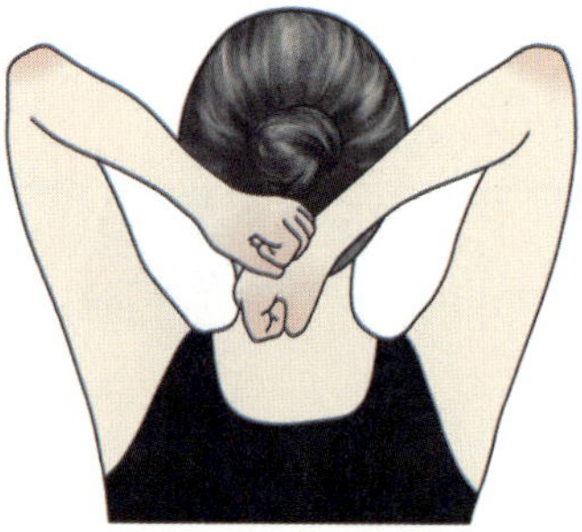

叩击大椎穴

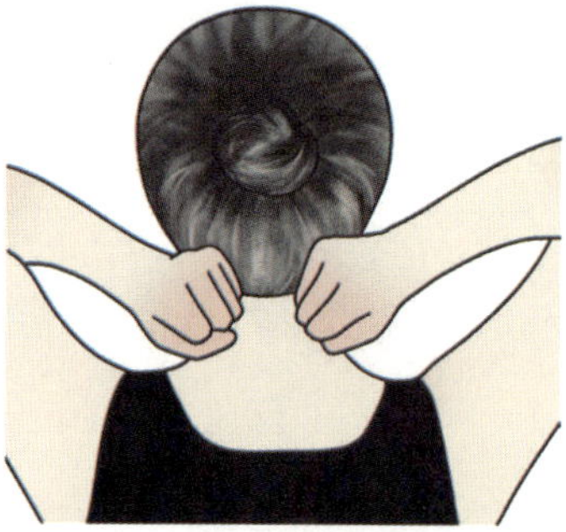

叩击天柱穴

③坐着或站着，闭上眼睛，轻轻地转动颈部 50 次，再仰头 50 次。完成这些动作后，手掌从颈肩尽量往后甩并拍打颈项，可双手交替进行，各拍打 50 次。

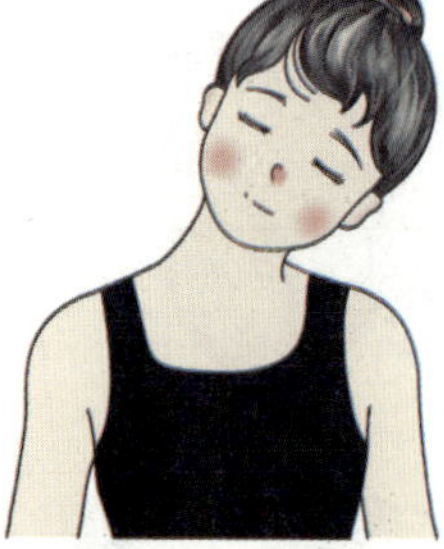

转动颈部

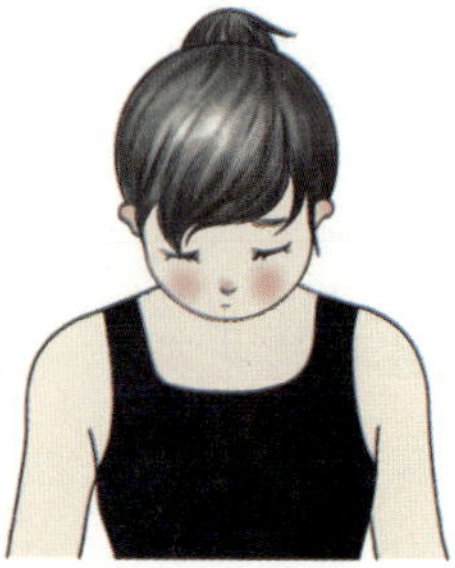

俯首

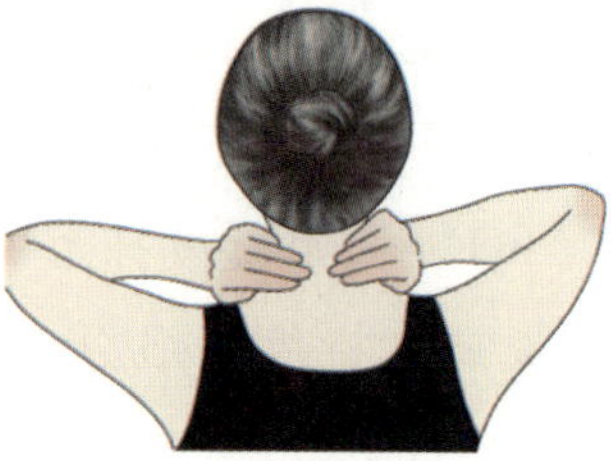

拍打颈项

④休息时，或是与朋友交谈时，可以拿起按摩槌，轻柔捶打上述穴位。持之以恒，颈椎的不适感会得到明显缓解。

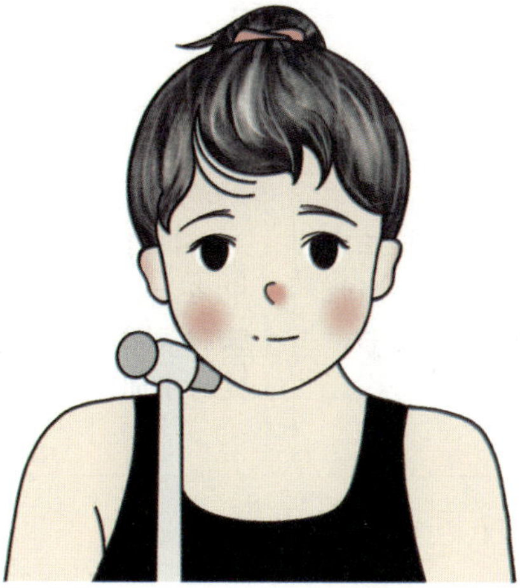

用按摩槌敲打颈部

肩背酸痛

肩背酸痛，是指肩部及背部肌肉或关节的疼痛和僵硬。肩背酸痛的原因多种多样，包括但不限于长期保持同一姿势，如久坐办公、低头玩手机或平板电脑、缺乏运动、身体姿势不良、用力不当、心理压力过大等因素。

拍打之所以能有效缓解肩背酸痛，其原理在于通过物理刺激促进血液循环。拍打动作能够增加局部组织的血流量，帮助肌肉放松，缓解紧张和痉挛，同时促进炎症物质的代谢和排出，减少疼痛因子的积累。此外，拍打还能激活末梢神经，提高痛阈，让人感受到舒适，从而起到放松身心和舒缓精神压力的作用。

经穴及部位

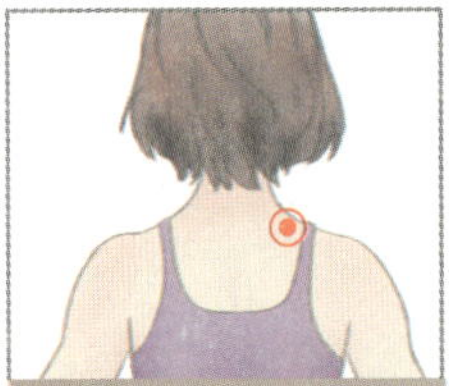

肩井穴

位于肩上，前直乳中，当大椎与肩峰端连线的中点上。

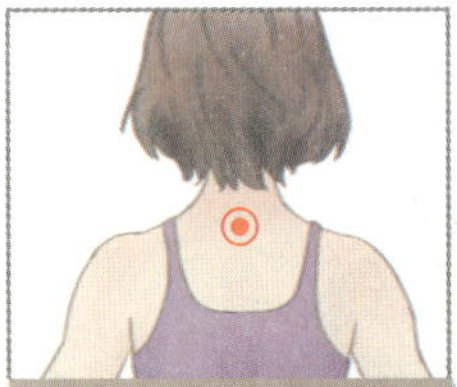

大椎穴

位于后正中线上，第七颈椎棘突下凹陷中。

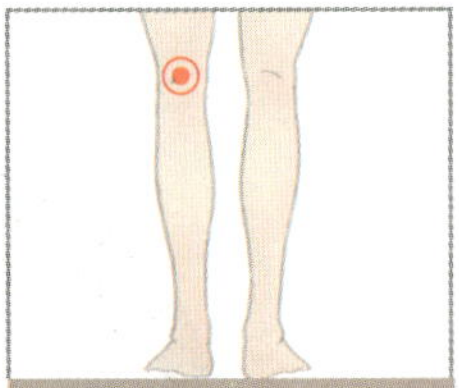

委中穴

位于腘横纹中点，当股二头肌腱与半腱肌肌腱的中间。

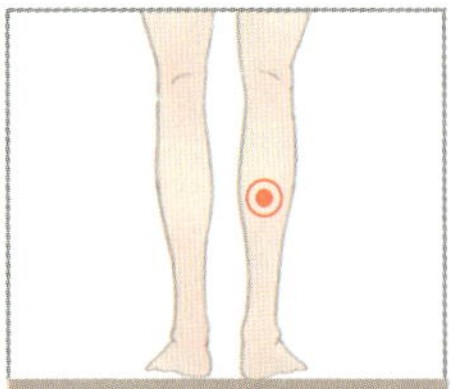

承山穴

位于小腿后面正中，当伸直小腿时腓肠肌肌腹下出现尖角凹陷处。

具体操作方法

①取坐姿，拳心朝内，轻轻敲打肩井穴，逐渐加大力度，达到肩部能承受的酸痛极限。敲击次数不限，直至肩部酸痛感有所减轻。

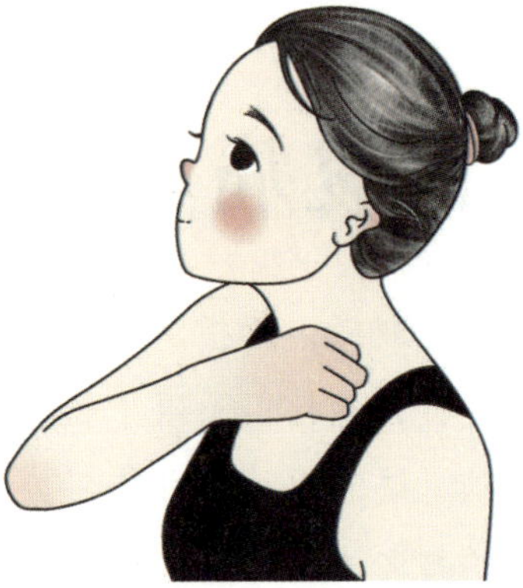

敲打肩井穴

②用空心拳的拳轮，轻轻叩击大椎穴，逐渐加大力度，直至出现酸胀感，重复100次。

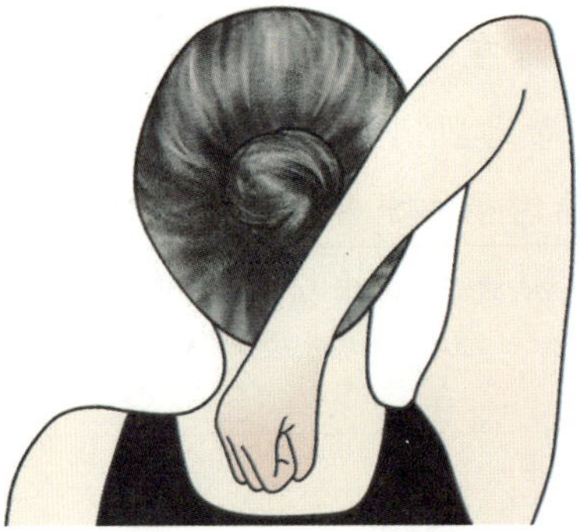

拳轮叩击大椎穴

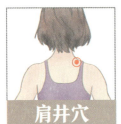

③将拇指、食指与中指并拢，用指尖叩击委中穴，重复100次。

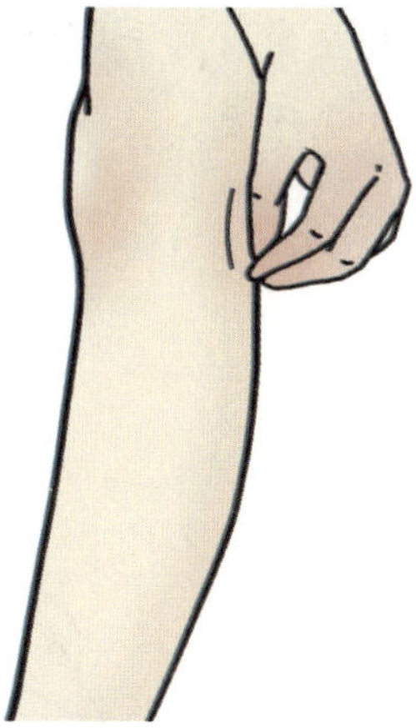

叩击委中穴

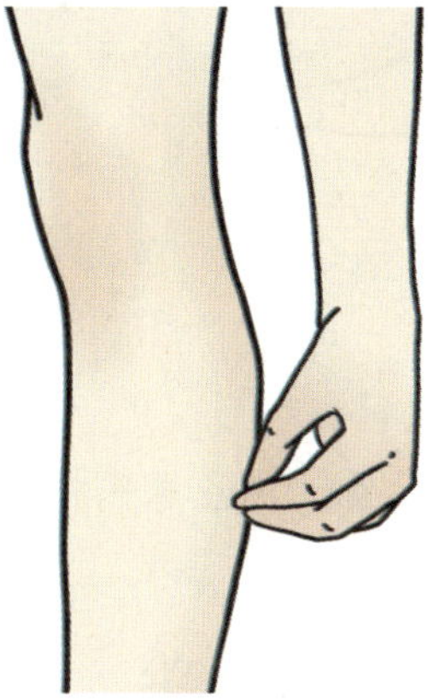

叩击承山穴

④将拇指、食指与中指并拢，用指尖叩击承山穴，重复100次。

⑤屈臂，将双臂展开做扩胸运动，重复10次。随后，以肩部为中心，做前后向的环绕运动各10圈。

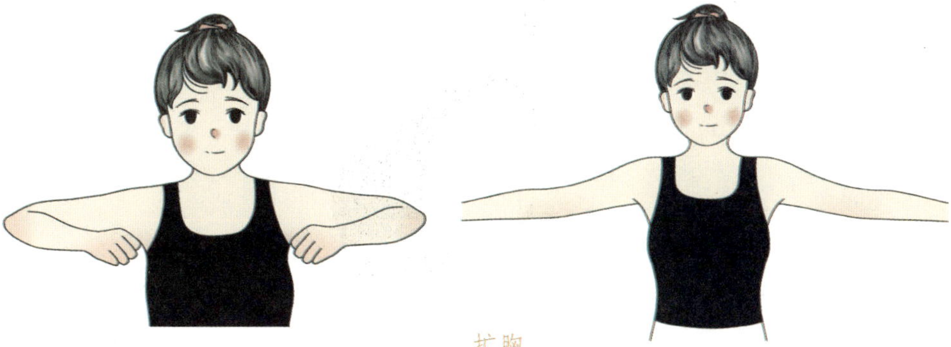

扩胸

⑥盘坐，双手环抱后脑勺，身体尽量前屈，直至头部接近地面，其间进行3次深呼吸。

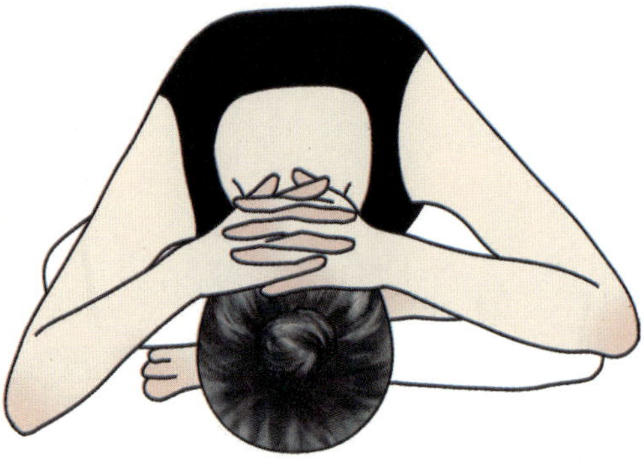

双手抱后脑勺前屈

⑦抬头挺胸，尽量将头部向后仰，眼睛向后看。应注意保持身体平衡，避免摔倒。

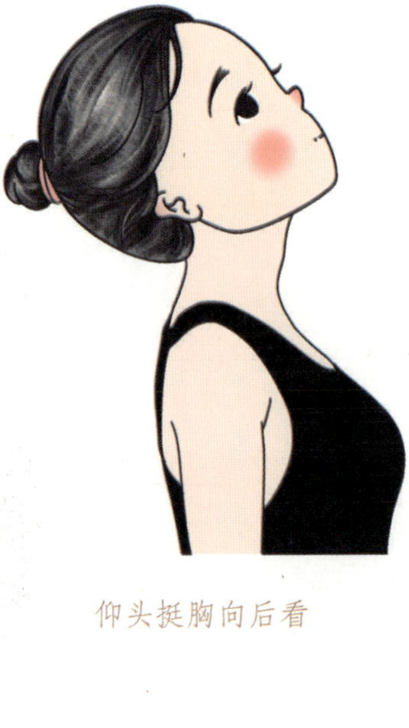

仰头挺胸向后看

手脚冰凉

手脚冰凉，是指人体的四肢，尤其是手脚部位，感觉到异常寒冷，即便在温暖的环境中也难以回暖，有时伴有指尖或足尖发白、发麻的情况。手脚冰凉的原因多种多样，主要包括血液循环不畅、体温调节机制失衡、贫血、甲状腺功能减退、缺乏运动以及长期处于压力状态等。血液循环不良是导致手脚冰凉最为直接的原因之一，即血液无法顺畅地将身体核心区域的热量带到四肢末端，使得这些部位温度下降。

拍打四肢可以加速血液流动，促进局部血液循环，帮助将更多的温暖血液输送到手脚部位，从而提高局部温度。同时，拍打还能促进淋巴循环，帮助身体排出体内多余的液体和废物，减轻身体负担。

经穴及部位

脾经

起始于足大趾内侧（尺侧）的隐白穴，沿着经络依次经过大都穴、太白穴、商丘穴、三阴交穴、地机穴、血海穴，最终到达大包穴。

肾经

起始于足底的涌泉穴，沿着腿部内侧后缘，向上穿过盆腔深处，接着沿着任脉旁边约半寸的位置继续上行，抵达胸前的俞府穴。

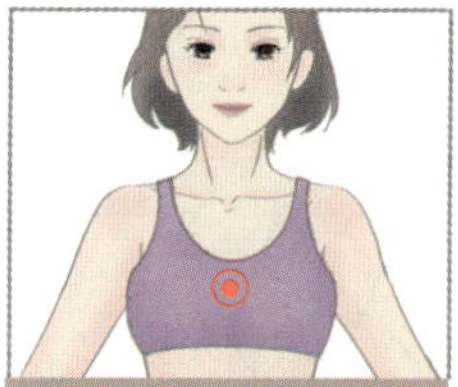

中丹田

位于膻中穴处。

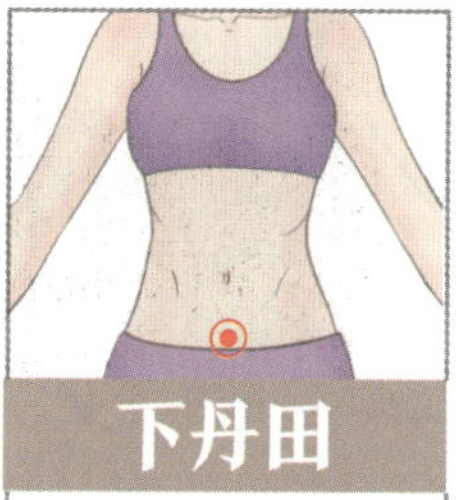

下丹田

位于肚脐下方三寸之处，与关元穴相对应。

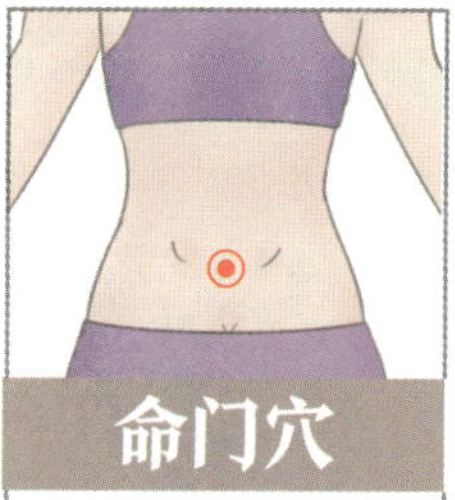

命门穴

位于腰部，后正中线上，当第二腰椎棘突下凹陷中。

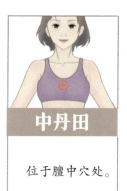

具体操作方法

①取坐姿，双腿分开，脚掌相对而放，沿着腿内侧脾经与肾经的循行路线，由上至下拍打，每个掌位拍打 100 次。拍打时力度应适中且保持较高频率，至拍打部位产生温热感。

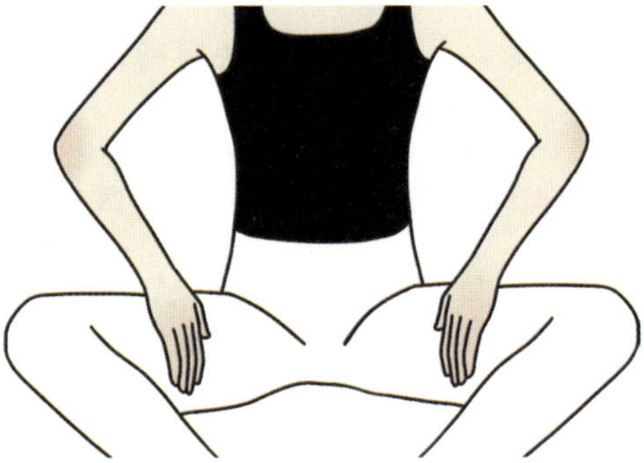

拍打腿内侧脾肾二经

②取仰卧姿势，双手握成空心拳状，用拳轮轻轻叩击中丹田和下丹田，次数与时长不限，至胸部与小腹部感到温热为止。之后，用手掌覆盖丹田部位，保持静止，想象温暖的气息逐渐渗透至体内。

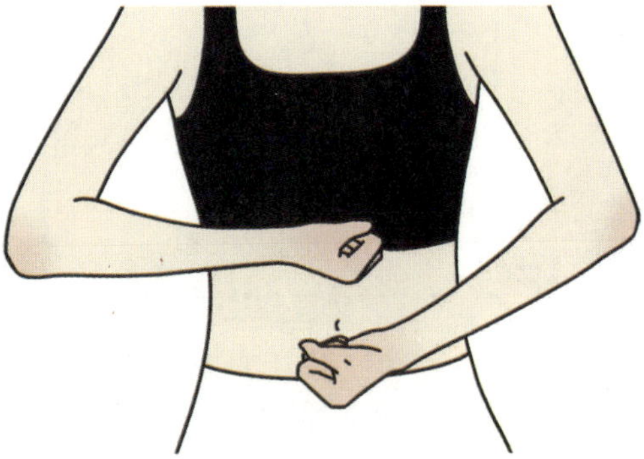

捶打中丹田、下丹田

③取坐姿，左手反背，呈空心拳状轻轻捶打命门穴，力度需适中，次数与时长不限，直至腰内部产生温热感。随后，双手覆盖于后腰部，想象热力深入体内。

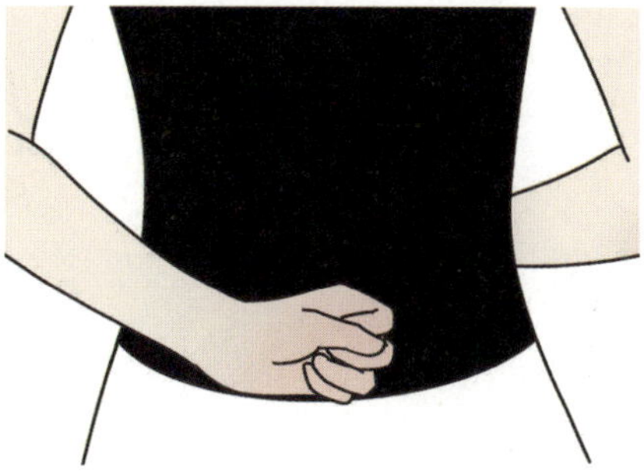

捶打命门穴

④甩动手臂，双手用力拍掌 100 次，力度以能承受为度，直至双手掌心发热。

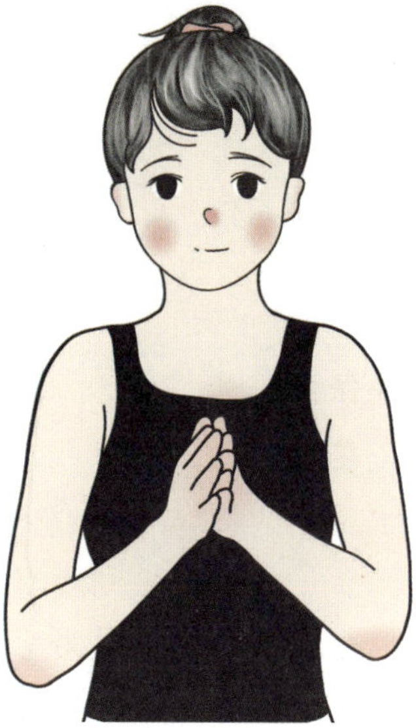

双手拍掌

⑤站立姿势，全身放松，踮脚50次，感觉全身有轻微震颤。

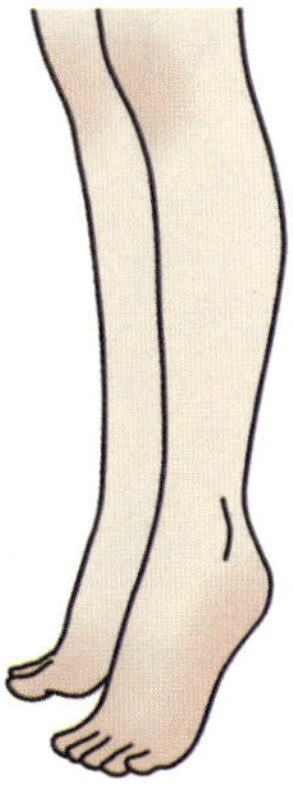

踮脚

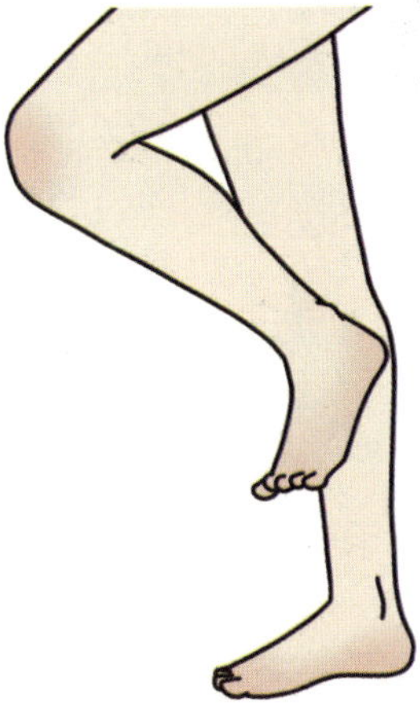

跺脚

⑥跺脚，逐渐增加力量，力度在可忍受的范围内，次数与时长根据个人情况调整，直至足底出现麻木感。

⑦脚趾用力屈曲并保持几秒钟，随后用力将脚趾张开并保持几秒钟。重复进行10次。在此过程中，注意防风保暖。

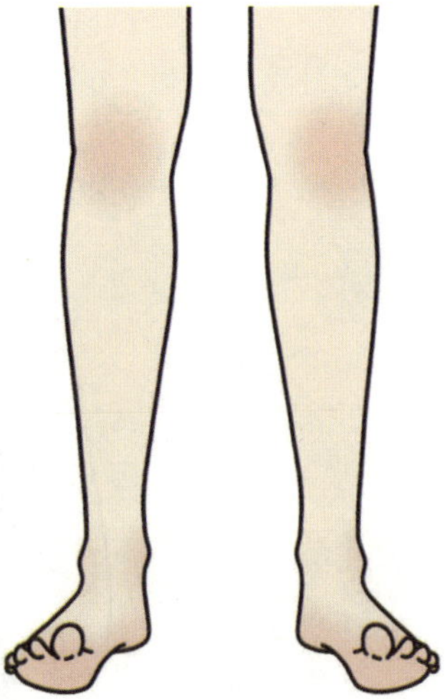

活动脚趾

喉痛咳嗽

喉痛咳嗽症状的出现往往与多种因素相关。在风寒感冒中，风寒邪气侵袭体表，由于肺主皮毛，肺气受损而导致郁滞。由于喉与肺相通，气机的阻滞会导致喉咙疼痛。而在风热感冒中，风热之邪通常从口鼻入侵，肺部最易受损，因此喉咙疼痛也较为常见。除了外感风寒风热，内伤疾病中的喉痛咳嗽也相当多见，尽管其成因较为复杂，但一般而言，多是由于脏腑内火热上冲所致。拍打，可以促进气血流通，缓解局部炎症和疼痛，从而在一定程度上减轻喉痛咳嗽的不适感。

经穴及部位

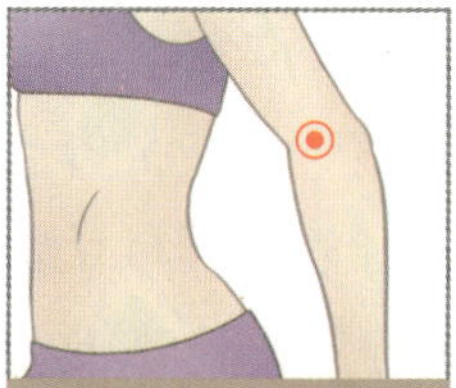

曲池穴

位于肘横纹外侧端，屈肘，当尺泽与肱骨外上髁连线的中点。

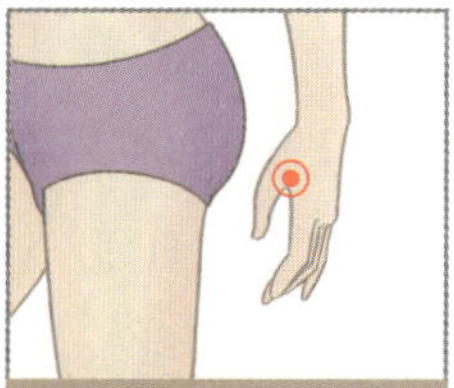

合谷穴

位于手背，第一、二掌骨间，当第二掌骨桡侧的中点处。

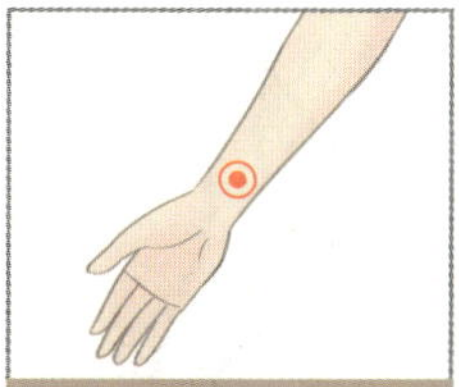

内关穴

位于前臂掌侧，当曲泽与大陵的连线上，腕横纹上 2 寸。

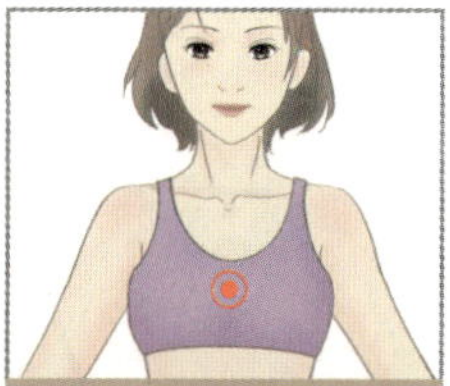

膻中穴

位于前正中线上，两乳头连线的中点。

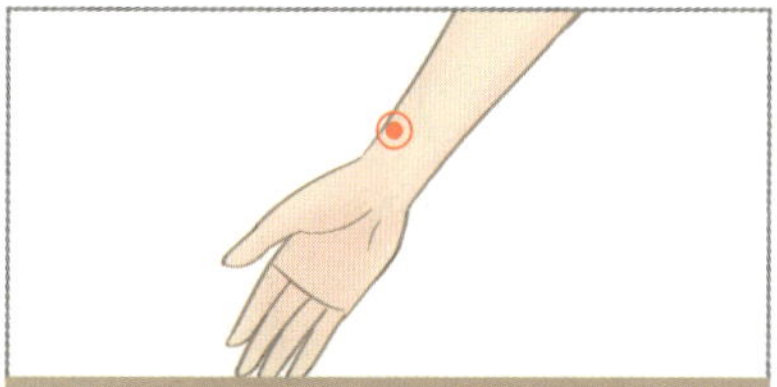

列缺穴

位于前臂桡侧缘，桡骨茎突上方，腕横纹上 1.5 寸。

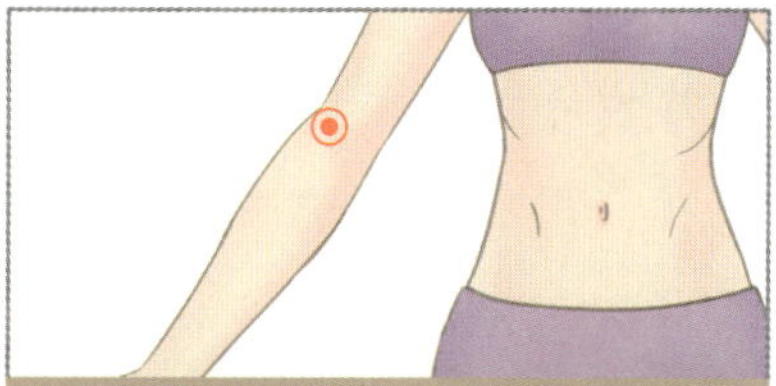

尺泽穴

位于肘横纹中，肱二头肌腱桡侧凹陷处。

具体操作方法

①伸出右臂，用左手掌拍打右臂的曲池穴100次，力度需适中，以产生轻微的酸痛感为宜。完成后，拍打左臂。

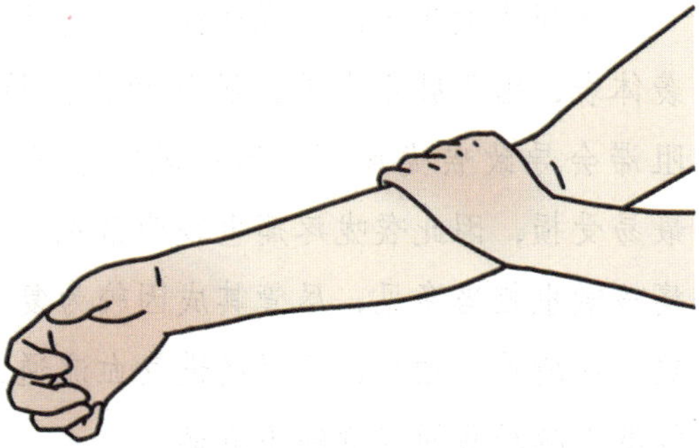

掌拍曲池穴

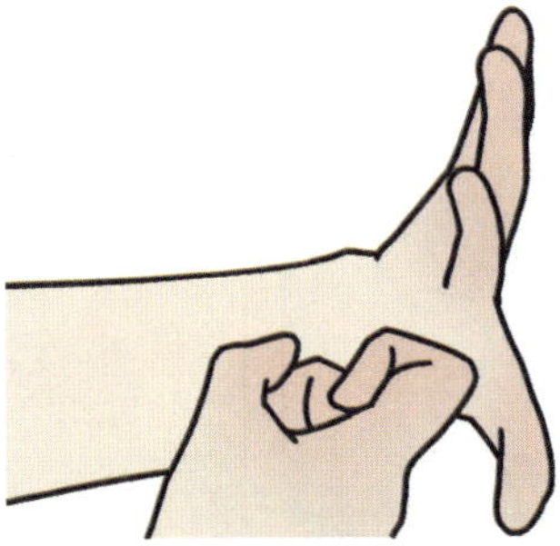

食指关节叩击合谷穴

②右手握成空心拳状，用食指的关节部分叩击左手的合谷穴100次，力度可以稍微加重一些，以疼痛但尚能忍受为度。完成后，叩击右手合谷穴。

③将右手的拇指、食指和中指聚拢，用指尖叩击左手内关穴100次，力度较大，以产生疼痛但尚能忍受为宜。完成后，叩击右手内关穴。

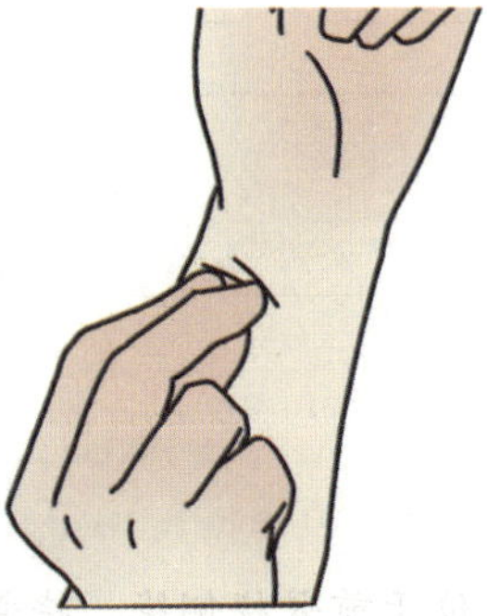

叩击内关穴

④用右手手刀砍击左手的列缺穴 50 次，力度由轻至重，操作得当，疼痛会立即缓解。完成后，砍击右手列缺穴。

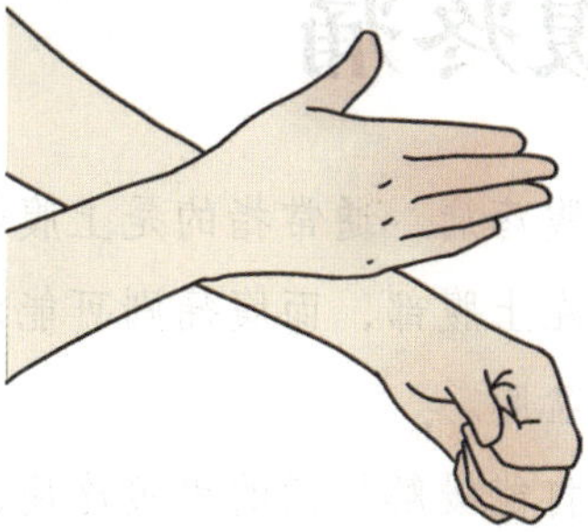

手刀砍列缺穴

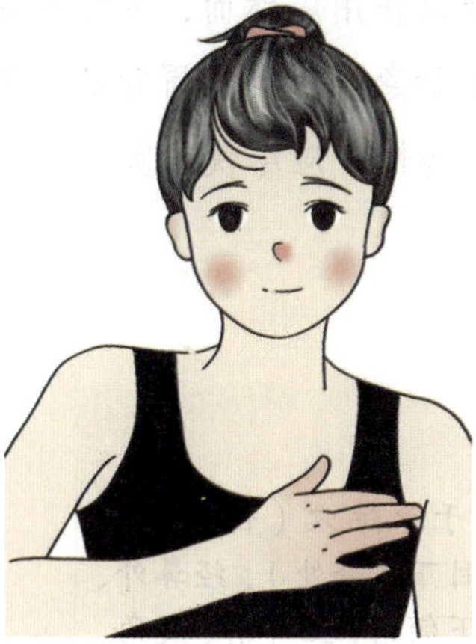

掌根叩击膻中穴

⑤用右手的掌根叩击膻中穴 50 次，力度需适中，以产生轻微的发胀感为宜。

⑥将五指聚拢成尖状，用力叩击尺泽穴 100 次。完成后，叩击对侧尺泽穴。

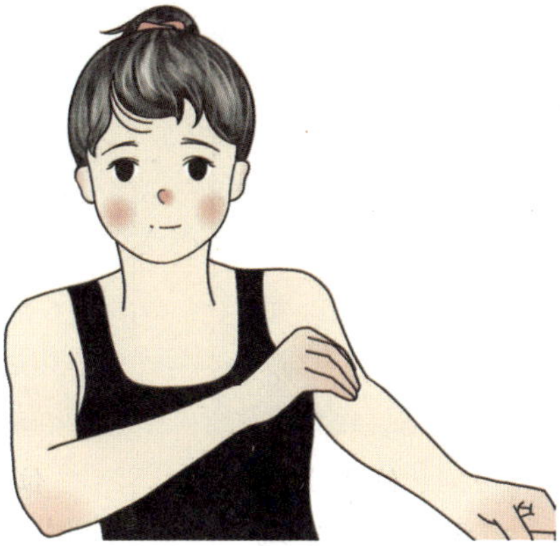

五指尖叩击尺泽穴

胃腹疼痛

胃腹疼痛，通常指的是上腹部至下腹部区域内的疼痛或不适感。胃痛多集中于左上腹部，而腹痛则可能涵盖整个腹部区域，从胃部延伸至小肠、大肠甚至盆腔。

拍打能缓解轻微的胃腹疼痛，主要在于通过拍打产生的轻微震动和刺激，能促进局部血液循环，帮助缓解肌肉紧张和痉挛，尤其是对于因肠道积气或轻微肠道痉挛引起的疼痛，拍打能起到舒缓的作用。拍打还能分散注意力，减轻疼痛带来的焦虑感，从而间接起到缓解疼痛的作用。然而，并非所有胃腹疼痛都适合用拍打来缓解。对于由严重疾病（如急性胃炎、胃穿孔、阑尾炎等）引起的疼痛，拍打不仅无效，还可能加重病情，应尽快就医。

经穴及部位

肝经

起始于脚大趾末节外侧的大敦穴，上行经过足背部，沿腿内侧继续上行，穿越腹部，最终抵达乳房下方的期门穴。

胃经

起于承泣穴（位于眼眶下缘，目下4分处），经鼻外、唇角、下颌角，上耳前、发角，再下行经颈、胸腹第二侧线，下肢外侧前缘、足背，止于厉兑穴（第二足趾外侧端）。

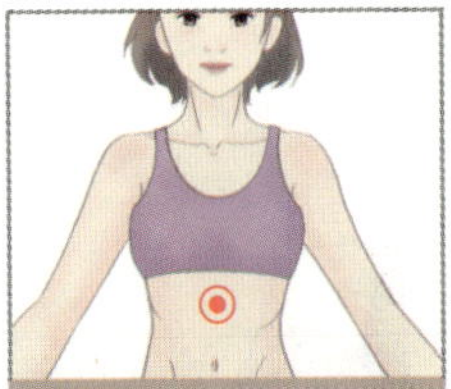

中脘穴

位于上腹部，前正中线上，当脐中上4寸。

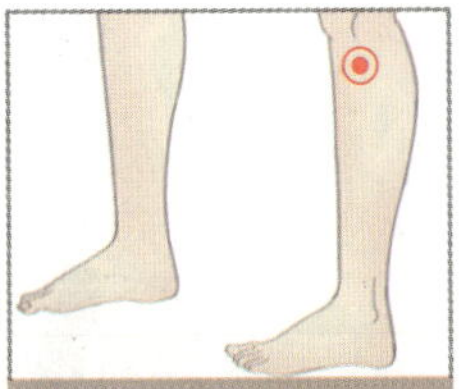

足三里穴

位于小腿前外侧，当犊鼻下3寸，距胫骨前缘一横指（中指）。

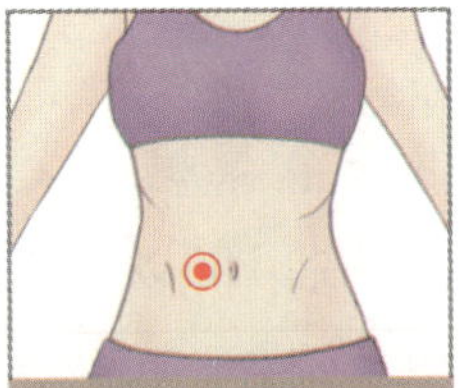

天枢穴

位于腹中部，距脐中2寸。

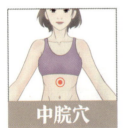

具体操作方法

①取站姿，身体向左侧侧弯，用手掌拍打右侧身体，从胁肋向上进行，每个掌位重复30次。力度从轻至重，直至感到局部有酸胀感。完成后，换另一侧。

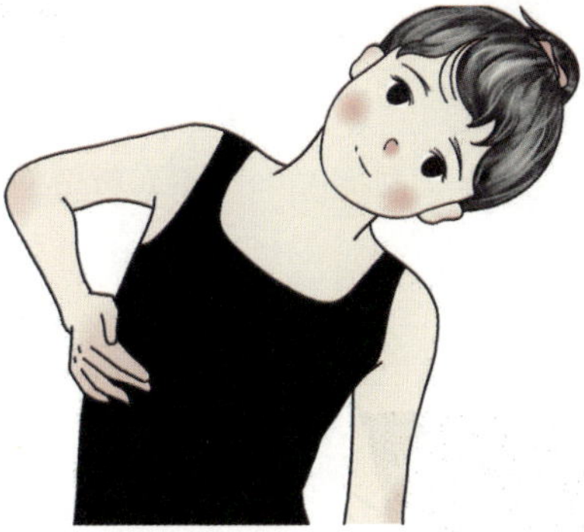

拍打胁肋

②双手搓热后，左手覆盖在胃脘区，温暖胃部。同时，右手呈空心拳状，用拳轮轻轻叩击左手背100次。叩击的力度不宜过大，产生震荡效果即可。

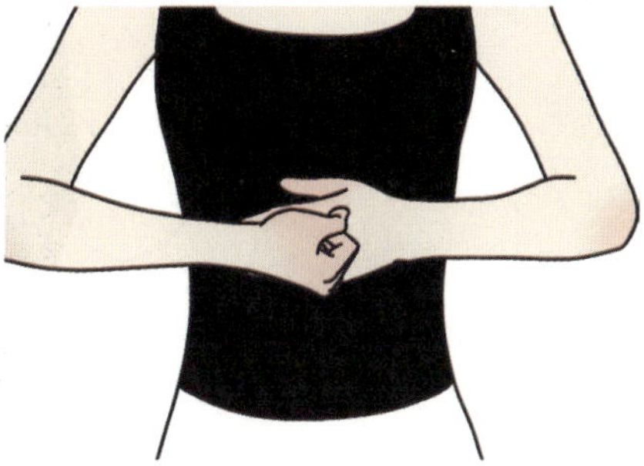

隔手背拳轮叩击胃脘

③仰卧，双手五指微微弯曲，用指尖叩击胸腹部的胃经循行路线。力度需深入皮下，由轻至重。每个穴位叩击100次，再向下移动至下一个位置。

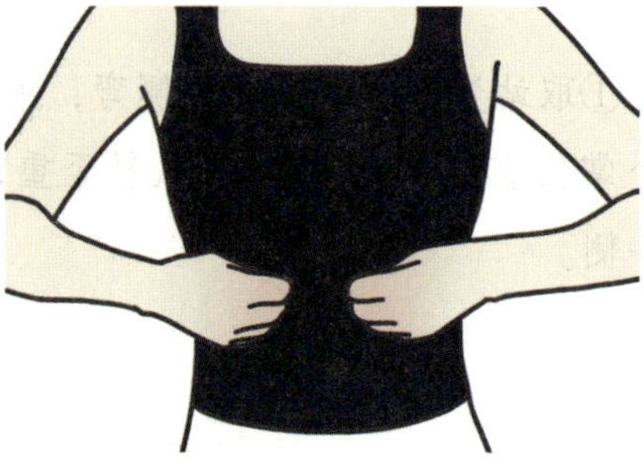

五指指尖叩击胸腹胃经循行路线

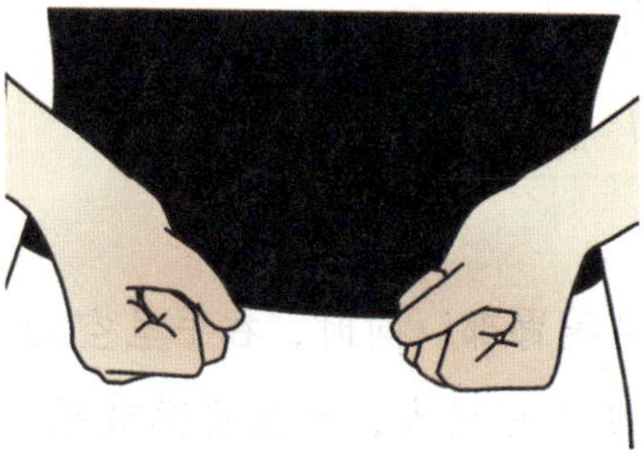

拳轮叩击天枢穴

④双手呈空心拳状，用拳轮以适中力度叩击两侧的天枢穴100次。

⑤双手呈空心拳状，用拳轮以适中力度叩击中脘穴100次。

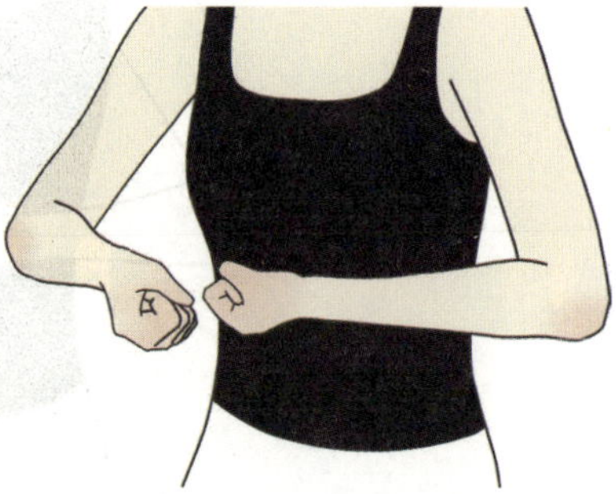

拳轮叩击中脘穴

⑥坐位，俯身拍打足三里穴，力度以能耐受为度，共100次。

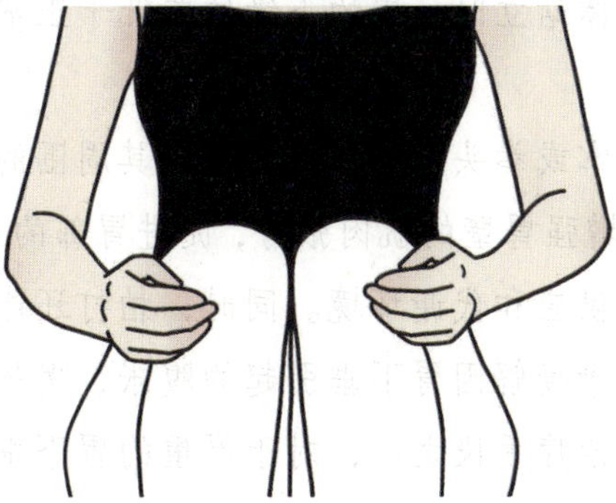

拍打足三里穴

⑦身体前倾，双腿分开。双手从左腿的上部开始向下拍打，外侧是胃经，内侧覆盖肝经。拍打时长和次数不限，当局部有酸胀或疼痛感时，再向下移动。用相同方法拍打右腿经脉。

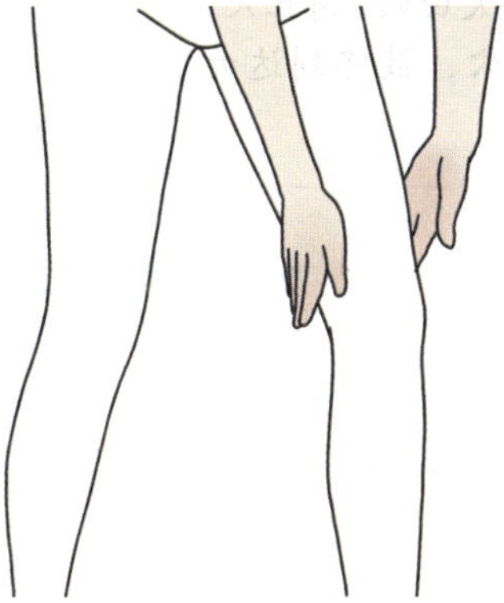

拍打大腿上的肝经、胃经

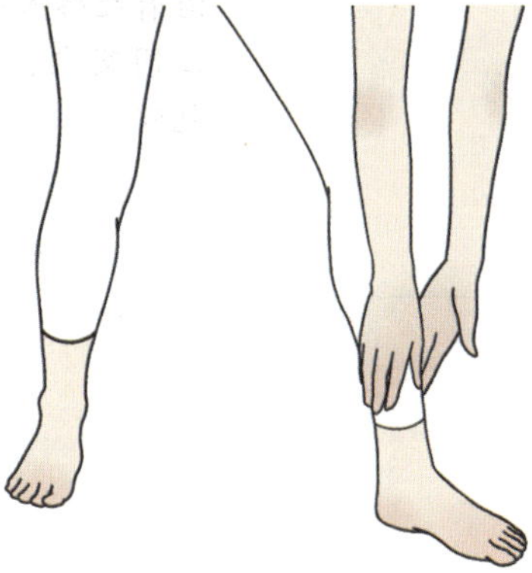

拍打小腿上的肝经、胃经

注意事项：

若疼痛属于寒性，可以在疼痛部位进行搓擦，时间可根据个人感受调整，直至皮肤感到温热为止。

胃下垂

胃下垂，是指人体站立时，胃的下缘位置低于正常解剖位置的一种病理现象。

拍打时，运用手掌或拳头，能够对胃部及其周围的穴位和经络产生刺激作用。这种刺激能够增强胃壁的肌肉张力，促进胃部的血液循环和淋巴回流，从而改善胃部的营养供应和代谢环境。同时，拍打还能促进胃肠道的蠕动，增强消化功能，有助于缓解因胃下垂引起的腹胀、嗳气、食欲不振等症状。当然，拍打只是辅助治疗手段之一，对于严重的胃下垂，还需要结合其他治疗方法进行综合调理。

经穴及部位

脾经

起始于足大趾内侧（尺侧）的隐白穴，沿着经络依次经过大都穴、太白穴、商丘穴、三阴交穴、地机穴、血海穴，最终到达大包穴。

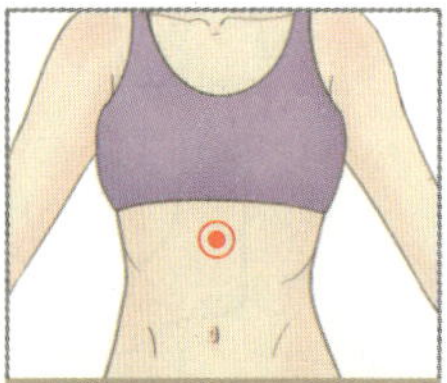

胃脘

身体上腹部，胸骨剑突下方，脐部上方位置。

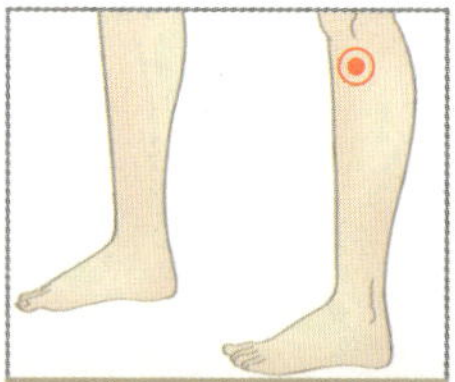

足三里穴

位于小腿前外侧，当犊鼻下3寸，距胫骨前缘一横指（中指）。

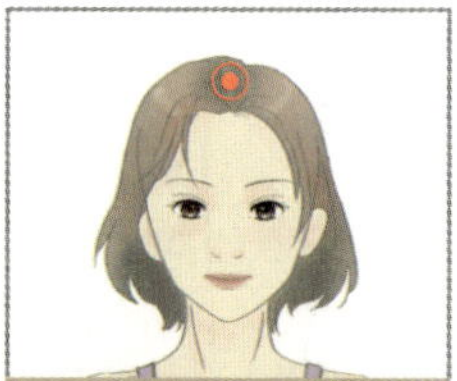

百会穴

位于头部，当前发际正中直上5寸，或两耳尖连线的中点处。

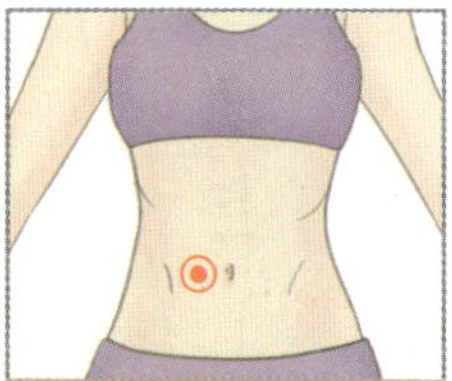

天枢穴

位于腹中部，距脐中2寸。

具体操作方法

①双脚分开站立，身体前倾，拍打双腿内侧的脾经循行路线。拍打时，手法要轻柔，速度要快，时间上没有限制，直到感觉腿部有酸胀感为止。

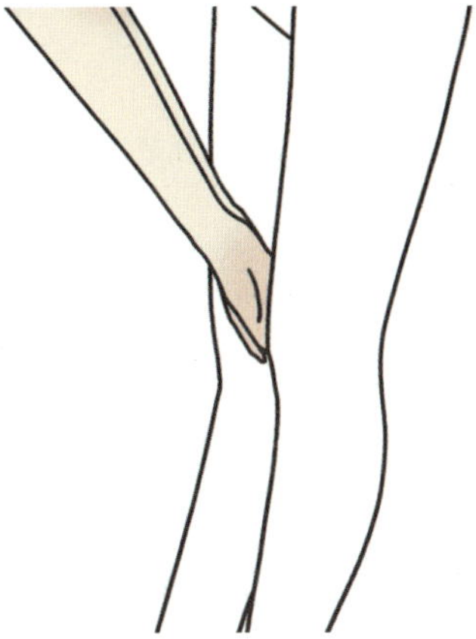

拍打腿内侧脾经

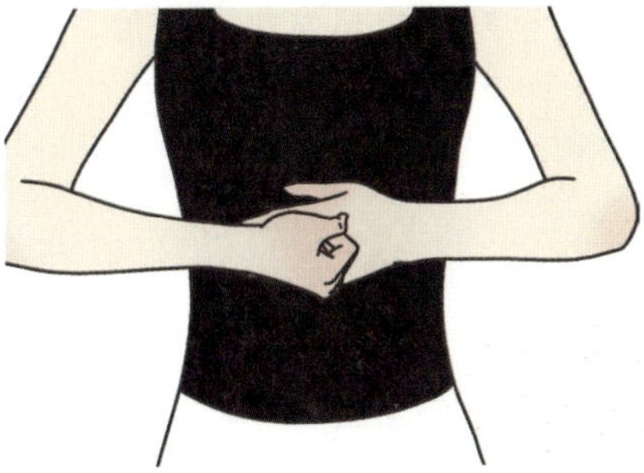

拳轮隔手背叩击胃脘

②左手放在胃脘部位，右手握成空心拳，用拳轮叩击左手背100次，力度适中。

③取坐位，身体前倾，用双手拍打足三里穴，力度稍大，以有轻微疼痛感为宜，共拍打100次。

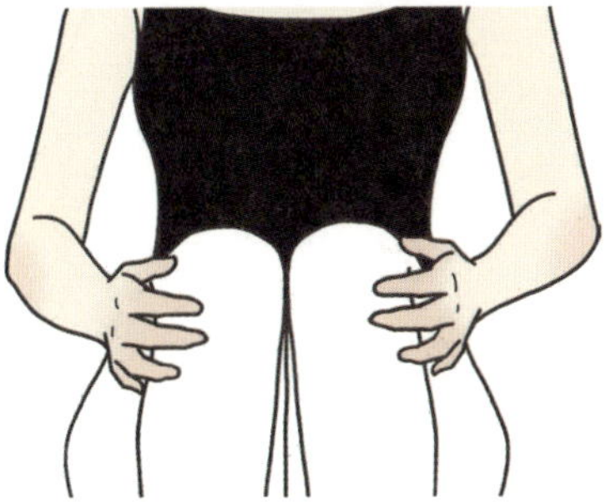

拍打足三里穴

④双手交替拍打头顶的百会穴，逐渐加大力度。拍打时，要使头部产生强烈的震颤感，重复 50 次。

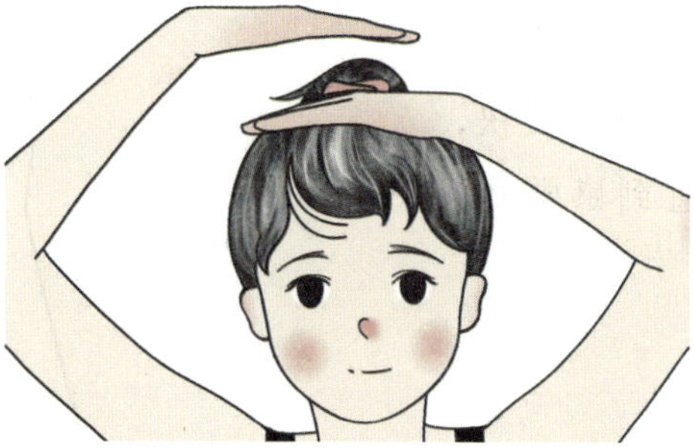

拍打百会穴

⑤双手掌紧贴在天枢穴上，顺时针按摩，至感觉局部发热；然后，掌心向内，适当用力拍打天枢穴，持续 10 分钟以上。

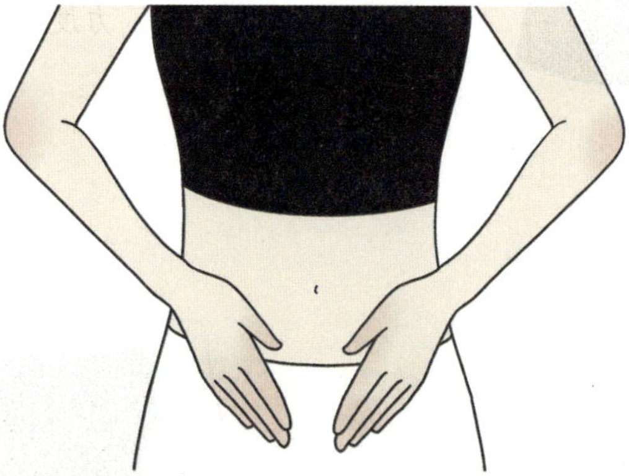

拍打震荡天枢穴

注意事项：

胃下垂患者适度进行倒立练习，有助于缓解平滑肌所承受的压力。

虚性肥胖

虚性肥胖，主要是指由于脾气虚弱，导致身体无法有效运化水湿，进而使得痰湿在体内积聚，形成了看似肥胖却并非单纯因脂肪堆积造成的体态。中医认为，脾虚则水湿无法正常代谢，痰湿内生，久而久之，这些未能排出的水湿与废物便“积而肥胖”，形成了虚性肥胖的现象。

拍打能刺激经络，促进气血运行，帮助疏通体内瘀滞的痰湿。适度拍打身体特定部位，如带脉、腹部等，可以增强脾胃功能，促进脾气的恢复，从而提高身体对水湿的运化能力，减少痰湿的积聚。因此，拍打在一定程度上能够缓解虚性肥胖，帮助身体恢复正常的代谢平衡，达到减重和改善体质的效果。

经穴及部位

脾经

起始于足大趾内侧（尺侧）的隐白穴，沿着经络依次经过大都穴、太白穴、商丘穴、三阴交穴、地机穴、血海穴，最终到达大包穴。

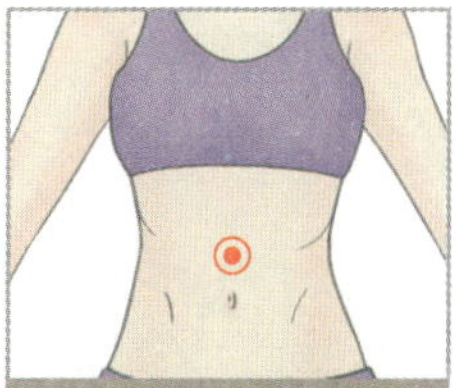

胃脘

位于人体上腹部，胸骨剑突下方，脐部上方位置。

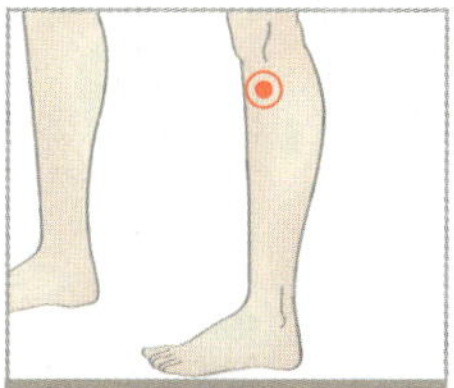

足三里穴

位于小腿前外侧，当犊鼻下3寸，距胫骨前缘一横指（中指）。

具体操作方法

①双腿分开站立，俯身以轻柔而快速的手法拍打双腿内侧的脾经循行区域，时间无限制，以腿部有轻微酸胀感为宜。

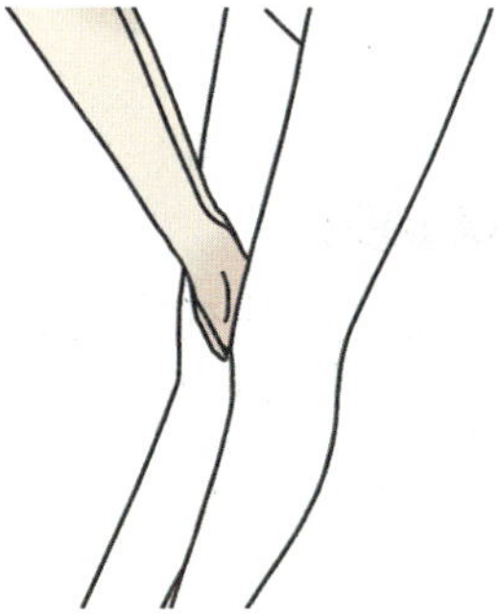

拍打腿内侧脾经

②取仰卧位，左手按压胃脘，右手握空心拳，用拳轮边缘叩击左手背 100 次，力度适中。

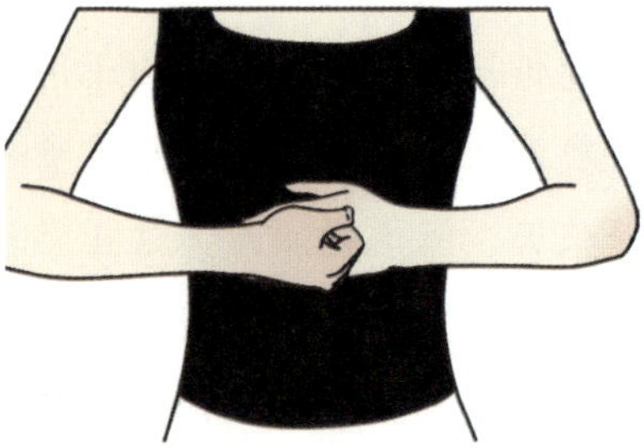

隔手以拳轮叩击胃脘

③取坐位，身体前倾拍打足三里穴 100 次，力度适中，以稍感酸痛为宜。

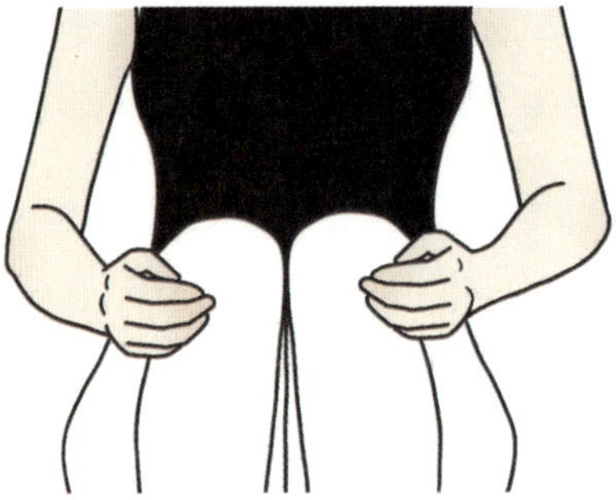

拍打足三里穴

④双手用力拍打腹部脂肪，力度控制在可以勉强忍受范围内，时间至少持续 1 小时。

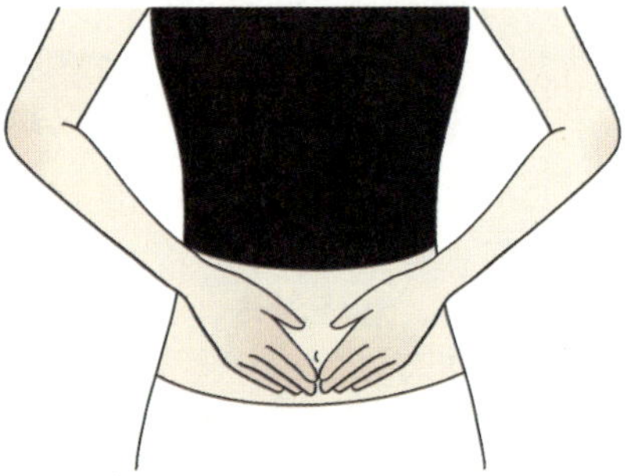

掌拍腹部脂肪

注意事项：

拍打疗法确实有助于增强脾胃的运化功能，但仅依靠拍打来减肥并不现实。因此，在采用拍打疗法的同时，仍需重视饮食的控制以及运动的配合。

关节僵硬

关节僵硬，在中医理论中，被归类为痹证的一种表现，是风、寒、湿三种外邪相互交织，侵袭并滞留于人体的有形经筋与无形经络之中，导致气血不畅、经络阻滞的病理状态。这种病理变化若未能及时调理，长期发展下去，不仅会引起肢体僵硬、关节疼痛、活动不便，严重时还可能造成关节的变形，极大地影响生活质量。痹证的治疗核心为祛风、除湿、散寒、通络，旨在恢复气血的正常运行，解除经络的阻滞状态。

拍打对于缓解关节僵硬具有积极作用。拍打主要以阿是穴为重点，尤其是关节部位。适度而有力的拍打，可以刺激局部气血运行，促进经络的疏通，帮助祛除风寒湿邪，从而缓解关节僵硬、疼痛等症状。

经穴及部位

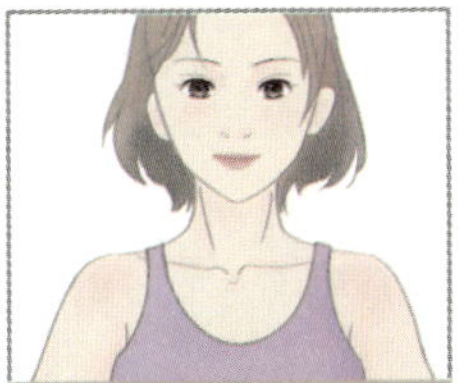

阿是穴

没有固定位置，按压病灶区域时，反应比较剧烈的部位。

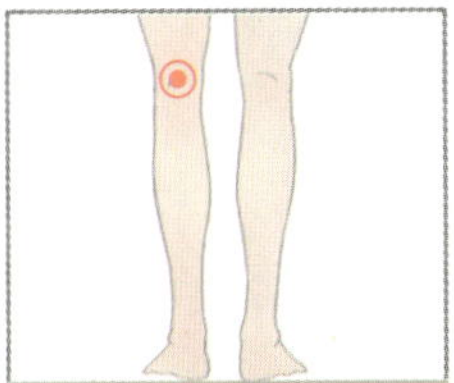

委中穴

位于腘横纹中点，当股二头肌腱与半腱肌肌腱的中间。

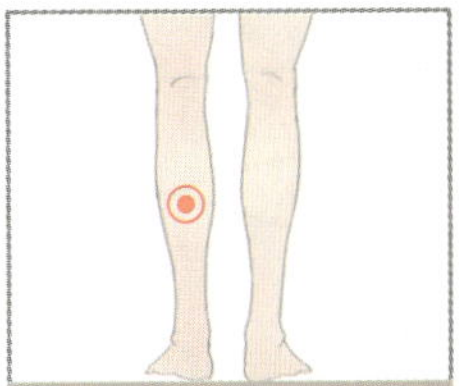

承山穴

位于小腿后面正中，当伸直小腿时腓肠肌肌腹下出现尖角凹陷处。

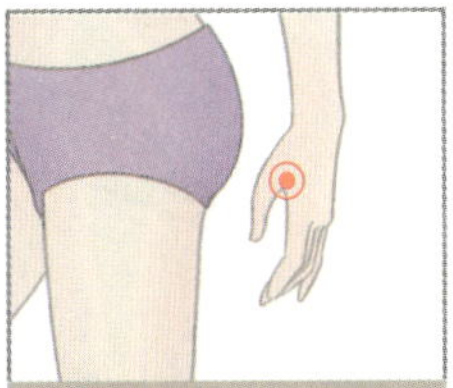

合谷穴

位于手背，第一、二掌骨间，当第二掌骨桡侧的中点处。

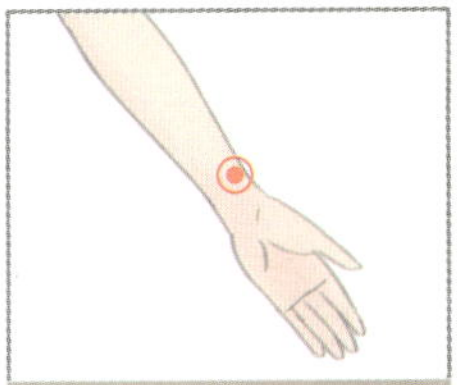

列缺穴

位于前臂桡侧缘，桡骨茎突上方，腕横纹上1.5寸。

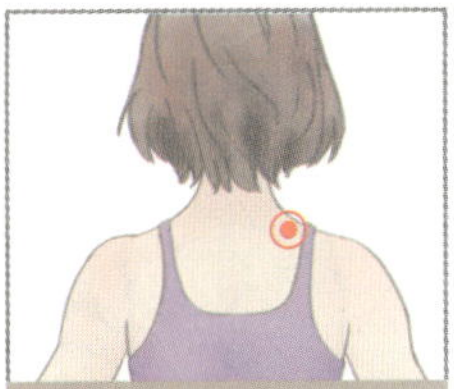

肩井穴

位于肩上，前直乳中，当大椎与肩峰端连线的中点上。

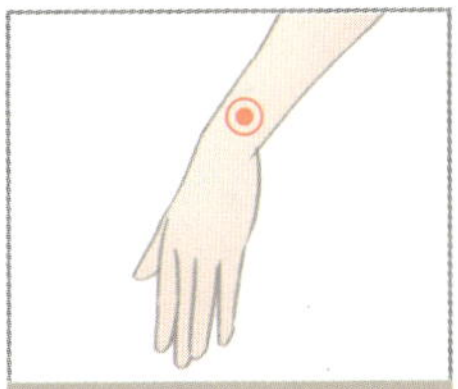

外关穴

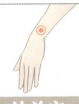

位于前臂背侧，当阳池与肘尖的连线上，腕背横纹上2寸。

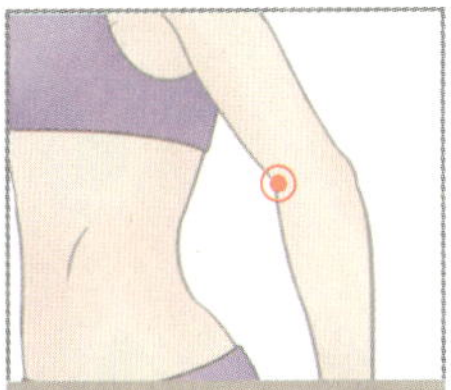

曲池穴

位于肘横纹外侧端，屈肘，当尺泽与肱骨外上髁连线的中点。

具体操作方法

①搓热僵硬的关节，直至皮肤红胀，休息至皮肤恢复常态后再次搓热，重复5次。同时，尽量张开关节至可耐受疼痛的极限，保持10秒。这两个步骤能疏通经络、激活气血，为拍打做准备。

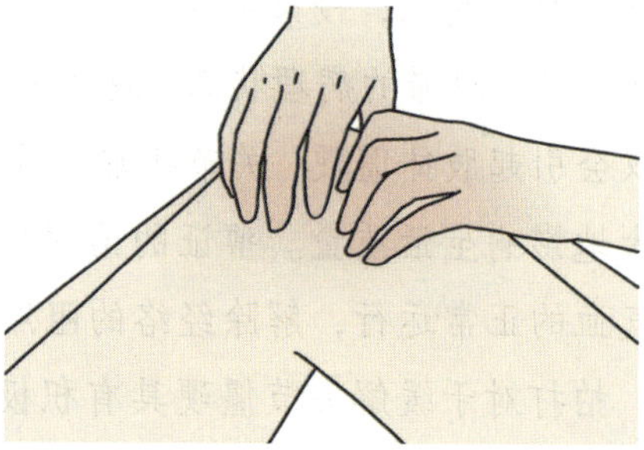

搓热关节僵硬部位

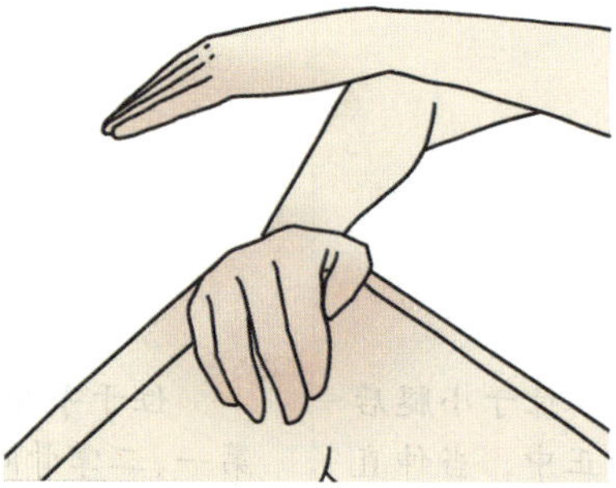

拍打关节

②拍打关节及周围肌肉，由轻至重，至肢体酸胀，拍打时间越久效果越好。

③用拇指、食指、中指三指的指尖叩击委中穴，直至酸麻胀痛。

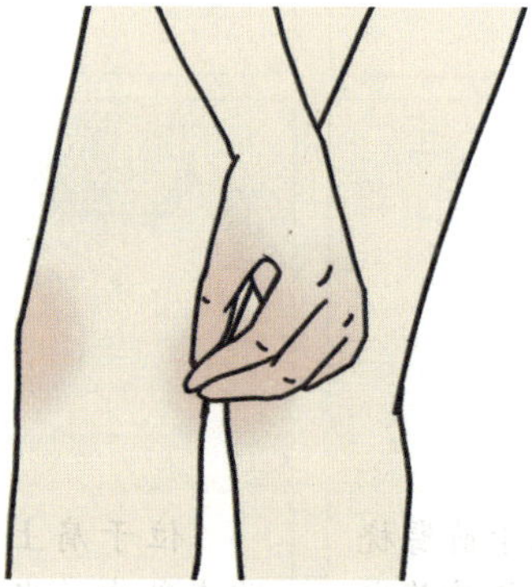

叩击委中穴

④用拇指、食指、中指三指的指尖叩击承山穴，直至酸麻胀痛。

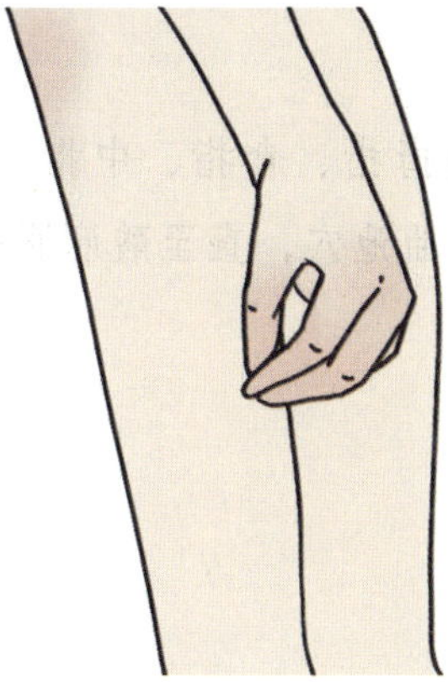

叩击承山穴

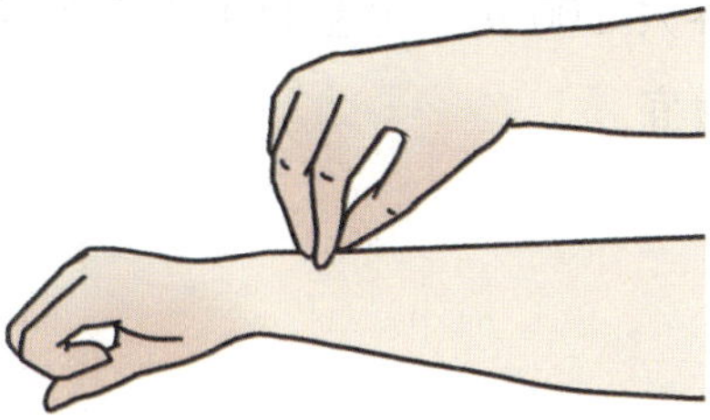

叩击外关穴

⑤用拇指、食指、中指三指的指尖叩击外关穴，直至酸麻胀痛。

⑥将五指并拢成尖，敲打肩井穴，力度适中但确保能触及皮下组织，直至出现酸胀微痛。

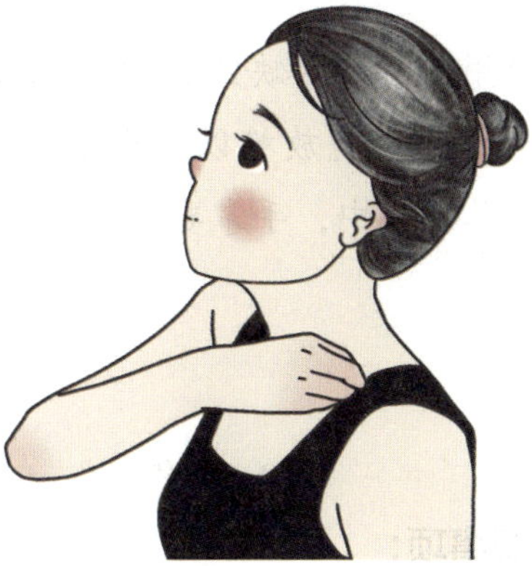

叩击肩井穴

⑦用拇指、食指、中指三指的指尖叩击曲池穴，直至酸麻胀痛。

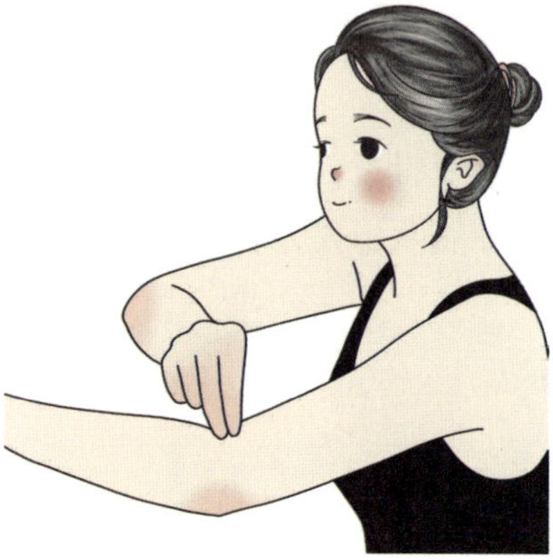

叩击曲池穴

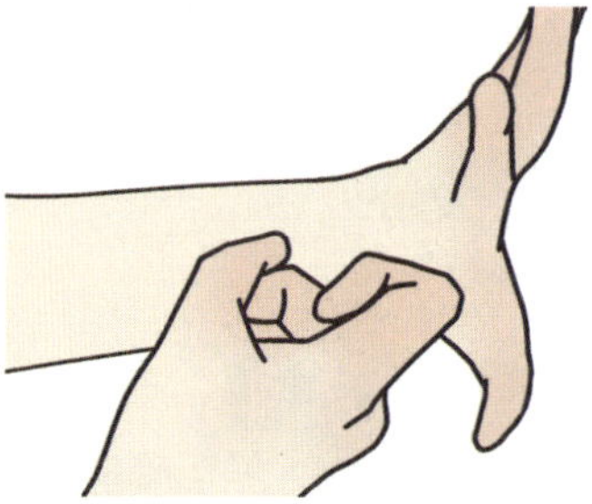

用食指关节叩击合谷穴

⑧手握空心拳，用食指关节叩击合谷穴 100 次，力量稍重至可耐受疼痛为宜。

⑨用手刀砍列缺穴 50 次，力量由小到大，手腕放松以便产生震颤感。操作过程中，手掌要绷直。

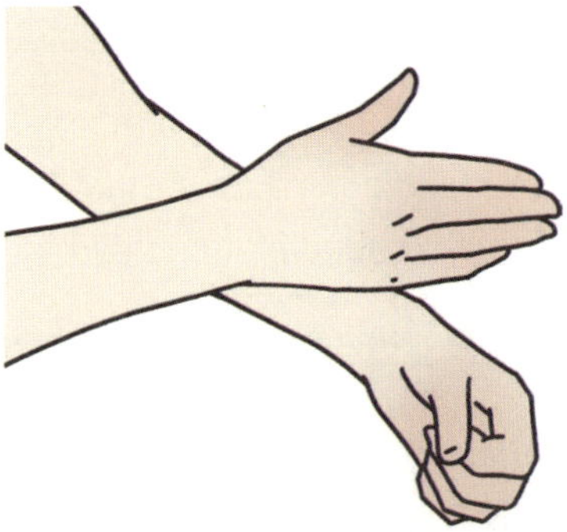

手刀砍列缺穴

注意事项：

风湿痹证需长期坚持治疗，建议早中晚各拍打一次，并注意防风保暖。可反向扳关节，但勿勉强。

精神疲劳

精神疲劳，是一种由于长时间精神活动或心理压力导致的身心疲惫状态，表现为注意力不集中、记忆力减退、情绪波动大以及工作效率下降等。它不仅仅是身体上的疲倦，更涉及心理层面的耗竭。

中医认为，精神疲劳与气血不足有关。为了缓解精神疲劳，中医提出了“益气养血、理气通络”的治疗原则。其中，拍打作为一种简单易行的自我保健方法，能够通过物理刺激促进气血的运行，达到理气通络的效果。拍打时，通过对手臂、肩颈等部位的适度拍打，可以放松紧张的肌肉，改善局部血液循环。同时，拍打还能激活经络系统，促进身体自我调节与修复，帮助人们从精神疲劳中恢复过来，重拾活力与精力。

经穴及部位

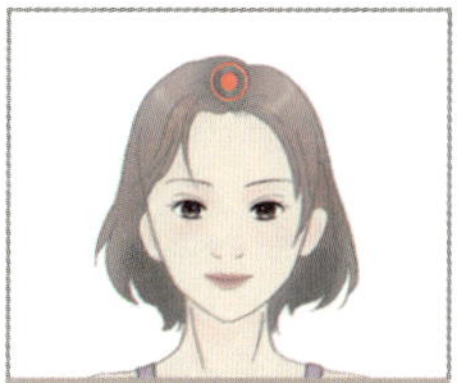

百会穴

位于头部，当前发际正中直上5寸，或两耳尖连线的中点处。

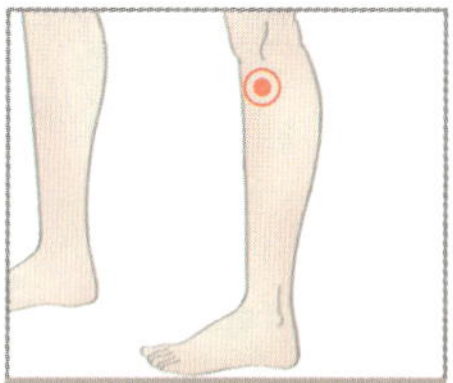

足三里穴

位于小腿前外侧，当犊鼻下3寸，距胫骨前缘一横指（中指）。

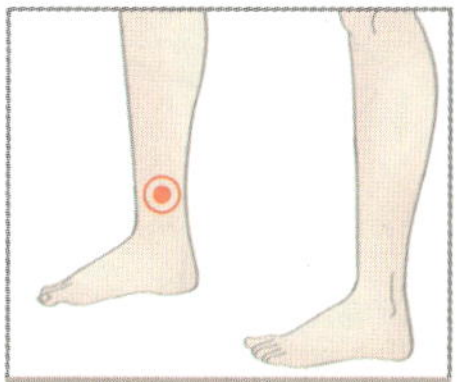

三阴交穴

位于小腿内侧，当足内踝尖上3寸，胫骨内侧缘后方。

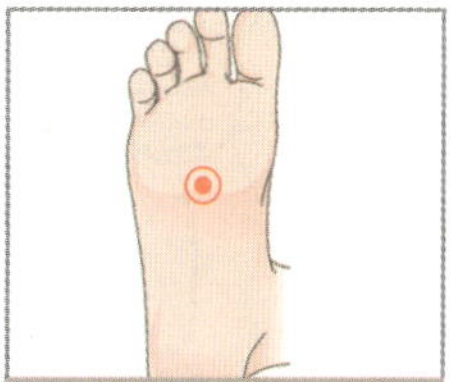

涌泉穴

位于足底二、三趾趾缝纹头端与足跟连线的前1/3与后2/3交点上。

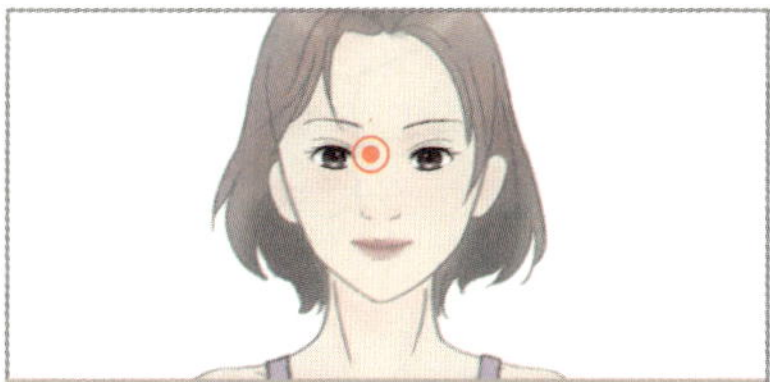

睛明穴

位于面部，目内眦角稍上方凹陷处。

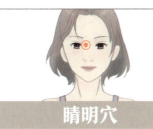

具体操作方法

①取坐姿，双手轮流轻拍百会穴，震颤感要明显。微微闭上双眼，全身心地沉浸在这种震颤体验中，重复拍打50次。

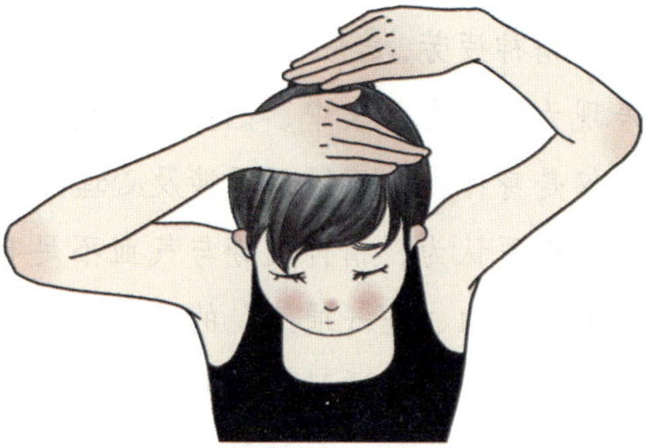
拍打百会穴

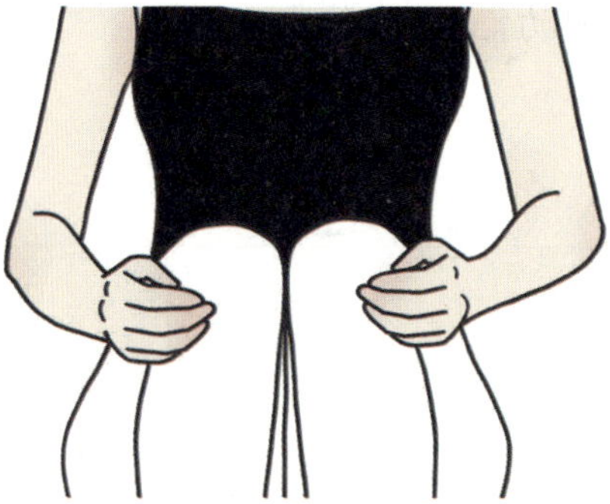
拍打足三里穴

②取坐位，身体前倾，用双手拍打足三里穴，以微感疼痛为限度，拍打50次。

③取坐姿，一只脚搭在另一条腿上，用空心拳的拳轮叩击三阴交穴50次，力度逐渐加大，直到穴位处产生明显的酸胀感。

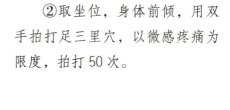

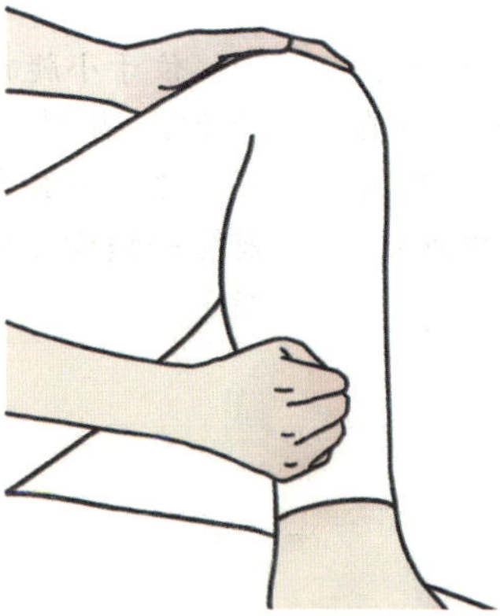
拳轮叩击三阴交穴

④用空心拳的拳背叩击涌泉穴 50 次，就像做眼保健操一样，力度逐渐增强。

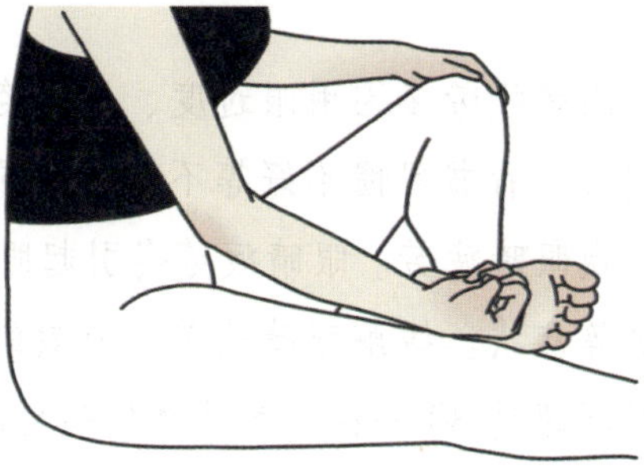

拳背叩击涌泉穴

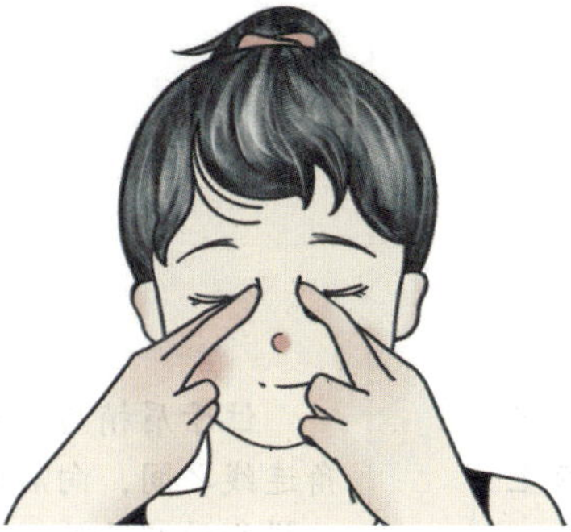

食指中指挤按睛明穴

⑤用双手的食指和中指挤按睛明穴 50 次，像做眼保健操那样，力度要适中，以眼睛感到微微酸胀为宜。

⑥坐姿，微微闭上眼睛，调整呼吸。在呼吸的过程中，尝试想象有一股气正在慢慢沉入丹田，并储存在那里，身体逐渐充满了力量。

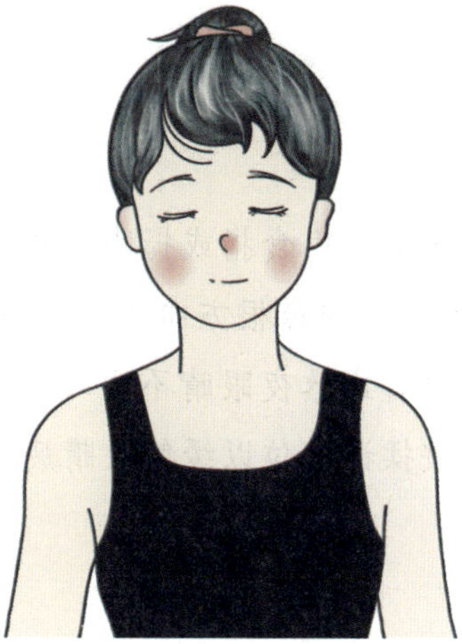

闭目打坐

眼睛疲劳

眼睛疲劳多因用眼过度、用眼姿势不正确，如长期熬夜、看手机和电脑时间长、看书习惯不好等不良习惯导致的。屈光不正、干眼症的患者也很容易出现眼睛疲劳。眼睛疲劳会引起眼睛干涩、流泪、视物模糊不清、黑眼圈、眼肿等症状。缓解眼睛疲劳最有效的方法就是合理用眼，少看电子产品，用眼时间超过30分钟，就往远处眺望几十秒，平时多做眼部运动。

经穴及部位

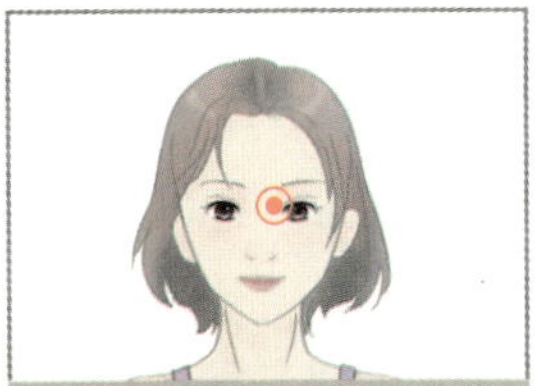

睛明穴

位于面部，目内眦角稍上方凹陷处。

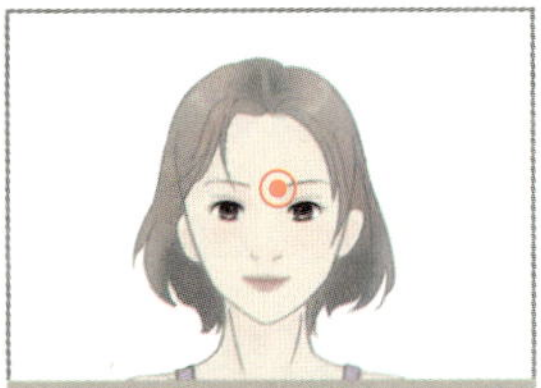

攒竹穴

位于面部，当眉头凹陷中，眶上切迹处。

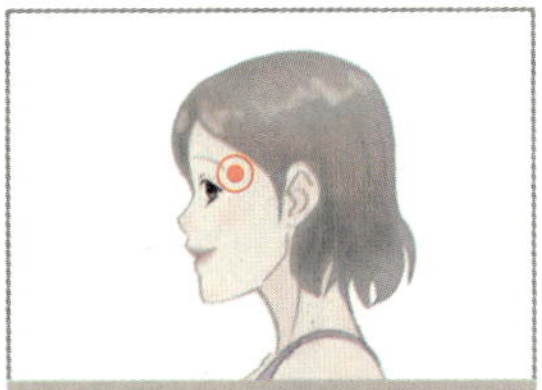

太阳穴

位于眉梢与外眼角连线之间，向后约一横指的凹陷处。

具体操作方法

①闭眼，用食指或拇指指腹按住两侧睛明穴，向鼻根方向揉压1分钟。工作劳累时或熬夜眼睛不适时，可随时随地按揉该穴位以缓解眼睛疲劳。

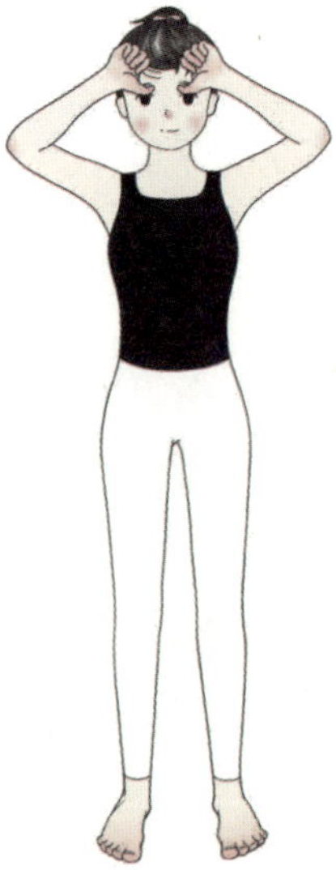

按揉睛明穴

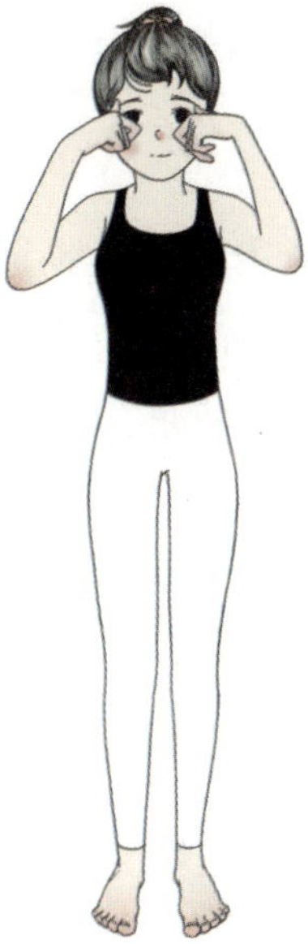

轻刮眼眶

②先以两手拇指指腹按揉太阳穴1分钟，再以两手食指第二节内侧轻刮眼眶上下约1分钟。

③闭眼，用40℃左右的热毛巾或蒸汽眼贴敷在眼睛上，约敷5分钟。热敷可加快眼周血液循环，缓解视疲劳。

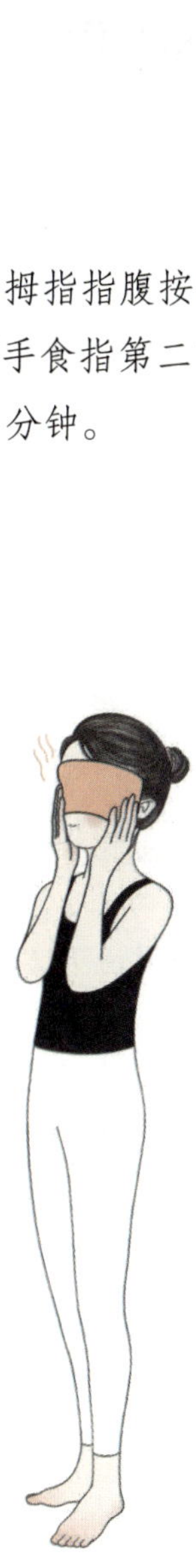

热敷眼睛

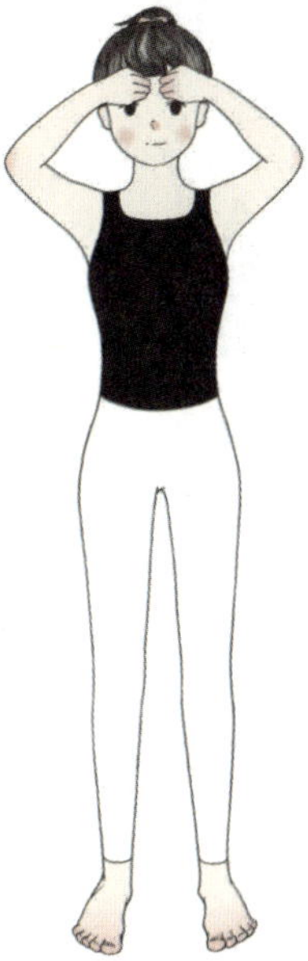

轻叩攒竹穴

④双手呈握鸡蛋的姿势放在眉头两侧攒竹穴上，用指尖发力，轻轻叩击穴位2~3分钟。

脸部水肿

脸部水肿，常因水分淤积无法排出所致。急慢性肾炎或心、肺等疾病以及营养不调、劳累繁忙、压力大、睡眠不足等因素，均会导致脸部水肿。消除脸部水肿，可轻拍脸部，刺激脸部血液循环，加快毒素排出。

经穴及部位

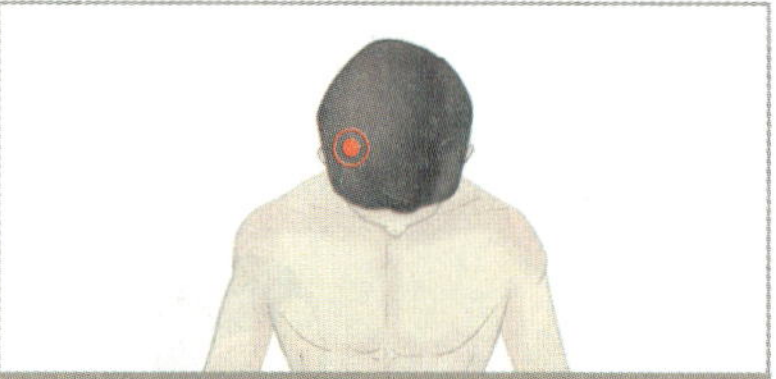

正营穴

位于头顶，前发际上1.5寸，头正中线旁开2.25寸。

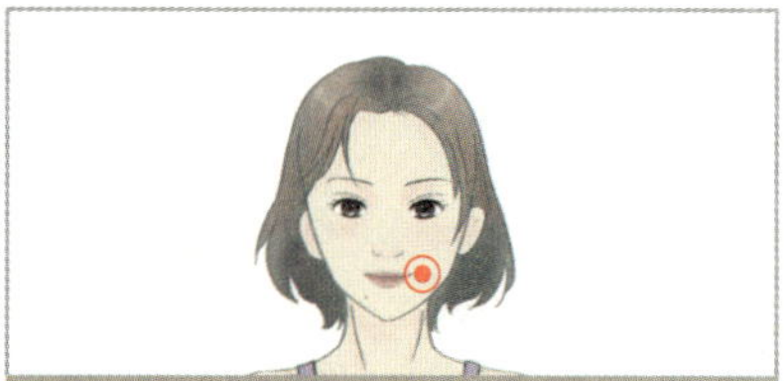

地仓穴

位于面部，当口角外侧，上直对瞳孔处。

具体操作方法

①早晚洁面后，用手掌或洗脸巾沾一些爽肤水，轻轻地反复拍打整个脸部2～3分钟，力度以舒适为宜。

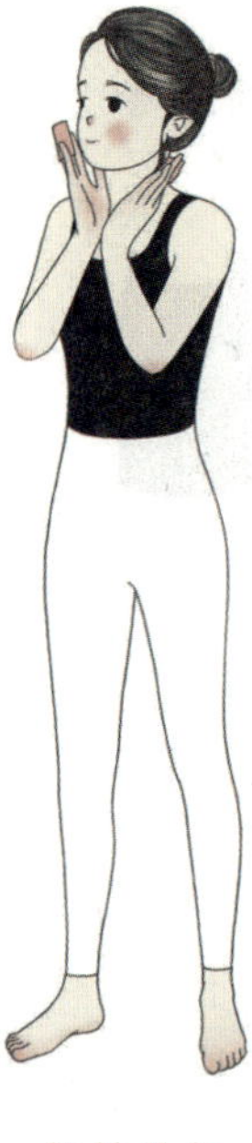

轻拍脸部

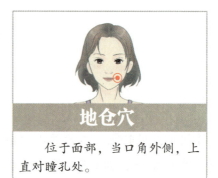

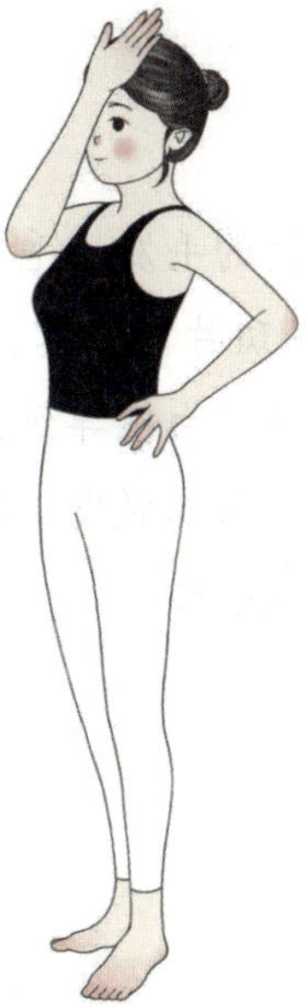

②用手掌按压在正营穴上，按顺时针、逆时针方向各按揉2～3分钟。

按揉正营穴

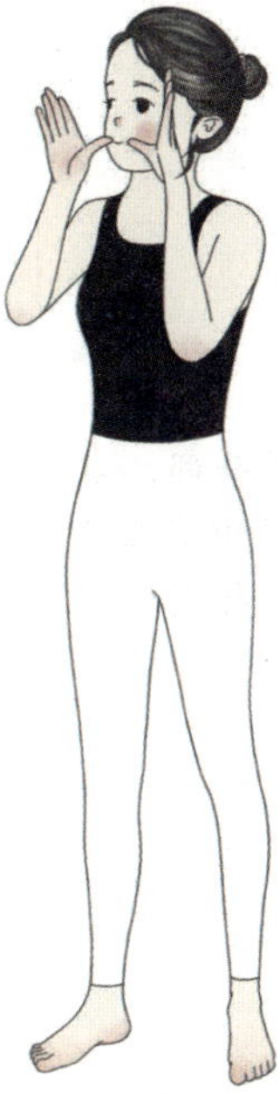

轻压地仓穴

③双手张开，以拇指指尖分别按压嘴角两侧的地仓穴1～2分钟。

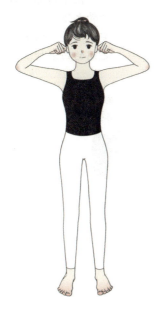

提拉耳廓

④双手拉住双耳廓，向上下、左右两侧等方向各拉扯20～30秒，力度以舒适为宜。同时可发出“啊咦”的声音刺激耳淋巴。

脱发

一般正常人脱落的头发都是处于退行期及休止期的毛发，毛发脱落和生长处于动态平衡状态。而头发异常或过度脱落，如呈斑片状脱落、秃发斑等，则称为病理性脱发。中医认为，发为血之余，脱发多因血虚导致，如产后、贫血等脱发。肾其华在发，肝肾同源，肝肾不足也会引起脱发。治疗脱发应补气益血、滋补肝肾，可常按摩头皮，促进头部血液循环。

经穴及部位

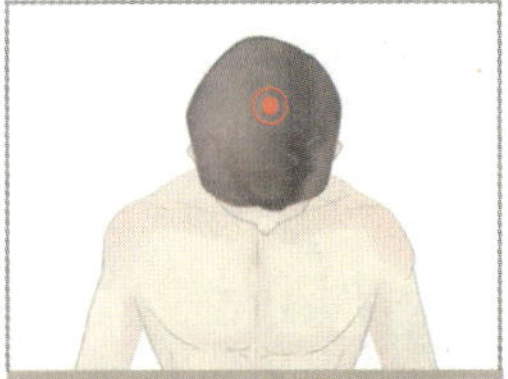

百会穴

位于头部，当前发际正中直上 5 寸，或两耳尖连线的中点处。

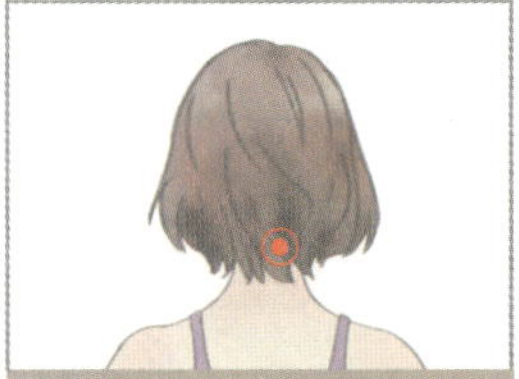

天柱穴

位于颈后区，横平第二颈椎棘突上际，斜方肌外缘凹陷中。

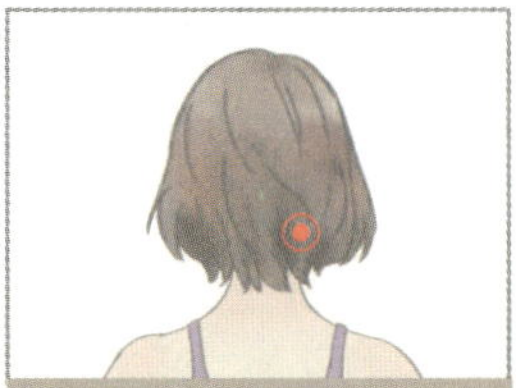

风池穴

位于项部，当枕骨之下，胸锁乳突肌与斜方肌上端之间的凹陷处。

具体操作方法

①低头，将手掌放在头部，以指腹轻轻按揉百会穴，以顺时针、逆时针方向分别揉动 1 ~ 2 分钟，力度由轻到重再至轻，以感到酸胀为宜。

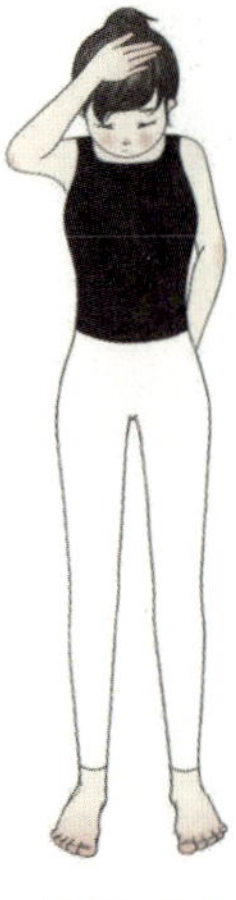

轻揉百会穴

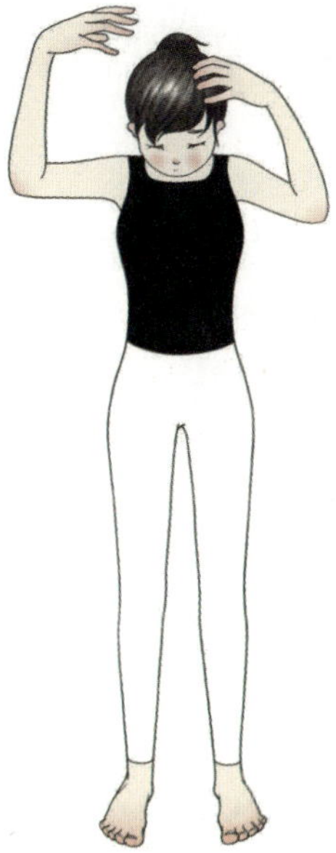

轻叩头皮

②双手指尖轻轻地叩敲整个头部，然后用指腹按摩头皮3～5分钟。

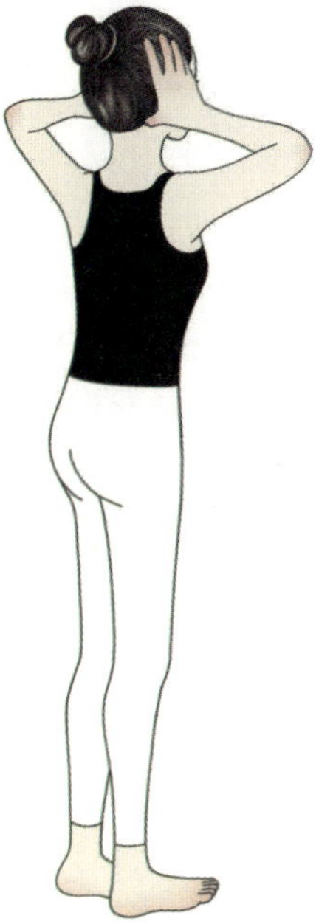

按压颈肩部

③双手拇指分别按压耳后脖颈的凹陷处，并缓慢沿脖颈往下移动，按压至后颈部。

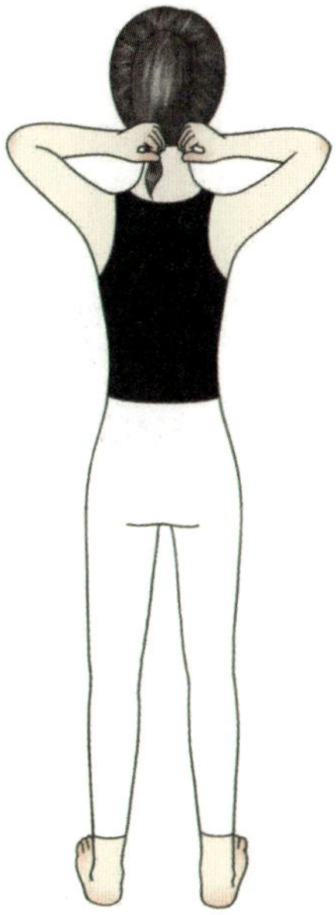

捶打后颈部天柱、风池两穴

④双手握空拳，分别放在颈部的天柱、风池穴位上，缓慢交替拍打后颈部1～2分钟。

胸闷

胸闷、气短常见于亚健康状态，有时候觉得呼吸费力、胸闷喘不过气来。轻者可短时间自行恢复，重者还伴有胸痛、心悸、恶心呕吐等。呼吸道、肺部、心脏等疾病均可引起胸闷。治疗胸闷气短应按揉相关穴位宽胸理气。

经穴及部位

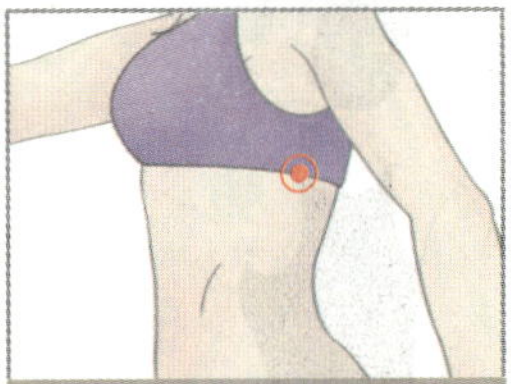

大包穴

位于侧胸部，腋中线上，当第六肋间隙处。

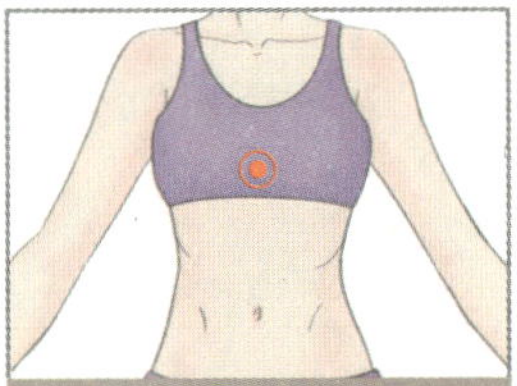

膻中穴

位于前正中线上，两乳头连线的中点。

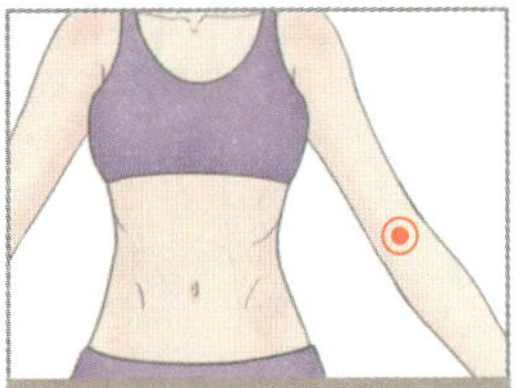

曲泽穴

位于肘前区，肘横纹上，当肱二头肌腱的尺侧缘凹陷中。

具体操作方法

①两手握空拳放在侧胸部的大包穴位上，反复捶打1～3分钟。

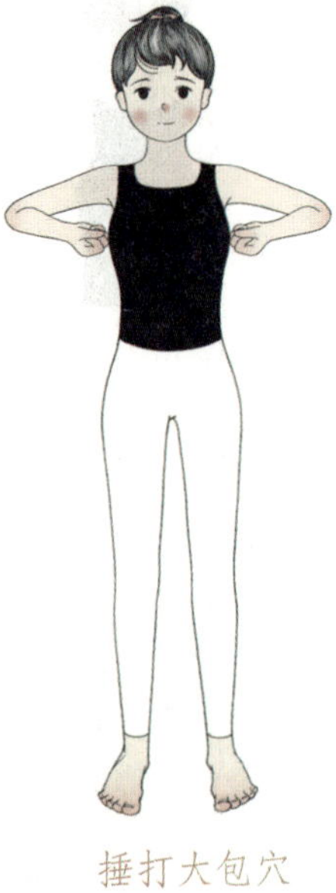

捶打大包穴

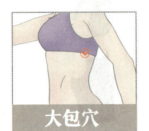

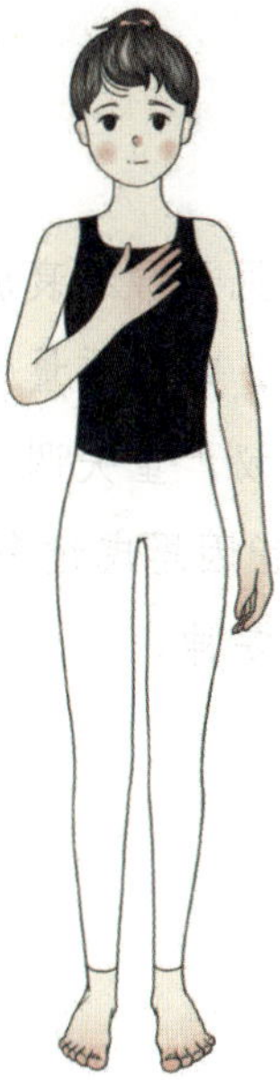

掌拍膻中穴

②一手掌心放在胸部中间的膻中穴上，轻轻轻拍 1 ~ 3 分钟。

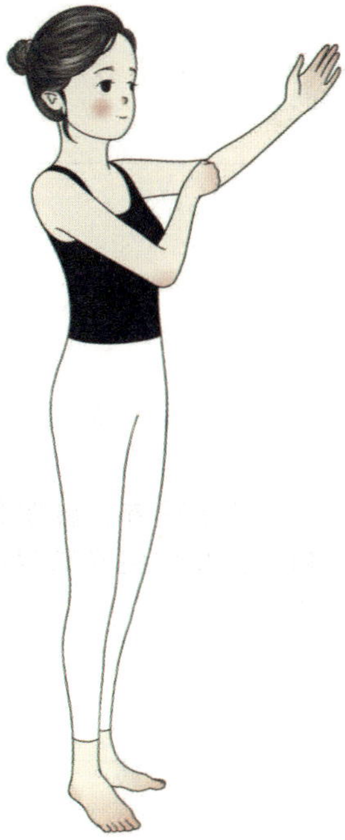

拍打曲泽穴

③左手屈肘，右手握拳拍打曲泽穴3~5分钟。换另一侧穴位拍打。

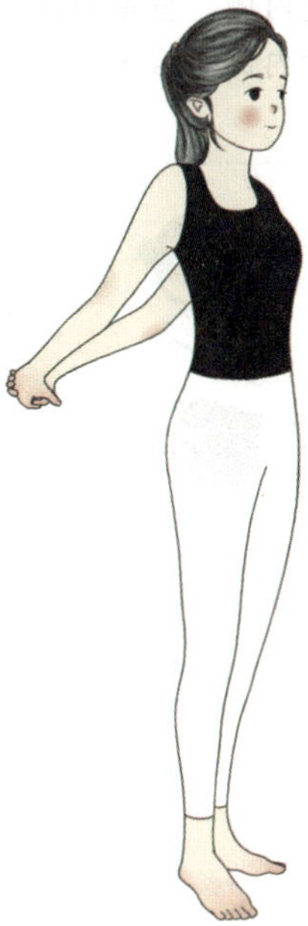

手臂拉筋

④站位，腰背挺直，双手向后伸直，十指交叉于身后，吸气时手臂向上拉抻，保持20~30秒。每组拉筋3~5次。

失眠

失眠通常指无法入睡或无法保持睡眠状态，常见于神经衰弱、压力大、精神焦虑者。轻度失眠表现为入睡困难，时睡时醒，睡眠质量差；重度失眠则彻夜不眠，头脑清醒。长期睡眠不足会导致内分泌严重失调，精神困倦，注意力不集中，人体免疫力下降。中医认为，失眠皆因思虑过多、气血不足、心神失养所致。拍打治疗应补益心、脾、肾，镇惊安神。

经穴及部位

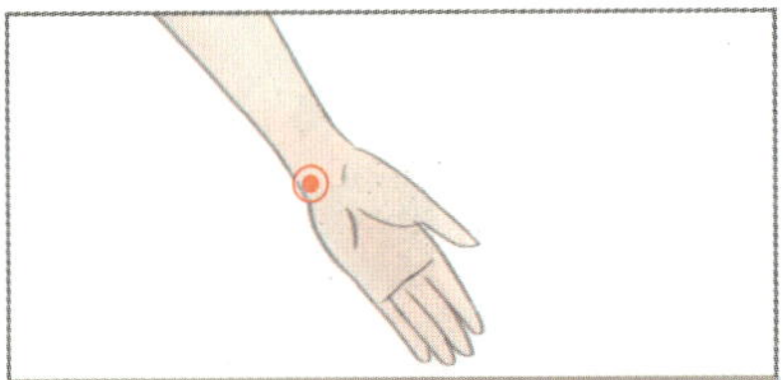

神门穴

位于腕部，腕掌侧横纹尺侧端，尺侧腕屈肌腱的桡侧凹陷处。

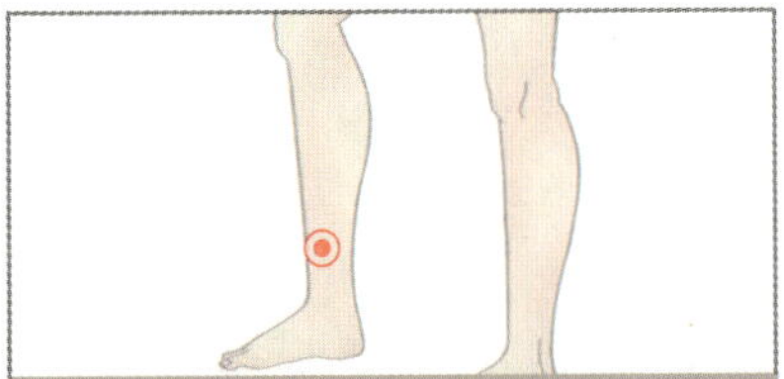

三阴交穴

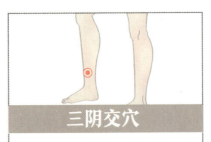

位于小腿内侧，当足内踝尖上3寸，胫骨内侧缘后方。

具体操作方法

①用拇指指尖垂直按揉神门穴1～3分钟，以出现酸痛感为宜。两手穴位可交替按，睡前按摩最佳。

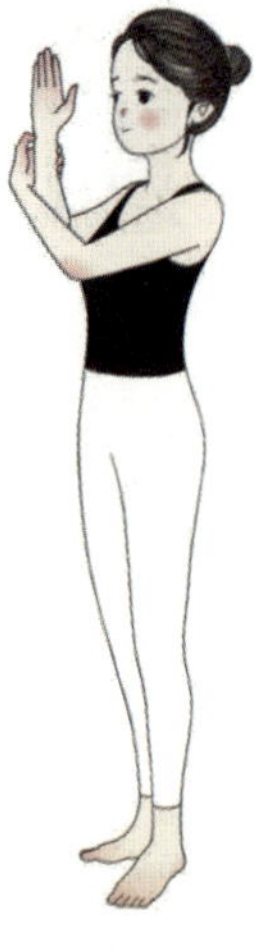

按揉神门穴

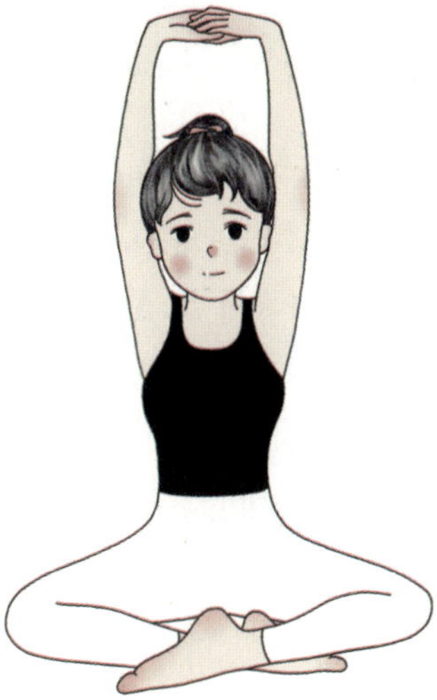

拉筋

②盘腿而坐，腰背挺直，双臂伸直，双手于头顶交叠拉筋，保持20～30秒。每组做3～5次。

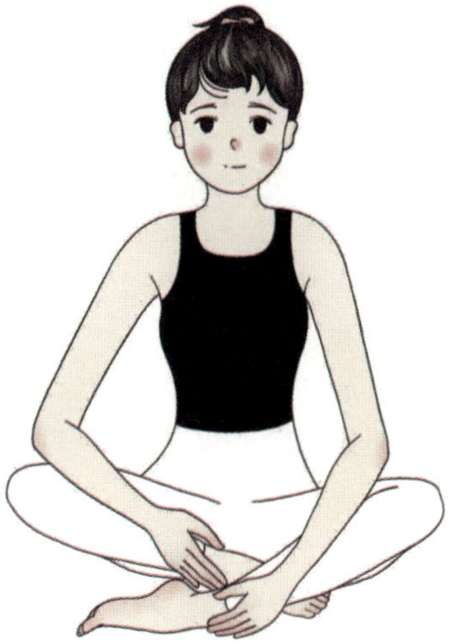

拍打三阴交穴

③两手放在两腿的三阴交穴位上，分别以顺、逆时针方向拍打、揉按2～3分钟。

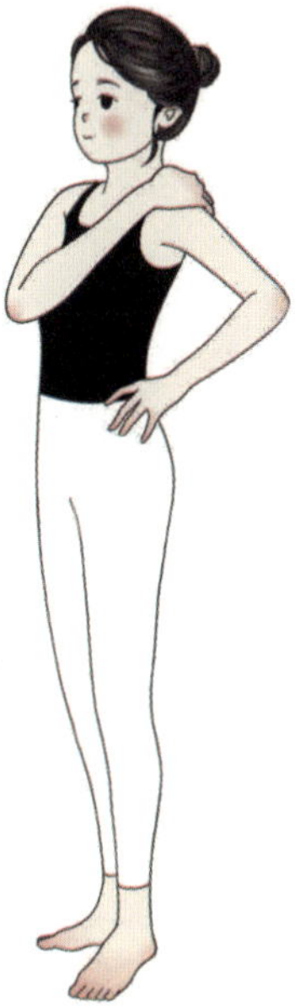

推拿提捏头颈肩部

④用手掌反复推拿提捏肩部—颈部—头部的肌肉，可促进头颈部血液循环、改善睡眠。

痛经

痛经是女性月经期绕不开的常见病症之一。指行经前后或月经期出现下腹部疼痛、坠胀，伴有腰酸的症状，重症者会恶心呕吐、腹泻、面色苍白。中医认为，痛经多因情志郁结，或经期受寒，导致经血滞于胞宫；或体质素弱，胞脉失养引起。按摩拍打经络穴位可促进血液循环，缓解痛经。

经穴及部位

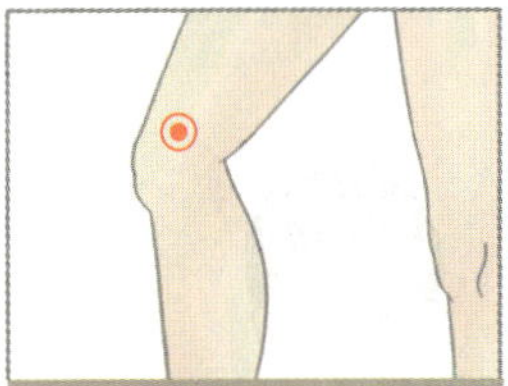

血海穴

位于大腿内侧，髌底内侧端上2寸，当股四头肌内侧头的隆起处。

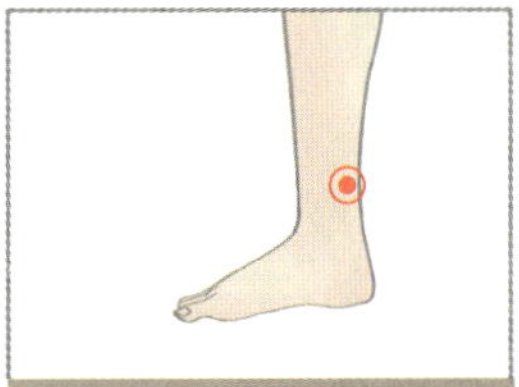

复溜穴

位于小腿内侧，内踝尖上2寸，跟腱的前方。

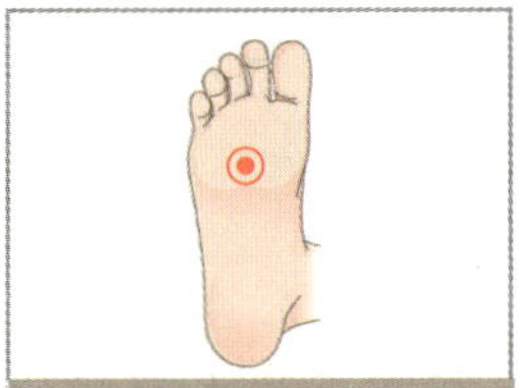

涌泉穴

位于足底二、三趾趾缝纹头端与足跟连线的前1/3与后2/3交点上。

具体操作方法

①双手掌分别放在两腿的血海穴上，反复拍打3～5分钟。

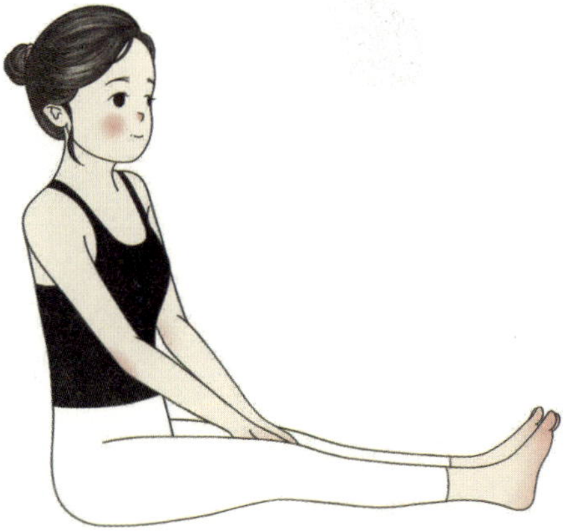

拍打血海穴

②坐位，腰部挺直，双脚掌相对，双手放在双腿膝盖上，吸气，双手带动上半身向下压，两小臂及手掌贴地，直至额头靠近手背，保持5～20秒，呼气还原。每组拉筋3～5次。

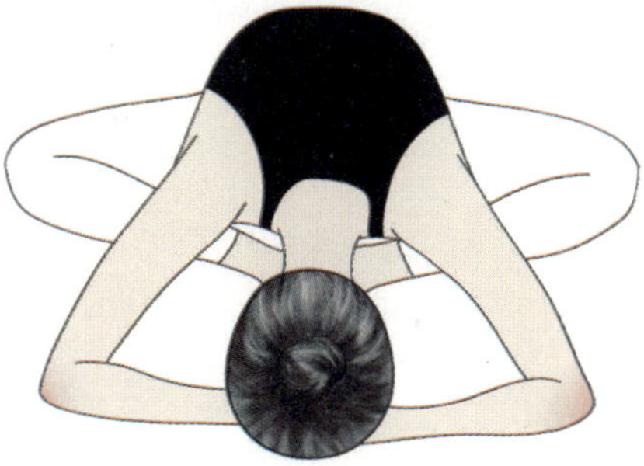

弯腰拉筋

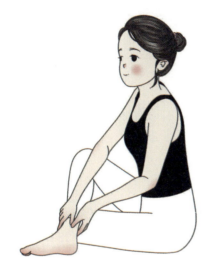

③两个拇指放在脚踝处的复溜穴上按揉1～3分钟，以出现酸痛感为宜。换另一侧按揉。

按揉复溜穴

④左脚抬起放在右大腿上，右手的五指并拢反复叩击左脚底的涌泉穴3～5分钟。换另一侧叩击。

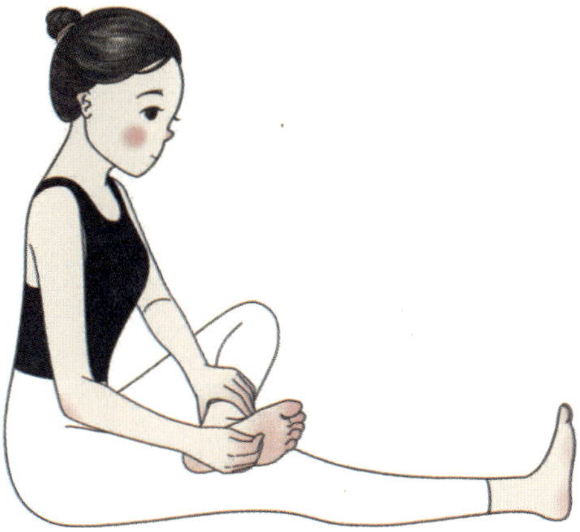

叩击涌泉穴